艾灸穴位疗法图解丛书

艾灸穴位疗法

内脏篇

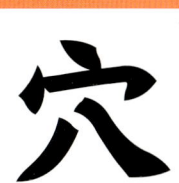
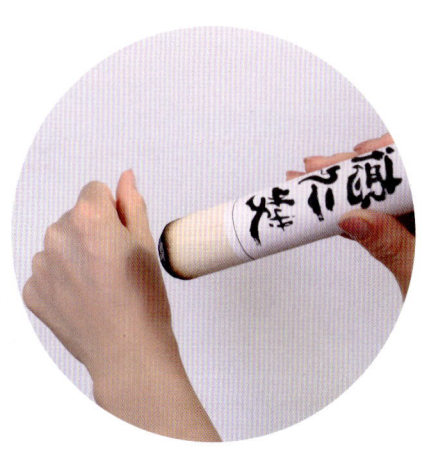

戴力鹏 编著

郑州大学出版社

图书在版编目(CIP)数据

艾灸穴位疗法. 内脏篇 / 戴力鹏编著. -- 郑州：郑州大学出版社, 2025.5.(2025.7重印) --（艾灸穴位疗法图解丛书）. -- ISBN 978-7-5773-1006-0

Ⅰ. R245.81

中国国家版本馆 CIP 数据核字第 2025AQ5916 号

艾灸穴位疗法：内脏篇
AIJIU XUEWEI LIAOFA：NEIZANGPIAN

策划编辑	陈文静		封面设计	苏永生
责任编辑	陈文静		版式设计	苏永生
责任校对	赵佳雪　丁晓雯		责任监制	朱亚君

出版发行	郑州大学出版社	地　　址	河南省郑州市高新技术开发区
经　　销	全国新华书店		长椿路11号（450001）
发行电话	0371-66966070	网　　址	http://www.zzup.cn
印　　刷	河南文华印务有限公司		
开　　本	710 mm×1 010 mm　1 / 16		
印　　张	15.25	字　　数	275千字
版　　次	2025年5月第1版	印　　次	2025年7月第2次印刷
书　　号	ISBN 978-7-5773-1006-0	定　　价	198.00元

本书如有印装质量问题，请与本社联系调换。

作者简介

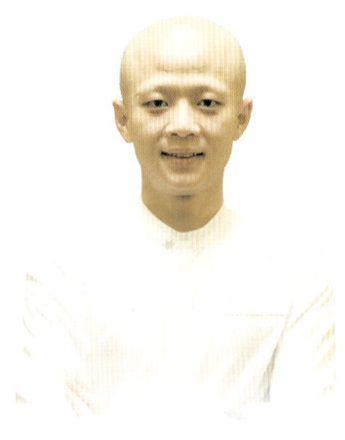

戴力鹏,又名戴宇瓏。执业医师,毕业于浙江中医药大学。在中医领域,他对经络腧穴的针灸与艾灸疗法尤为精通;深谙经络与腧穴奥秘,精准运用针灸与艾灸为众多患者调理身体、治疗疾病。

佛道医儒武,山医命卜相,其均有涉猎。临床实践之余,宇瓏医师具备前瞻性科研思维,创立艾仁德研发中心,专注于艾叶与艾灸设备、中药美容及中医食疗研发;深入研究艾叶、探寻优质艾灸设备,为传统艾灸提供工具;将中药融入美容,打造天然高效美容产品;将中医理念融入日常饮食,提供饮食调理新途径,展现中医在生活中的广泛应用。

他还认识到疾病与情绪紧密联系,重视"心法"理念。宇瓏医师旨在传授中医心法,让人们理解疾病与情绪的内在联系,学会调节情绪,达到心身和谐。他深信,唯有内在圆满、心灵宁静、心身合一,方能真正抵御疾病,享受健康生活。

前言

在源远流长的中医宝库中,艾灸疗法宛如一颗璀璨的明珠,闪耀着千年智慧的光辉,艾灸作为一种古老的中医疗法,其历史可追溯至远古时期。本书共分为5章,旨在深入探究艾灸在调节内脏疾病方面的应用,为传统医学的传承与发展贡献一份力量。

第一章详细阐述了艾灸调节内脏疾病的机制。它以艾叶为主要材料,借助燃烧产生的热量与药气刺激人体穴位,以达到治疗疾病之目的。艾叶性温,含有挥发油、黄酮类、鞣质等多种化学成分,这些成分使艾灸具备抗菌、抗病毒、抗炎、抗氧化、调节免疫等诸多药理作用。艾灸具有温热特性,可推动气血运行,温散寒邪,无论是从中医理论层面,还是从现代医学角度考量,都具有独特的治疗原理。

第二章至第五章详细讲解了人体各个内脏系统的相关疾病。以消化系统为例,针对反流性食管炎、胃炎、十二指肠溃疡等常见疾病,详细介绍了其定义、病因、症状以及相应的灸疗方法,涵盖基础取穴和随症加穴,为消化系统疾病的艾灸治疗提供了精准指导。呼吸系统疾病亦是本书重点关注的内容,无论是鼻炎、咽炎、喉炎还是肺炎等,每种疾病都有对应的艾灸治疗方案。此外,泌尿系统和生殖系统疾病在书中也有详尽呈现,从肾病到前列腺疾病,从子宫内膜炎到卵巢囊肿,涵盖了众多常见的内脏疾病。

本书的价值不仅在于理论阐述,更在于为临床实践提供了可靠依据。无论是中医从业者,还是对艾灸疗法感兴趣的普通读者,都能从本书中获取有关艾灸治疗内脏疾病的丰富知识,进而更好地维护健康、抵御疾病。希望读者能通过本书，领略艾灸穴位疗法的神奇魅力，让这一古老疗法在现代社会持续绽放光彩。感谢杨珊珊、常洪、刘力萌、侯月仿、马爱斌为本书供图。因医学的快速发展加之作者水平有限，书中难免存在疏漏与不足之处，诚恳期望各位同道能够批评指正。

戴宇珑
2025 年 3 月

目 录

第一章 艾灸调节内脏疾病的机制 ……………………………………… 1
  第一节 艾灸的定义及方法 …………………………………………… 1
  第二节 艾灸调节内脏疾病的原理和机制 ……………………………… 2
    一、艾灸调节内脏疾病的原理 ……………………………………… 2
    二、艾灸调节内脏疾病的机制 ……………………………………… 3
  第三节 艾灸的使用方法与注意事项 …………………………………… 4
第二章 消化系统疾病 …………………………………………………… 6
  第一节 消化系统解剖与功能 …………………………………………… 6
    一、消化系统的解剖结构 …………………………………………… 7
    二、消化系统的功能 ………………………………………………… 10
    三、消化系统的调节 ………………………………………………… 12
    四、消化系统与健康 ………………………………………………… 13
  第二节 反流性食管炎 …………………………………………………… 14
  第三节 胃的相关疾病 …………………………………………………… 18
    一、胃炎 ……………………………………………………………… 18
    二、胃溃疡 …………………………………………………………… 22
    三、胃神经症 ………………………………………………………… 28
    四、胃痉挛 …………………………………………………………… 33
    五、功能性消化不良 ………………………………………………… 38
  第四节 十二指肠溃疡 …………………………………………………… 43
  第五节 小肠吸收不良综合征 …………………………………………… 47
  第六节 结肠的相关疾病 ………………………………………………… 52

一、慢性结肠炎 ··· 52
　　　二、过敏性结肠炎 ··· 56
　　　三、腹泻 ··· 60
　第七节　直肠及肛管的相关疾病 ····························· 65
　　　一、痔疮 ··· 65
　　　二、便秘 ··· 70
　第八节　肝的相关疾病 ·· 75
　　　一、慢性肝炎 ·· 75
　　　二、干眼症 ·· 80
　　　三、夜盲症 ·· 83
　第九节　胆囊炎 ·· 86

第三章　呼吸系统疾病 ··· 91
　第一节　呼吸系统解剖与功能 ································· 91
　　　一、呼吸系统的解剖结构 ······························ 92
　　　二、呼吸系统的功能 ···································· 95
　　　三、呼吸系统的调节 ···································· 96
　　　四、呼吸系统与健康 ···································· 97
　第二节　鼻的相关疾病 ·· 98
　　　一、鼻炎 ··· 98
　　　二、鼻窦炎 ·· 103
　第三节　咽炎 ·· 107
　第四节　喉炎 ·· 112
　第五节　慢性支气管炎 ·· 117
　第六节　肺的相关疾病 ·· 121
　　　一、肺炎 ·· 121
　　　二、慢性阻塞性肺疾病 ································ 127
　　　三、哮喘 ·· 131

第四章　泌尿系统疾病 ·· 136
　第一节　泌尿系统解剖与功能 ······························· 136
　　　一、肾 ··· 136
　　　二、输尿管 ·· 141

|　　　　三、膀胱 ……………………………………………………… 142

|　　　　四、尿道 ……………………………………………………… 144

|　　第二节　肾的相关疾病 ……………………………………………… 145

|　　　　一、慢性肾炎 …………………………………………………… 145

|　　　　二、慢性肾盂肾炎 ……………………………………………… 151

|　　　　三、肾结石 ……………………………………………………… 155

|　　第三节　输尿管炎 …………………………………………………… 159

|　　第四节　膀胱的相关疾病 …………………………………………… 164

|　　　　一、膀胱炎 ……………………………………………………… 164

|　　　　二、膀胱结石 …………………………………………………… 168

|　　第五节　尿道炎 ……………………………………………………… 172

第五章　生殖系统疾病 ……………………………………………… 177

|　　第一节　生殖系统解剖与功能 ……………………………………… 177

|　　　　一、男性生殖系统 ……………………………………………… 178

|　　　　二、女性生殖系统 ……………………………………………… 181

|　　第二节　前列腺的相关疾病 ………………………………………… 184

|　　　　一、前列腺炎 …………………………………………………… 184

|　　　　二、前列腺增生 ………………………………………………… 188

|　　第三节　性功能的相关疾病 ………………………………………… 194

|　　　　一、阳痿 ………………………………………………………… 194

|　　　　二、早泄 ………………………………………………………… 198

|　　第四节　子宫的相关疾病 …………………………………………… 203

|　　　　一、子宫内膜炎 ………………………………………………… 203

|　　　　二、痛经 ………………………………………………………… 208

|　　　　三、月经失调 …………………………………………………… 213

|　　第五节　卵巢的相关疾病 …………………………………………… 218

|　　　　一、卵巢囊肿 …………………………………………………… 218

|　　　　二、多囊卵巢综合征 …………………………………………… 223

|　　　　三、卵巢早衰 …………………………………………………… 228

参考文献 ……………………………………………………………… 234

第一章
艾灸调节内脏疾病的机制

第一节 艾灸的定义及方法

艾灸作为一种传统中医疗法,在亚洲国家尤其是中国、日本、韩国等地被广泛应用。它主要通过药物燃烧产生的热量和烟熏药气来刺激人体穴位,从而达到治疗疾病的目的(图1-1-1)。

艾灸主要有直接灸和间接灸两种方法。直接灸是将灸条直接对准患处进行灸疗,这种方法较为直接,但需要专业医生操作以避免对皮肤造成过度伤害(图1-1-2)。间接灸则是将艾绒燃烧后放在患处上方数厘米处,让热量和药性渗透进入患处(图1-1-3)。在间接灸中,可以使用姜、蒜、盐等作为隔物,根据患者的体质和病情进行选择。不同的穴位和疾病需要不同的艾灸方法和穴位选择,因此专业医生的指导至关重要。

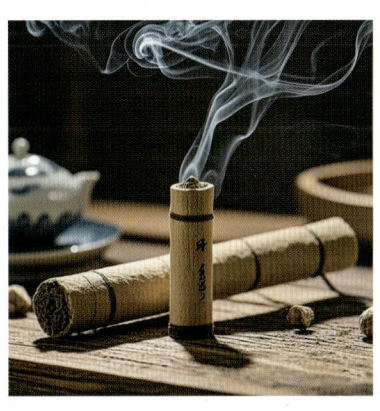

图1-1-1 艾条

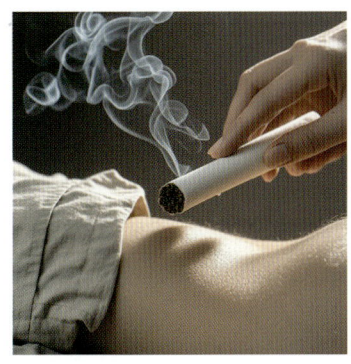

图1-1-2 艾条温和灸

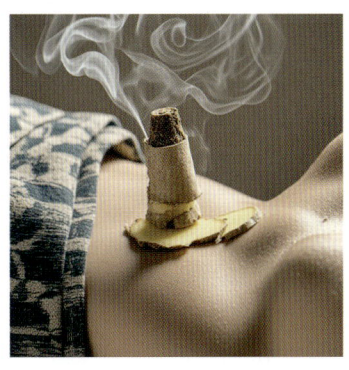

图1-1-3 艾炷隔姜灸

在中医理论中,艾灸可用于治疗多种疾病,如头痛、颈肩痛、关节炎、月经不调、失眠等。它通过热来刺激和改变人体经络的细胞生物学特性,调节脏腑的功能状态,增强人体免疫力。同时,通过艾绒燃烧时产生的药物烟气熏蒸穴位,以达到渗透治疗的效果。

总之,艾灸作为一种传统的中医疗法,具有独特的治疗原理和广泛的应用范围,但在使用时需要专业医生的指导,以确保安全有效。

第二节　艾灸调节内脏疾病的原理和机制

一、艾灸调节内脏疾病的原理

(一)中药原理

艾灸主要是利用艾叶制成艾条和艾炷。艾叶性温,具有温通经脉、振奋阳气之功效,其基本药性是发挥功效的原因之一。艾叶产生的艾热可以刺激身体的穴位或部位,从而达到预防和治疗疾病的目的。据相关研究表明,艾叶中含有多种化学成分,如挥发油、黄酮类、鞣质等,这些成分在艾灸过程中会发挥一定的药理作用。例如,挥发油具有抗菌、抗病毒、抗炎等作用,黄酮类物质则具有抗氧化、调节免疫等功能(图1-2-1)。

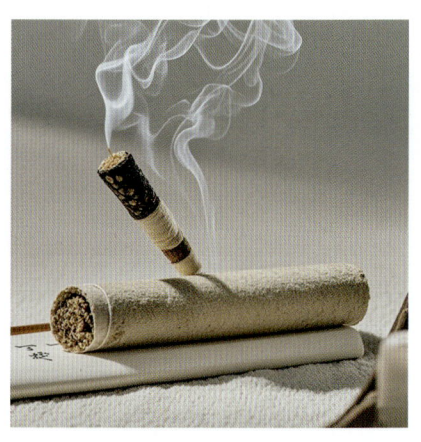

图1-2-1　艾灸原理

(二)经络原理

依据经络学说,艾灸通过刺激穴位激发经络系统,发挥运行气血、调理脏腑、平衡阴阳的作用。以胃脘部不适采用艾灸足三里穴的方法为例,足阳明胃经沿着腹部运行,而足三里穴为足阳明胃经之要穴,又是胃脘之下合穴,具有治疗胃脘部疾病的功效。当艾灸足三里穴时,艾热刺激穴位,激发经络系统,使气血在经络中运行更加顺畅,从而达到调理脏腑、缓解胃脘部不适的目的。据统计,在临床上,对于胃脘部不适的患者,艾灸足三里穴的有效率可达70%以上(图1-2-2)。

对于遗精、泄泻、遗尿等病症，中医辨证表明可能是脾阳虚或肾阳虚。在艾灸治疗时，会选取与脾肾脏腑相对应的经脉选穴进行治疗。例如，对于脾阳虚的患者，可以选取足太阴脾经上的穴位，如太白、三阴交等；对于肾阳虚的患者，可以选取足少阴肾经上的穴位，如太溪、涌泉等。通过艾灸这些穴位，刺激相应的脏腑经脉，调节脏腑功能，从而达到治疗疾病的目的。有临床数据显示，艾灸治疗脾肾阳虚引起的遗精、泄泻、遗尿等病症，总体有效率在60%左右。

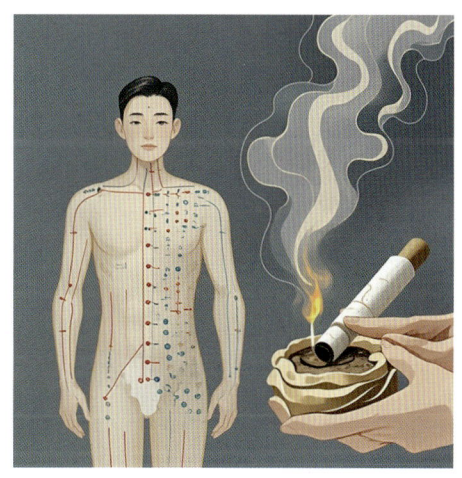

图 1-2-2　人体经络图

二、艾灸调节内脏疾病的机制

（一）疏风散表，温散寒邪

艾灸的火力较为温和，渗透力强，能够有效地推动气血的运行。在中医理论中，外感寒邪可导致人体出现恶寒、肢冷、冷痛、喜暖、蜷卧等症状。艾灸通过其温热的特性，发挥温散寒邪的作用，使寒邪尽散，肢冷渐温。现代医学观点认为，艾灸的温热特性可使皮肤局部温度升高，促进局部毛细血管扩张、组织充血、血流加速、代谢加快，从而改善因外感寒邪或中焦虚寒导致的缺血、缺氧的状况。例如，对于因外感风寒表证引起的内脏不适，艾灸有助于疏散表邪，缓解症状。

（二）温经通络，行气活血

艾灸特别适用于风寒湿邪所致的痹症，如风湿性关节炎等。人体气血津液在周身运行，其通道是全身经脉。若经脉阻塞不通或通行不畅，会出现四肢关节疼痛、脏腑气机失调等症状。艾灸作用于穴位，能够温通经脉，使气机通调，营卫和畅。当风寒湿邪侵袭内脏相关经脉时，艾灸可以促进气血运行，缓解痹症症状。据统计，在临床治疗风寒湿邪所致的内脏相关痹症中，艾灸的有效率可达60%左右。

(三)升阳举陷,回阳固脱

艾灸可用于治疗久泻久痢、遗精遗尿、阳痿早泄、胃下垂、肾下垂、子宫脱垂等病症。人体常因久病体虚、气血暴脱等导致卫阳不固、腠理疏松,甚至出现中气下陷、脏器下垂,或阳衰至极、阴阳离决等严重情况。艾灸发挥其温热特性,可温补扶助虚脱之阳气。从现代医学角度看,灸法可以调整人体应激性,提高耐受力,调整各种腺体功能,维护机体生理功能。例如,对于脾肾阳虚所致的久泻久痢,艾灸相应穴位可以调节脏腑功能,改善症状。

(四)消瘀散结

艾灸可用于治疗乳腺炎、瘰疬、疖肿未化脓等。中医认为,瘀、结多因寒凝、气血运行无力而痰湿阻滞或血瘀所致。艾灸能使气机通调,营卫和畅,故淤结自散。在治疗与内脏相关的疾病中,针对某些因气血凝滞引起的内脏肿块等,艾灸可以起到一定的辅助治疗作用,促进局部血液循环,加速瘀血的消散和吸收。

(五)防病强身,保健延年

艾灸能够激发人体正气,使机体阴阳平衡、气血调和,具有强身健体和延缓衰老的作用。西医学研究提示,艾灸足三里、百会等穴位能减少血液凝聚,降低血脂及胆固醇。无病施灸,可以增强抗病能力,使人精力充沛,长寿不衰。经常艾灸的人群,其患病的概率相对较低,身体的免疫力和抵抗力也相对较强。

第三节　艾灸的使用方法与注意事项

艾灸作为一种传统中医疗法,虽然具有诸多功效,但并非万能疗法,需要专业医生进行辨证操作,合理使用并结合其他中西医疗法,才能达到最佳效果。

(一)专业医生辨证操作的重要性

艾灸的穴位选择、灸法运用以及治疗频率等都需要根据患者的具体病情、体质进行辨证。不同的内脏疾病可能需要针对不同的穴位进行艾灸。例如,对于脾胃虚弱的患者,可能会选择足三里、中脘等穴位;而对于肾虚的患者,则可能会选取肾俞、关元等穴位。专业医生能够准确判断病情,制订个性化的艾灸方案,确保治疗的有效性和安全性。

(二)结合其他疗法的优势

艾灸可以与其他中西医疗法相结合,发挥协同作用。例如,在治疗强直性脊柱炎时,可以采用口服中药、督灸(艾灸的一种方式)以及西医的免疫抑制药物等综合治疗。口服中药可以调理脏腑功能,督灸通过在人体后背正中线进行艾灸,起到温经散寒的作用,而西医的免疫抑制药物可以有效抑制免疫反应,防止病情进展。这种中西医结合的治疗方法能够提高治疗效果,为患者带来更多的康复希望。

(三)局部作用及注意事项

艾灸能够对局部皮肤产生持续的刺激,促进局部血液循环以及淋巴循环。在进行艾灸时,要注意避免过度烫伤或灼伤皮肤(图1-3-1)。如果出现皮肤发红、发痒、灼热感等刺激反应,通常属于正常现象,但要密切观察。若症状持续加重或出现水疱等情况,应及时停止艾灸并采取相应的处理措施。

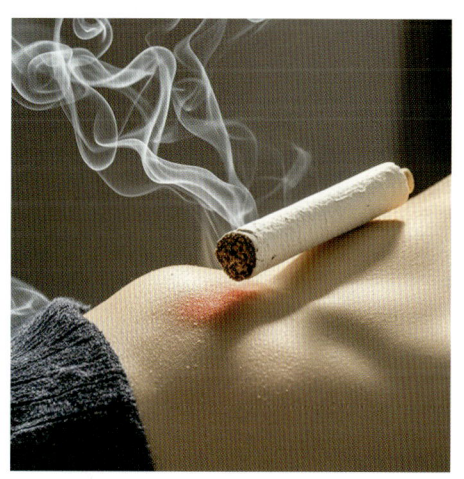

图1-3-1　注意避免烫伤

(四)经络调节作用及注意事项

艾灸依据经络学说,通过刺激穴位激发经络系统发挥运行气血、调理脏腑、平衡阴阳的作用。在进行艾灸时,要注意选择正确的穴位,以确保经络调节的效果。同时,要注意保持身体的放松状态,避免在紧张、焦虑的情况下进行艾灸,以免影响经络的通畅性。

(五)艾灸药理作用及注意事项

艾叶中含有多种化学成分,如挥发油、黄酮类、鞣质等,这些成分在艾灸过程中会发挥一定的药理作用。但不同的人对艾叶的成分可能会有不同的反应,有些人可能会出现过敏等不良反应。因此,在进行艾灸前,应了解自己是否对艾叶过敏,如有过敏史应避免使用艾灸疗法。

总之,正确使用艾灸疗法,注意其适应证和禁忌证,结合专业医生的指导和其他中西医疗法,可以为内脏疾病的治疗和预防提供有效的辅助手段。

第二章 消化系统疾病

第一节 消化系统解剖与功能

消化系统是人体中一个至关重要的系统,它承担着摄取、消化、吸收营养物质以及排泄废物的重要功能。了解消化系统的解剖结构和功能对于维持人体健康具有重要意义(图2-1-1)。

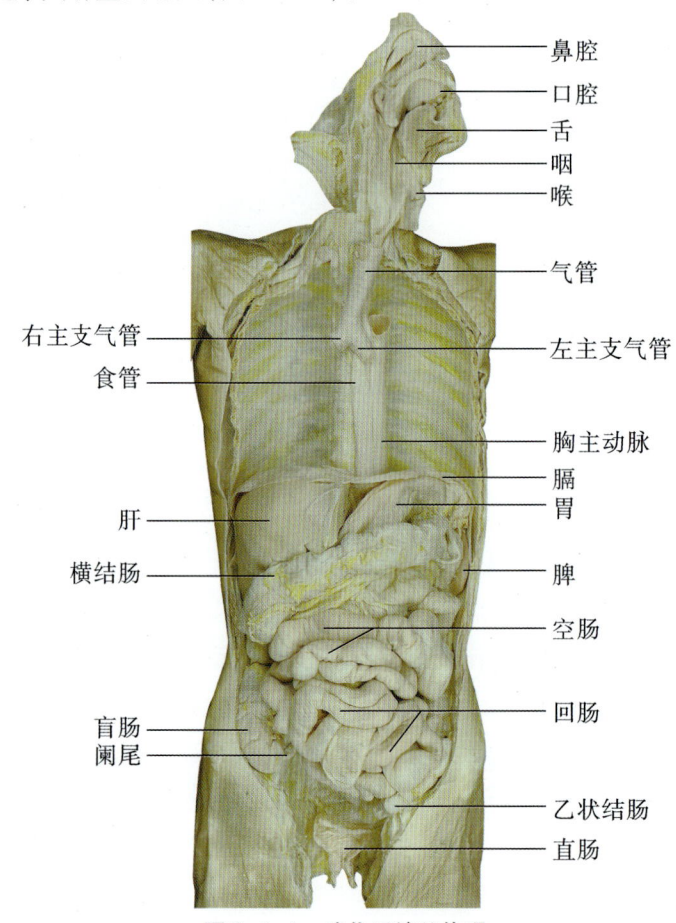

图2-1-1 消化系统总体观

第二章 消化系统疾病

一、消化系统的解剖结构

消化系统由消化道和消化腺两大部分组成。

(一) 消化道

1. 口腔　口腔是消化系统的起始部分,主要由唇、颊、腭、舌、牙等组成。唇和颊构成口腔的前壁和侧壁,可防止食物外流。腭分为硬腭和软腭,硬腭位于前方,对咀嚼起支撑作用;软腭后方为咽峡,是口腔与咽的通道。舌在咀嚼、吞咽和语言中发挥重要作用,其表面有许多乳头,含有味蕾,可感受味觉。牙齿用于咀嚼食物,分为切牙、尖牙和磨牙,不同类型的牙齿功能各异。口腔的主要功能是咀嚼、吞咽和初步消化食物。唾液腺分泌唾液,其中含有唾液淀粉酶,可对淀粉进行初步分解(图 2-1-2)。

2. 咽　咽是食物和空气的共同通道,连接口腔和食管。咽可分为鼻咽、口咽和喉咽三部分。鼻咽部与鼻腔相通,口咽部与口腔相通,喉咽部与食管和喉相通(图 2-1-2)。

3. 食管　食管是一条细长的管道,将食物从咽部输送到胃(图 2-1-3)。食管壁由黏膜层、黏膜下层、肌层和外膜层组成。食管的蠕动可推动食物下行,这种蠕动是一种反射性运动,由食管内的感受器触发。

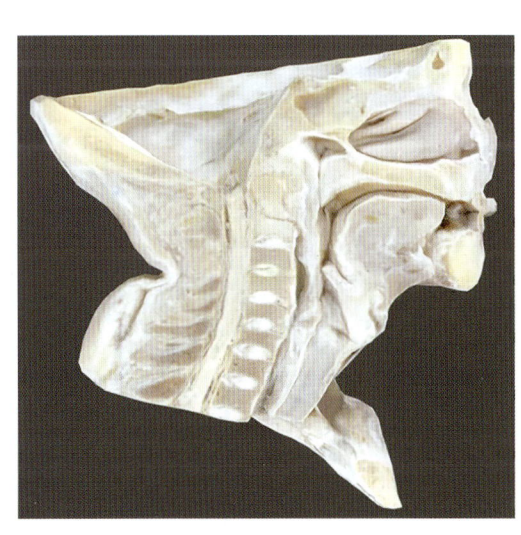

图 2-1-2　口腔及口咽部解剖

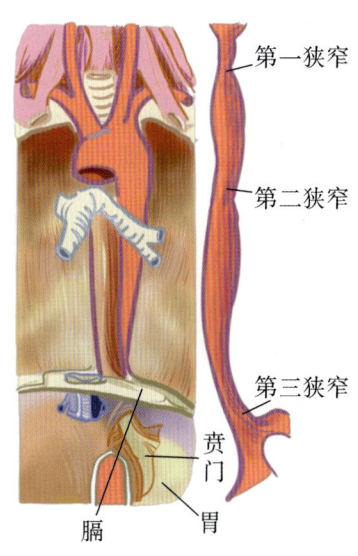

图 2-1-3　食管形态

4. 胃　胃是一个袋状器官，位于腹腔上部。胃壁由黏膜层、肌肉层和浆膜层组成（图2-1-4）。黏膜层含有许多胃腺，可分泌胃酸、胃蛋白酶原等消化液。肌肉层由三层平滑肌组成，具有很强的收缩能力，可搅拌和研磨食物。胃的主要功能是储存食物、搅拌和初步消化食物。胃内的胃酸和胃蛋白酶可对蛋白质进行初步分解。

5. 小肠　小肠是消化和吸收的主要场所，分为十二指肠、空肠和回肠三部分。小肠壁由黏膜层、黏膜下层、肌肉层和浆膜层组成（图2-1-5）。黏膜层有许多环形皱襞、绒毛和微绒毛，可大大增加吸收面积。十二指肠与胃相连，接受胆汁和胰液的注入。空肠和回肠主要负责营养物质的吸收。

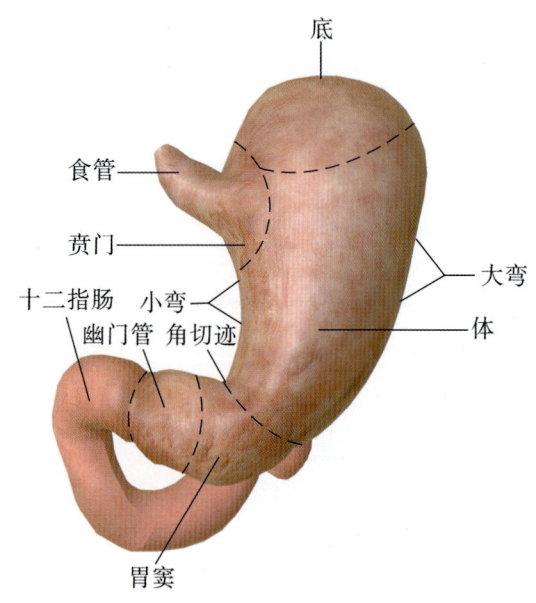

图2-1-4　胃的整体观

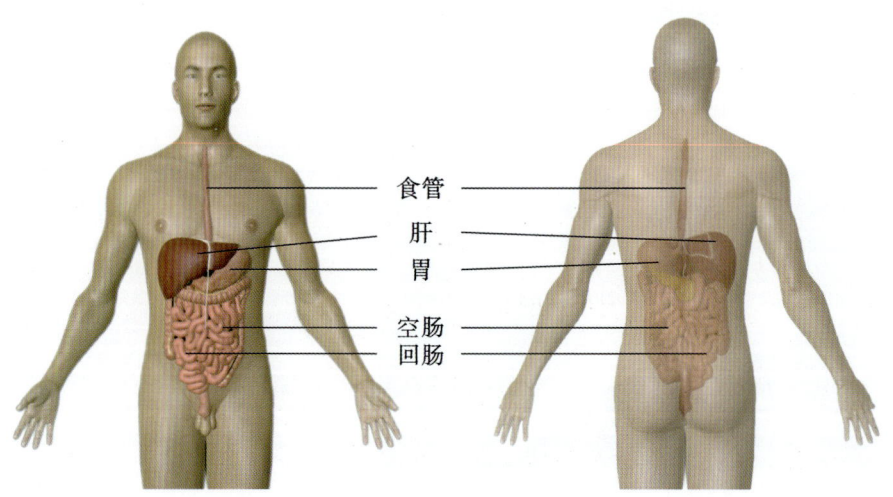

图2-1-5　小肠整体观

6.大肠 大肠包括盲肠、阑尾、结肠、直肠和肛管(图2-1-6)。大肠的主要功能是吸收水分、电解质和部分维生素,形成和储存粪便。盲肠是大肠的起始部分,位于右髂窝内。阑尾是一个细长的盲管,附着于盲肠的后内侧壁。结肠分为升结肠、横结肠、降结肠和乙状结肠,呈"M"形分布于腹腔周围。直肠是大肠的末段,储存粪便,当粪便积累到一定量时,刺激直肠壁的感受器,产生便意。肛管是直肠与外界相通的部分。

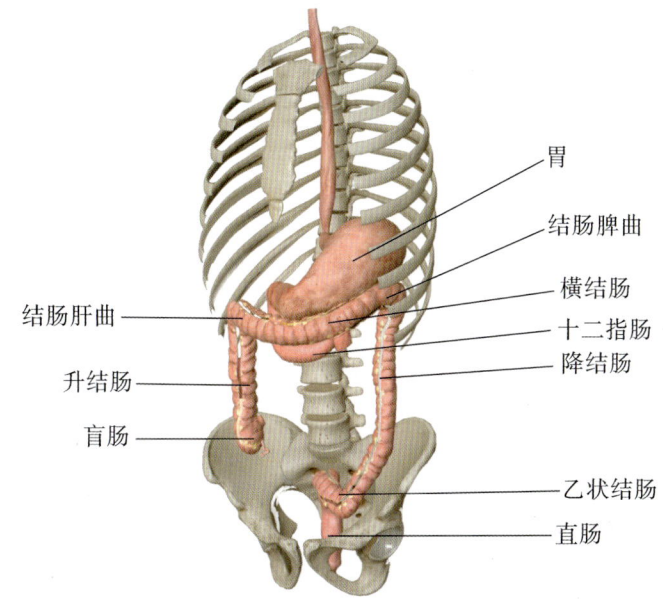

图2-1-6 大肠整体观

(二)消化腺

1.唾液腺 唾液腺包括腮腺、下颌下腺和舌下腺,分泌唾液,湿润口腔和食物,便于吞咽,并含有消化酶,对食物进行初步消化(图2-1-7)。腮腺是最大的唾液腺,位于外耳道前下方。下颌下腺位于下颌骨体的内下方。舌下腺位于口腔底部舌下襞的深面。

2.肝 肝是人体最大的内脏器官,位于右上腹。肝具有多种功能,包

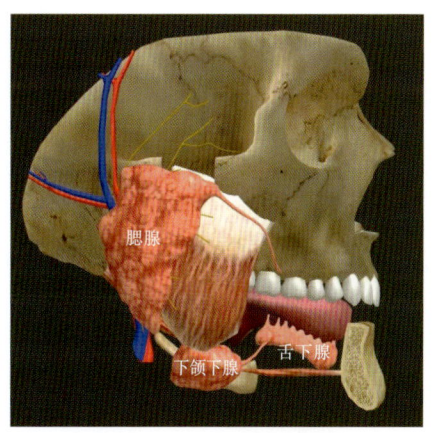

图2-1-7 唾液腺的解剖

括分泌胆汁、代谢、解毒、储存糖原等。胆汁由肝脏分泌后储存在胆囊中,在进食时排入十二指肠,帮助脂肪的消化和吸收。肝由肝小叶组成,肝小叶是肝脏的基本结构和功能单位(图2-1-8)。

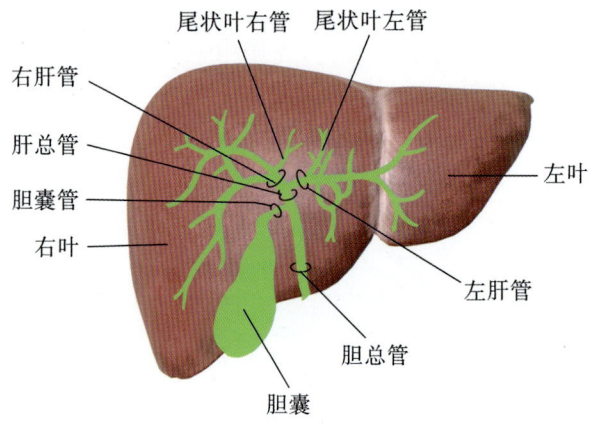

图2-1-8　肝的形态结构

3.胰腺　胰腺位于胃的后方,是一个狭长的腺体。胰腺分泌胰液,其中含有多种消化酶,如胰蛋白酶、胰脂肪酶、胰淀粉酶等,对食物中的蛋白质、脂肪和淀粉进行彻底消化。胰腺还分泌胰岛素和胰高血糖素等激素,调节血糖水平(图2-1-9)。

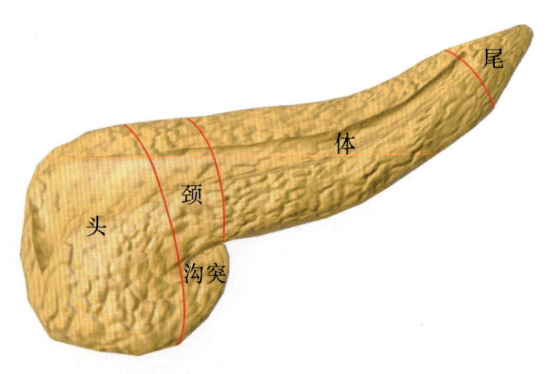

图2-1-9　胰腺的形态结构

二、消化系统的功能

(一)摄取食物

口腔通过咀嚼和吞咽将食物摄入体内。咀嚼过程中,牙齿将食物磨碎,增加食物与消化液的接触面积。唾液湿润食物,便于吞咽。吞咽动作将食物从口腔输送到食管,进而进入胃。吞咽是一个复杂的反射过程,涉及多个肌肉的协调运动(图2-1-10)。

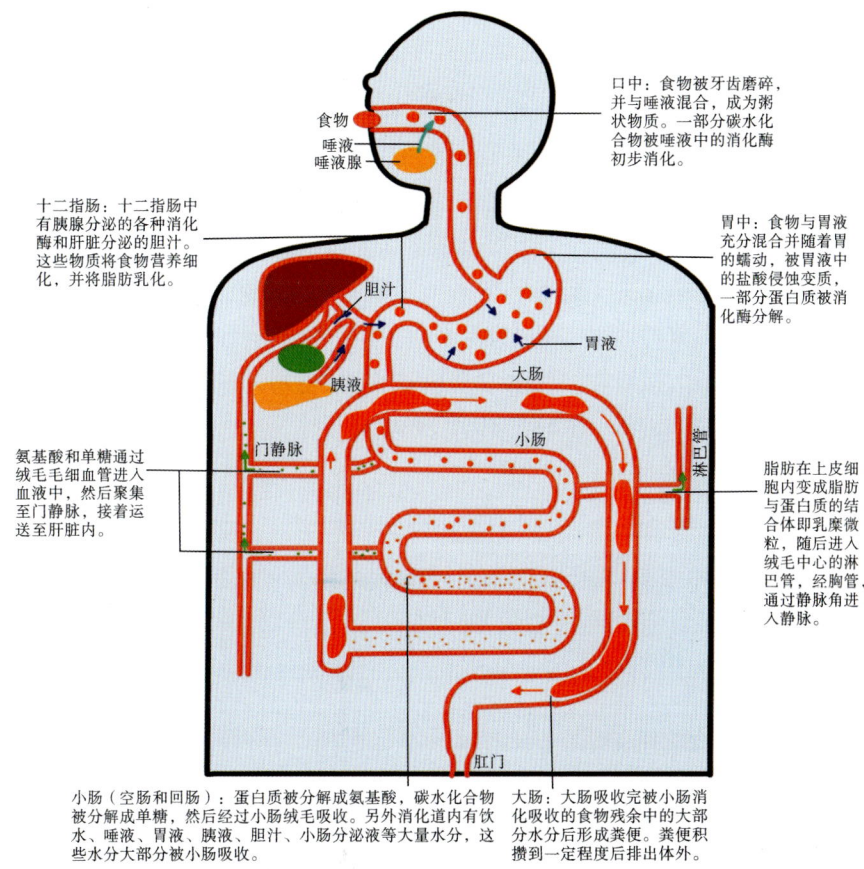

图 2-1-10　消化系统功能

(二)消化食物

1. 机械性消化　通过口腔的咀嚼、胃的蠕动和小肠的分节运动等,将食物磨碎、搅拌和推送,使其与消化液充分混合。口腔的咀嚼是机械性消化的重要环节,牙齿的切割和研磨作用使食物变得更加细小。胃的蠕动呈波浪状,从胃的近端向远端推进,将食物与胃液充分混合,并逐渐将食物推向十二指肠。小肠的分节运动是一种局部的环形收缩和舒张运动,可使食物与消化液充分混合,并促进营养物质的吸收(图2-1-10)。

2. 化学性消化　由消化腺分泌的消化液中的各种酶对食物进行分解。例如,唾液中的唾液淀粉酶将淀粉分解为麦芽糖;胃中的胃酸和胃蛋白酶将蛋白质初步分解为多肽;小肠中的胰液和肠液中的各种酶将蛋白质、脂肪和淀粉彻底分解为氨基酸、脂肪酸和葡萄糖等小分子物质。胃酸还具有杀菌作用,可防止食物中的细菌进入肠道引起感染(图2-1-10)。

(三) 吸收营养物质

小肠是吸收营养物质的主要场所。小肠内的绒毛和微绒毛大大增加了吸收面积。营养物质通过主动运输、被动扩散等方式被吸收进入血液和淋巴液,然后被输送到全身各个组织和器官,供细胞利用。葡萄糖、氨基酸等小分子物质主要通过主动运输的方式被吸收,而脂肪酸、甘油等脂溶性物质则与胆盐结合形成微胶粒,通过被动扩散的方式被吸收。此外,维生素、矿物质等也在小肠内被吸收。大肠主要吸收水分、电解质和部分维生素,使粪便变得更加干燥和成形(图2-1-10)。

(四) 排泄废物

大肠吸收水分和电解质后,剩余的食物残渣形成粪便,经直肠和肛管排出体外。此外,肝和肾等器官也参与排泄代谢废物的过程。肝将体内的代谢废物转化为无毒或低毒的物质,通过胆汁或血液排出体外。肾则通过过滤血液,将代谢废物和多余的水分形成尿液排出体外(图2-1-10)。

三、消化系统的调节

消化系统的活动受到神经和体液因素的调节。

(一) 神经调节

1. 自主神经系统　包括交感神经和副交感神经。交感神经兴奋时,抑制胃肠运动和消化腺分泌;副交感神经兴奋时,促进胃肠运动和消化腺分泌。例如,在紧张、焦虑等情况下,交感神经兴奋,可导致胃肠蠕动减慢,消化液分泌减少,出现食欲缺乏、消化不良等症状。而在进食后,副交感神经兴奋,促进胃肠蠕动和消化液分泌,有利于食物的消化和吸收(图2-1-11)。

2. 内在神经系统　包括肠神经系统,它可以独立地调节胃肠运动、分泌和血液循环等。肠神经系统由黏膜下神经丛和肌间神经丛组成,含有大量的神经元和神经纤维。黏膜下神经丛主要调节胃肠道的分泌和吸收功能,肌间神经丛主要调节胃肠道的运动功能。

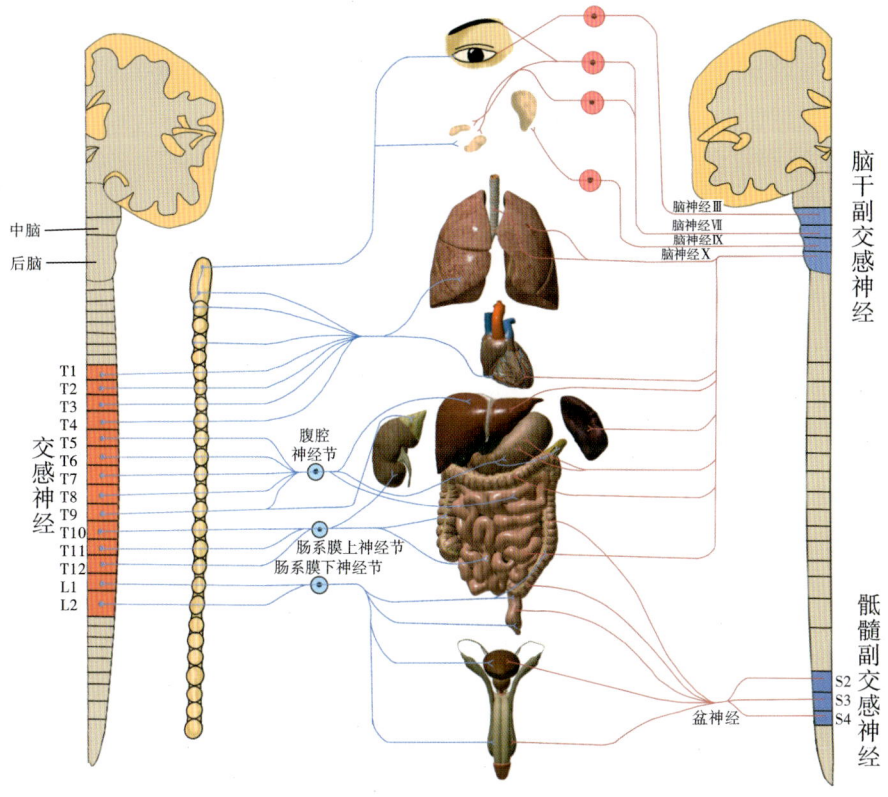

图 2-1-11 自主神经

(二)体液调节

激素包括胃肠激素如胃泌素、促胰液素、胆囊收缩素等,对消化器官的运动、分泌和消化功能起着重要的调节作用。胃泌素由胃窦和十二指肠的 G 细胞分泌,可促进胃酸和胃蛋白酶的分泌,增强胃肠蠕动。促胰液素由小肠黏膜的 S 细胞分泌,可刺激胰液和胆汁的分泌。胆囊收缩素由小肠黏膜的 I 型分泌细胞分泌,可促进胆囊收缩和胰液分泌,并抑制胃酸分泌。此外,胰岛素、胰高血糖素等激素也可通过影响血糖水平间接调节消化系统的功能。

四、消化系统与健康

消化系统的正常功能对于维持人体健康至关重要。不良的饮食习惯、生活方式和心理因素等都可能影响消化系统的功能,导致各种消化系统疾病的发生。

(一)饮食习惯

1. 均衡饮食　摄入富含蛋白质、碳水化合物、脂肪、维生素和矿物质的食物,保持饮食的均衡和多样化。

2. 规律饮食　规律的饮食习惯有助于维持消化系统的正常节律,促进消化液的分泌和胃肠蠕动。

3. 细嚼慢咽　充分咀嚼食物,可减轻胃肠负担,促进食物的消化和吸收。

(二)生活方式

1. 适度运动　适度的运动可以促进胃肠蠕动,增强消化系统的功能。

2. 戒烟限酒　吸烟和过量饮酒可损害消化系统的黏膜,增加患消化系统疾病的风险。

3. 充足睡眠　充足的睡眠可以调节神经系统的功能,促进消化系统的恢复和修复。

(三)心理因素

1. 减轻压力　长期的精神紧张、压力过大可影响消化系统的功能,导致食欲缺乏、消化不良等症状。

2. 保持良好的心态　积极乐观的心态可以促进消化系统的正常功能。避免受焦虑、抑郁等不良情绪的影响。

总之,消化系统的解剖结构和功能复杂而精细。消化系统通过摄取、消化、吸收营养物质和排泄废物,为人体提供了生命活动所需的物质和能量。保持良好的饮食习惯、规律的生活作息和适度的运动,有助于维持消化系统的正常功能,促进身体健康。同时,关注消化系统的健康,及时发现和治疗消化系统疾病,对于提高生活质量和延长寿命具有重要意义。

第二节　反流性食管炎

(一)定义

反流性食管炎,是由食管抗反流功能下降、食管清除能力降低以及食管黏膜防御屏障作用减弱等因素引起的食管黏膜破损。

此疾病通常伴随食管下括约肌异常和胃食管交界处结构改变,如食管裂孔疝,弱化了抗反流机制,使得胃内容物容易发生反流(图2-2-1)。

(二)病因

1.抗反流功能下降　该类患者往往伴有食管下括约肌异常,或胃食管交界处结构改变,如食管裂孔疝。这些异常或改变会造成抗反流功能的减弱,胃内容物容易发生反流。

2.食管清除能力降低　食管的清除能力包括推进性蠕动、唾液中和、食团的重力,其中推进性蠕动最为重要。当食管清除能力降低时,食管无法及时清除反流物,进而导致反流物持续损伤食管黏膜,造成炎症。

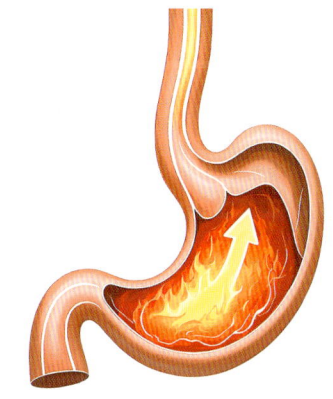

图2-2-1　反流性食管炎

3.食管黏膜防御屏障作用减弱　当食管黏膜受损时,防御屏障作用减弱,即便是正常的反流也可引起反流性食管炎。

4.食管感觉异常　部分患者食管敏感性增强,也称为内脏痛觉过敏,对酸敏感性增强。

5.胃排空延迟　胃内容物排空延迟,可增加胃内容物反流到食管的机会。

(三)症状

反流性食管炎的症状包括反流和烧心、胸痛、上腹痛、上腹灼烧感、嗳气等(图2-2-2)。

需要注意的是,此处的烧心症状与心脏疾病没有任何关系。烧心是由胃酸进入食管引起的。

1.烧心　烧心是指胸骨后或剑突下的烧灼感,是一种特征性的表现。

2.反流　反流是指胃内容物不费力地向咽部或口腔涌入,同时没有恶心、干呕和腹肌收缩等先兆。

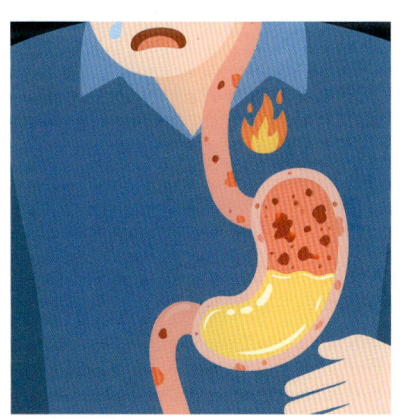

图2-2-2　反流性食管炎的症状

(四)灸疗

1. 基础取穴

中脘穴:位于上腹部,前正中线上,脐中上4寸(图2-2-3)。

内关穴:在前臂掌侧,曲泽与大陵的连线上,腕横纹上2寸,掌长肌腱与桡侧腕屈肌腱之间(图2-2-4)。

足三里穴:在小腿前外侧,犊鼻下3寸,距胫骨前缘一横指(图2-2-5)。

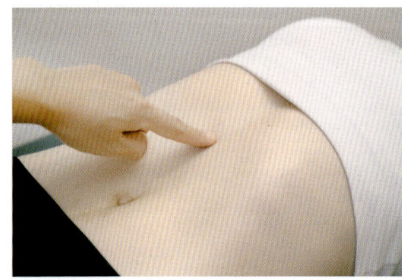 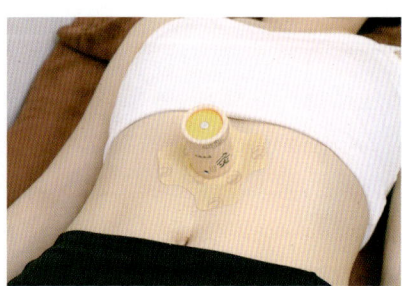

(a)定位图　　　　　　　　(b)艾灸图

图2-2-3　中脘穴

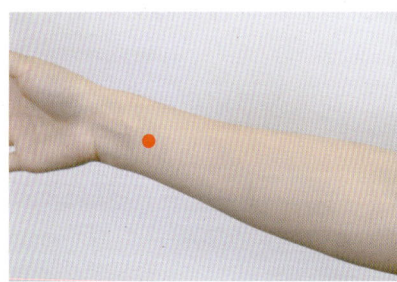 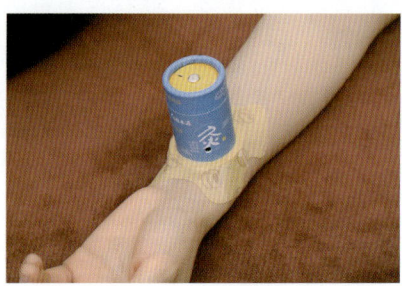

(a)定位图　　　　　　　　(b)艾灸图

图2-2-4　内关穴

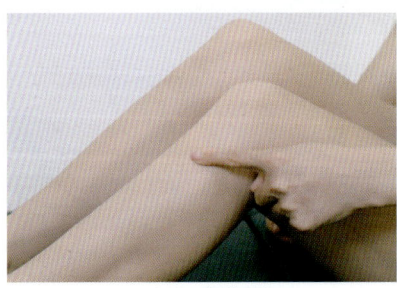 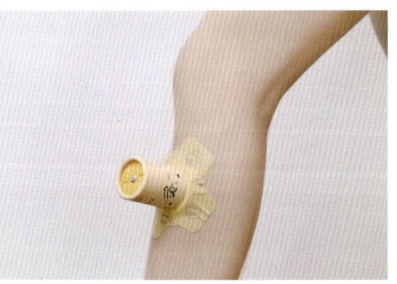

(a)定位图　　　　　　　　(b)艾灸图

图2-2-5　足三里穴

2. 随症加穴

(1) 若胸骨后疼痛明显选膻中穴。

膻中穴：位于前正中线上，两乳头连线的中点（图2-2-6）。

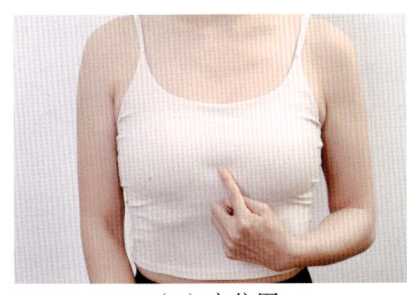

（a）定位图　　　　　　（b）艾灸图

图2-2-6　膻中穴

(2) 若反酸严重选公孙穴。

公孙穴：在足内侧缘，第1跖骨基底部的前下方（图2-2-7）。

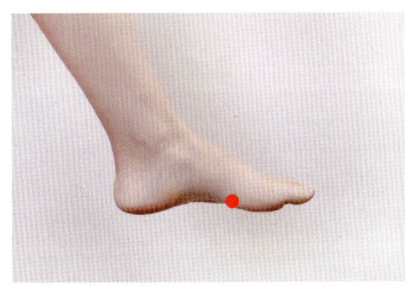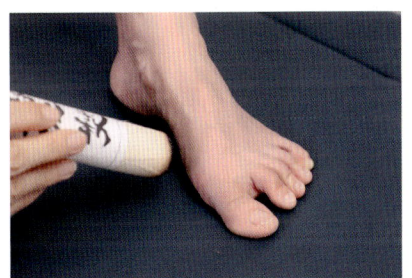

（a）定位图　　　　　　（b）艾灸图

图2-2-7　公孙穴

(3) 若嗳气频繁选膈俞穴。

膈俞穴：在背部，第7胸椎棘突下，旁开1.5寸（图2-2-8）。

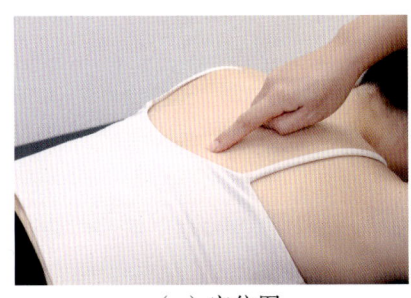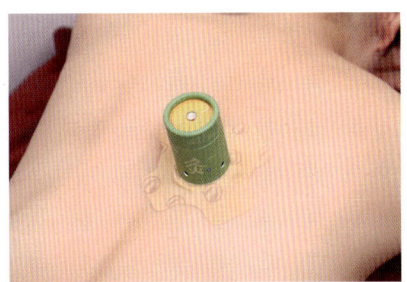

（a）定位图　　　　　　（b）艾灸图

图2-2-8　膈俞穴

3. 灸法 用艾条温和灸,每穴各灸 10～15 min,每日灸 2～3 次。

(五)预防

1. 忌酒戒烟 由于烟草中含尼古丁,可降低食管下段括约肌压力,使其处于松弛状态,加重反流;酒的主要成分为乙醇,不仅能刺激胃酸分泌,还能使食管下段括约肌松弛,是引起胃食管反流的原因之一。

2. 饮食规范 注意少量多餐,采用低脂饮食,可减少进食后反流症状的频率。

3. 减轻体重 过度肥胖者腹腔压力增高,可促进胃液反流,特别是处于平卧位时更严重,应积极减轻体重以改善反流症状。

第三节　胃的相关疾病

一、胃炎

(一)定义

胃炎是由多种不同因素引起的胃黏膜急性或慢性炎症。胃炎常表现为中上腹疼痛、腹胀、嗳气、恶心、食欲缺乏、消化道出血等,是最常见的消化系统疾病之一。胃炎可大致分为急性、慢性和特殊类型胃炎。

(二)病因

1. 应激 如严重创伤、烧伤、败血症、多脏器功能衰竭等,可导致胃黏膜出血、缺氧,黏膜屏障功能损坏,可增加胃酸分泌,损伤血管和黏膜,引起糜烂和出血。

2. 药物 非甾体抗炎药(NSAID)、抗肿瘤化疗药物、口服铁剂及氯化钾等可致胃黏膜损伤。

3. 酒精 因其有亲脂性和溶脂性能,可导致胃黏膜糜烂及出血。

4. 幽门螺杆菌感染 幽门螺杆菌(Hp)感染是慢性胃炎最常见的病因,可致胃黏膜慢性炎症性损伤。

5. 自身免疫 自身免疫功能异常以致损伤,是慢性萎缩性胃炎的主要原因。

6. 十二指肠胃反流 与各种原因引起的胃肠道动力异常、肝及胆道疾病以及远端消化道梗阻有关,可导致胃黏膜慢性炎症。

(三)症状

1. 急性胃炎　常有上腹痛、腹胀、恶心、呕吐和食欲缺乏等,重症者可有呕血、黑粪、脱水、酸中毒或休克。

2. 慢性胃炎　大多数患者无明显症状,有症状者可表现为中上腹不适、饱胀、钝痛、烧灼痛等,也可有食欲缺乏、嗳气、反酸、恶心等消化不良症状。

(四)灸疗

1. 基础取穴

中脘穴:位于上腹部,肚脐与胸骨下端连线的中点处(图2-3-1)。

足三里穴:在小腿外侧,犊鼻下3寸,距胫骨前缘一横指(图2-3-2)。

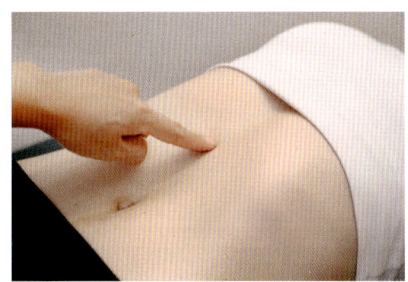 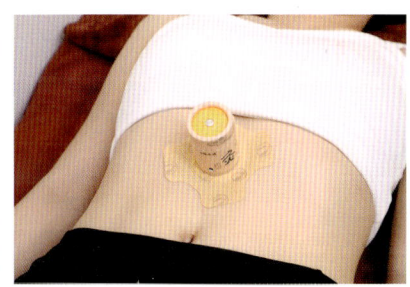

(a)定位图　　　　　　　　(b)艾灸图

图2-3-1　中脘穴

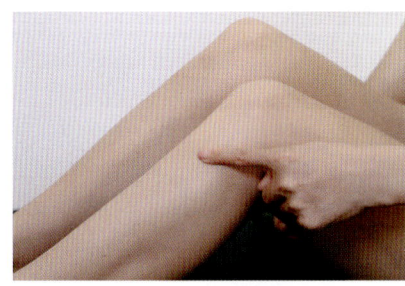 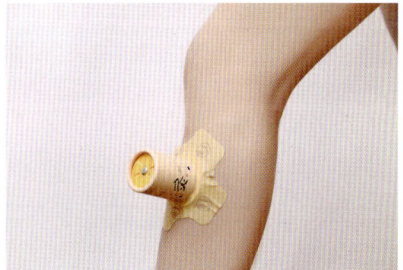

(a)定位图　　　　　　　　(b)艾灸图

图2-3-2　足三里穴

2. 随症加穴

(1)若胃痛明显选以下穴位。

内关穴:在前臂掌侧,腕横纹上2寸,掌长肌腱与桡侧腕屈肌腱之间(图2-3-3)。

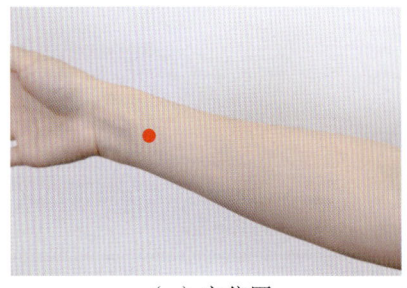 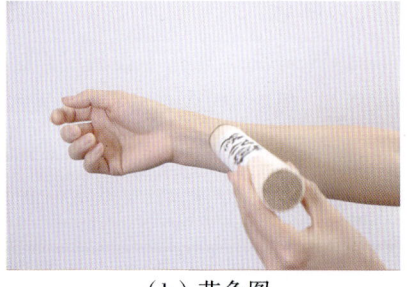

（a）定位图　　　　　　　　（b）艾灸图

图 2-3-3　内关穴

梁丘穴：在大腿前面，髂前上棘与髌底外侧端的连线上，髌底上 2 寸（图 2-3-4）。

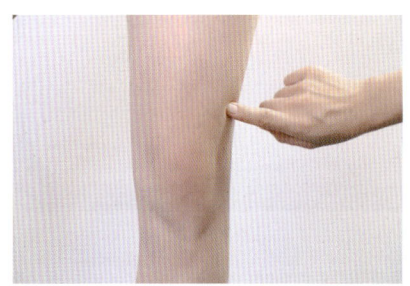 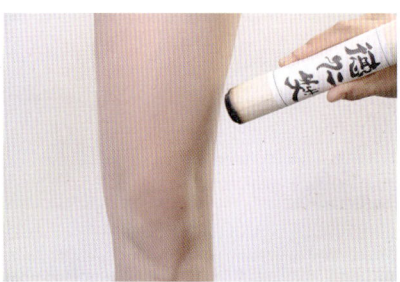

（a）定位图　　　　　　　　（b）艾灸图

图 2-3-4　梁丘穴

（2）若胃胀满选以下穴位。

天枢穴：在腹部，横平脐中，前正中线旁开 2 寸（图 2-3-5）。

气海穴：在下腹部，前正中线上，脐中下 1.5 寸（图 2-3-6）。

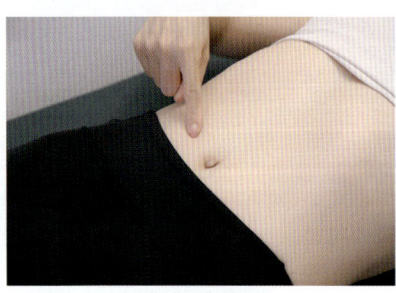 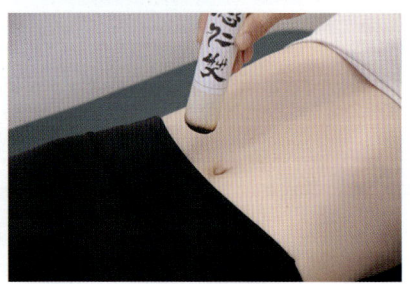

（a）定位图　　　　　　　　（b）艾灸图

图 2-3-5　天枢穴

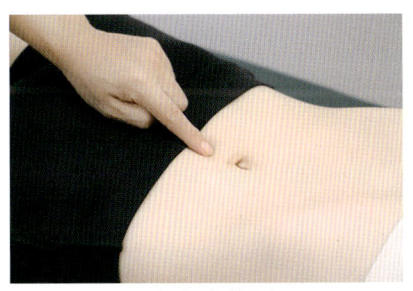 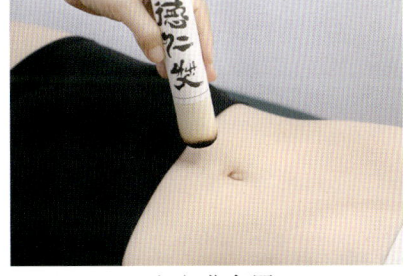

（a）定位图　　　　　　　　（b）艾灸图

图 2-3-6　气海穴

（3）若反酸、嗳气选以下穴位。

公孙穴：在足内侧缘，第 1 跖骨基底部的前下方（图 2-3-7）。

膈俞穴：在背部，第 7 胸椎棘突下，旁开 1.5 寸（图 2-3-8）。

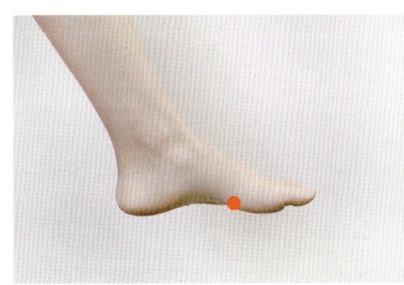 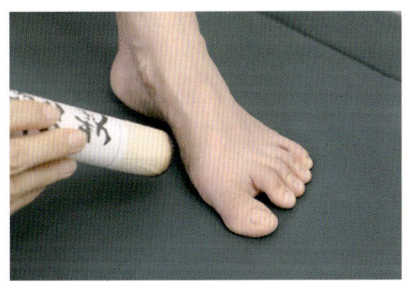

（a）定位图　　　　　　　　（b）艾灸图

图 2-3-7　公孙穴

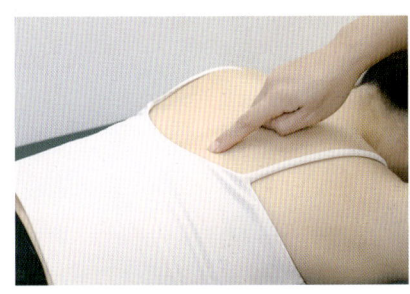 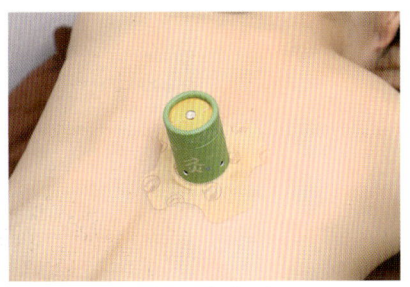

（a）定位图　　　　　　　　（b）艾灸图

图 2-3-8　膈俞穴

3. 灸法

用艾条温和灸,每次取 4~5 个穴,各灸 10~15 min,每日灸 1 次;或用艾炷隔姜灸,每次取 2~4 穴,各灸 5~7 壮,每日或隔日灸 1 次。

(五)预防

1. **戒烟戒酒** 减少尼古丁、焦油及酒精等有害成分对胃的损伤。
2. **充足睡眠** 保持良好心态及充足睡眠。
3. **饮食规律** 进食要有规律,同时注意食物的多样化,避免偏食。
4. **饮食清淡** 避免进食过于粗糙、浓烈、辛辣的食物及浓茶、咖啡等饮料。

二、胃溃疡

(一)定义

胃溃疡是一种常见的消化系统疾病,最常指胃内壁出现溃疡。它的发病原因主要为长期的幽门螺杆菌感染和非甾体抗炎药的过度使用导致胃黏膜发生破损。

(二)病因

1. **幽门螺杆菌感染** 幽门螺杆菌(图 2-3-9)感染是绝大多数胃溃疡患者的致病因素;幽门螺杆菌不仅会损伤胃黏膜,而且还会促进胃酸分泌,进一步加重胃溃疡。

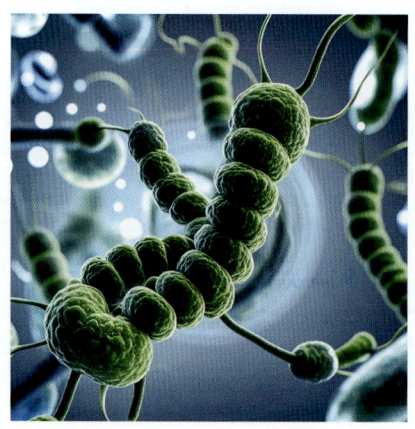

图 2-3-9 幽门螺杆菌

2. 药物　部分药物会对胃黏膜造成损伤,其中服用非甾体抗炎药是导致胃溃疡的另一个重要因素。

3. 烧伤、颅脑损伤等应激状态　各种应激状态都有可能引起胃溃疡。

4. 其他　除此之外,吸烟、长期精神紧张、进食无规律等也是消化性溃疡发生的常见原因。

(三) 症状

胃溃疡的症状较多,包括胃部疼痛、食欲缺乏、餐后腹胀或胃部不适、体重减轻等;这些症状的严重程度取决于溃疡的严重程度;有些患者可能没有任何症状,或者是以胃出血、胃穿孔等并发症为首发症状。

1. 典型症状　胃溃疡最常见的症状是胃部灼烧痛。该疼痛具有以下几个特点:①胃溃疡的腹痛多发生于餐后半小时至一小时之内;②如果服用抗酸剂,疼痛会暂时停止;③疼痛通常持续数分钟,或者可持续数小时;④在几天或者几周内反复出现。

2. 伴随症状　除了典型症状之外,胃溃疡患者也可伴有如下症状:①消化不良、食欲缺乏以及不明原因的体重减轻;②呕吐或呕血,可能是红色,也可能是黑色;③感到恶心,想要呕吐;④胃胀、饱腹感或者嗳气;⑤大便颜色可能带有暗红色,或是柏油样黑便。

(四) 灸疗

1. 基础取穴

中脘穴:位于上腹部,前正中线上,脐中上4寸(图2-3-10)。

足三里穴:在小腿前外侧,犊鼻下3寸,距胫骨前缘一横指(图2-3-11)。

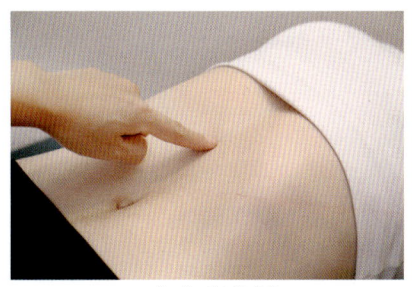
(a) 定位图

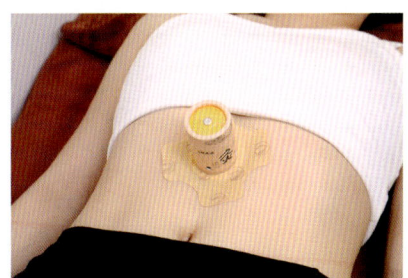
(b) 艾灸图

图2-3-10　中脘穴

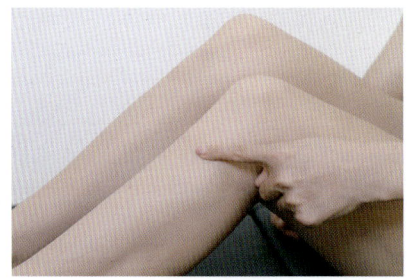 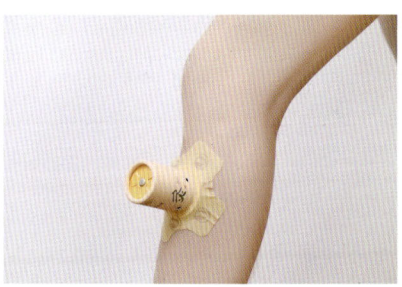

（a）定位图　　　　　　　　　（b）艾灸图

图 2-3-11　足三里穴

2. 随症加穴

（1）若胃痛明显选以下穴位。

内关穴：在前臂掌侧，曲泽与大陵的连线上，腕横纹上 2 寸，掌长肌腱与桡侧腕屈肌腱之间（图 2-3-12）。

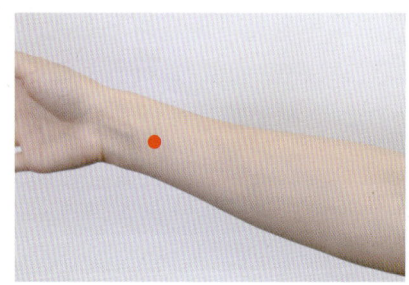 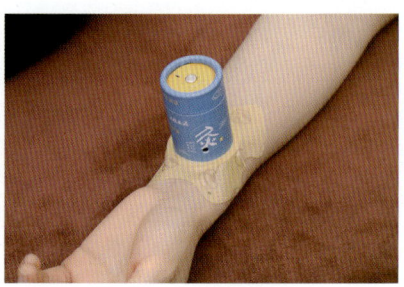

（a）定位图　　　　　　　　　（b）艾灸图

图 2-3-12　内关穴

梁丘穴：在大腿前面，髂前上棘与髌底外侧端的连线上，髌底上 2 寸（图 2-3-13）。

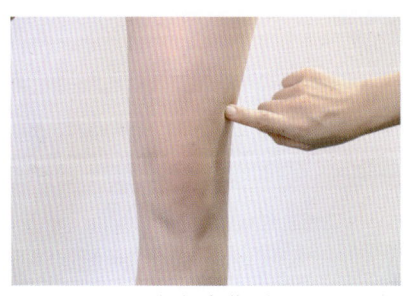 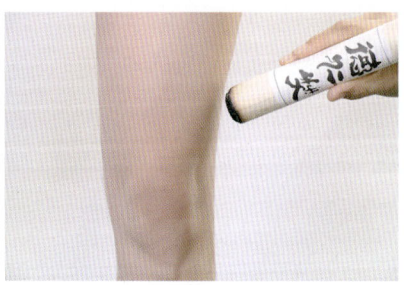

（a）定位图　　　　　　　　　（b）艾灸图

图 2-3-13　梁丘穴

(2) 若胃胀满选以下穴位。

天枢穴：在腹中部，距脐中 2 寸（图 2-3-14）。

气海穴：在下腹部，前正中线上，脐中下 1.5 寸（图 2-3-15）。

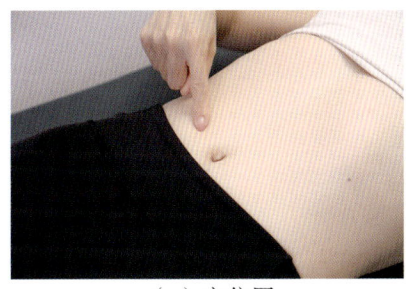 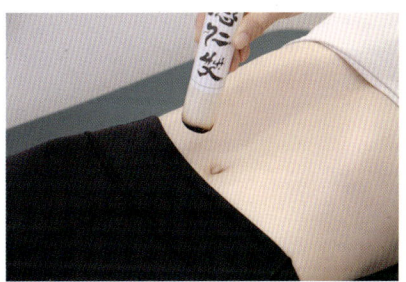

（a）定位图　　　　　　　　（b）艾灸图

图 2-3-14　天枢穴

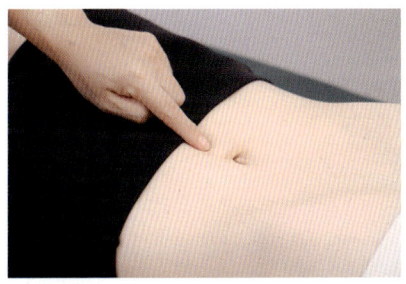 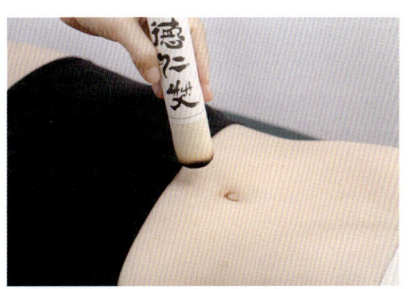

（a）定位图　　　　　　　　（b）艾灸图

图 2-3-15　气海穴

(3) 若反酸、嗳气选以下穴位。

公孙穴：在足内侧缘，第 1 跖骨基底部的前下方（图 2-3-16）。

膈俞穴：在背部，第 7 胸椎棘突下，旁开 1.5 寸（图 2-3-17）。

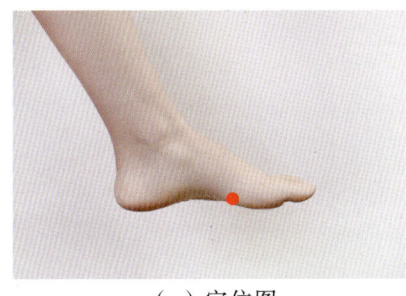 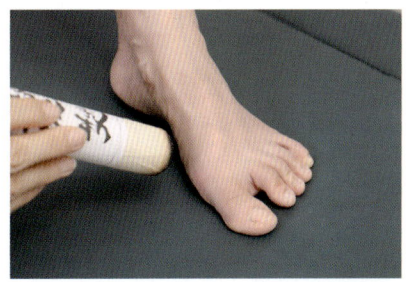

（a）定位图　　　　　　　　（b）艾灸图

图 2-3-16　公孙穴

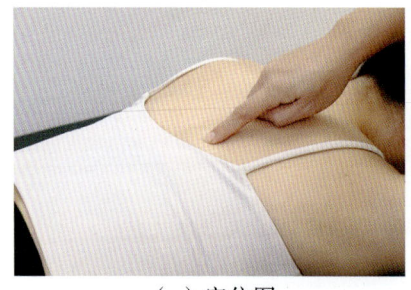 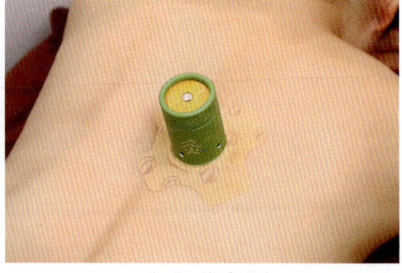

（a）定位图　　　　　　　（b）艾灸图

图 2-3-17　膈俞穴

（4）若有出血倾向选以下穴位。

隐白穴：在足大趾末节内侧，距趾甲角 0.1 寸（图 2-3-18）。

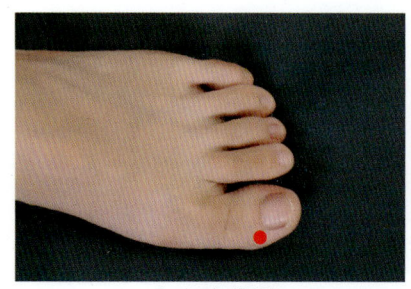 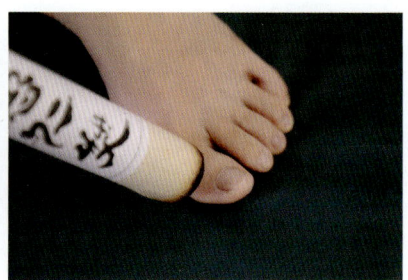

（a）定位图　　　　　　　（b）艾灸图

图 2-3-18　隐白穴

（5）若消化不良选以下穴位。

脾俞穴：在背部，第 11 胸椎棘突下，旁开 1.5 寸（图 2-3-19）。

胃俞穴：在背部，第 12 胸椎棘突下，旁开 1.5 寸（图 2-3-20）。

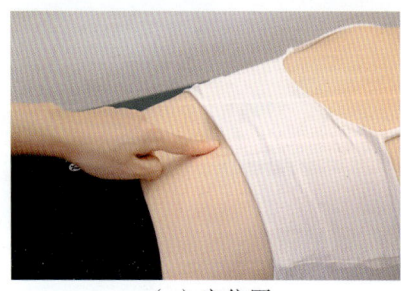 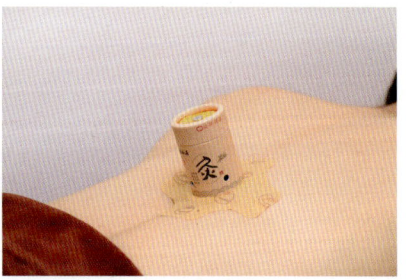

（a）定位图　　　　　　　（b）艾灸图

图 2-3-19　脾俞穴

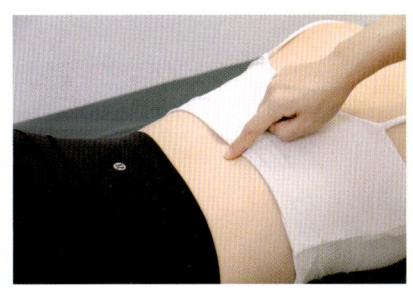 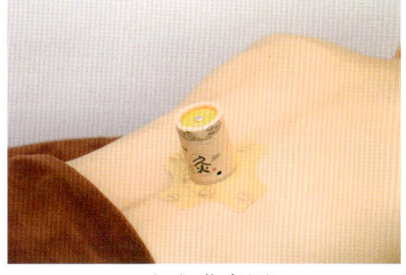

（a）定位图　　　　　　　（b）艾灸图

图 2-3-20　胃俞穴

3. 灸法　每次选取 3~4 穴，艾条灸，每穴施灸 5~10 min，每日治疗 1 次；艾炷灸，每穴施灸 3~5 壮，每日或隔日治疗 1 次。

（五）预防

1. 避免劳累　保持良好的心理状态，避免过度劳累和精神压力。
2. 戒烟限酒　减少烟草和酒精对胃黏膜造成刺激和损伤。
3. 积极治疗　如有幽门螺杆菌感染，应及早治疗。
4. 饮食规律　做好饮食调节，定时定量进餐；进食营养丰富、易于消化的食物（图 2-3-21），不宜进食刺激性食物和酸性食物，避免使用对胃有损害的药物。

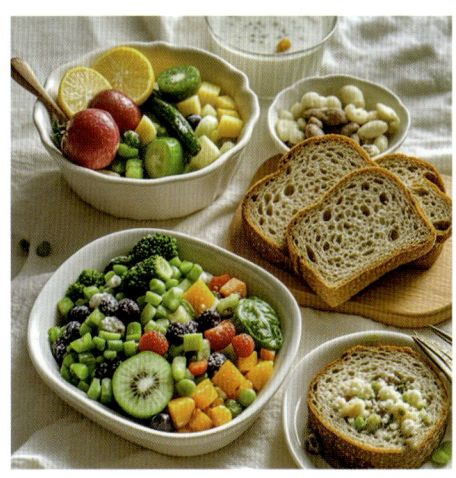

图 2-3-21　清淡饮食

三、胃神经症

(一) 定义

胃神经症又称胃肠道功能紊乱,是一组胃肠综合征的总称,系高级神经活动障碍导致自主神经系统功能失常,主要表现为胃肠的运动与分泌机能失调,无组织学器质性病理改变,不包括其他系统疾病引起的胃肠道功能紊乱。

临床表现主要为胃肠道的症状,可伴有其他官能性症状。

(二) 病因

本病的发病机制迄今尚无统一认识。精神因素为本病的主要诱因,如情绪紧张、焦虑、生活与工作上的困难、烦恼、意外不幸等,均可干扰高级神经的正常活动,进而引起胃肠道的功能障碍。

暗示或自我暗示是重要的发病因素,例如患者因亲友患严重疾病(如胃肠道肿瘤)而产生的自我暗示均可引起本病。

此外胃肠道器质性疾病痊愈后,少数可后遗胃肠神经官能症。

饮食失调,经常服用泻药或灌肠,亦可构成不良刺激,导致本病的发生与发展。

(三) 症状

1. 神经性呕吐　患者往往在进食后不久突然发生呕吐,一般无明显恶心,呕吐量不多,且不影响食欲和食量,因此多数无明显营养障碍。

2. 神经性嗳气　患者有反复发作的连续性嗳气,致使不自觉地吞入大量空气而使症状更为明显,导致频频嗳气。

3. 神经性厌食　主要为厌食或拒食,严重者有体重减轻,患者多数自觉良好,行动活泼敏捷,有时又自相矛盾地对食物甚感兴趣,甚至贪食饱餐,而后又偷偷呕掉。

(四) 灸疗

1. 基础取穴

中脘穴:位于上腹部,前正中线上,脐中上4寸(图2-3-22)。

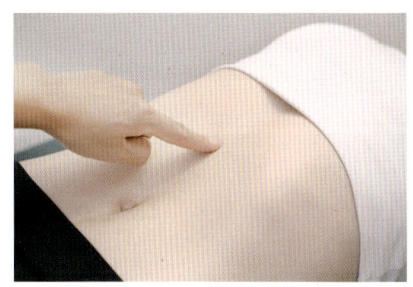 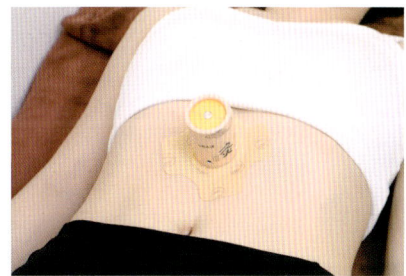

（a）定位图　　　　　　　　（b）艾灸图

图 2-3-22　中脘穴

内关穴：在前臂掌侧，曲泽与大陵的连线上，腕横纹上 2 寸，掌长肌腱与桡侧腕屈肌腱之间（图 2-3-23）。

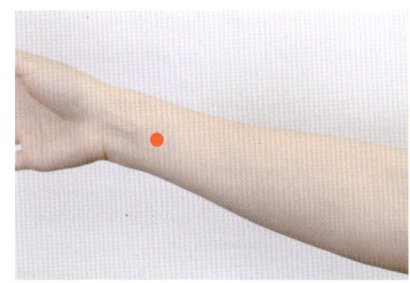 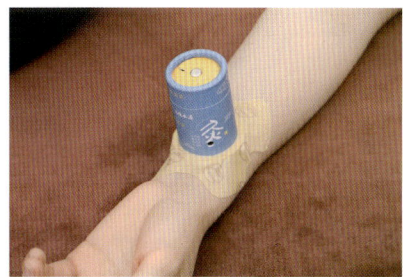

（a）定位图　　　　　　　　（b）艾灸图

图 2-3-23　内关穴

足三里穴：在小腿前外侧，犊鼻下 3 寸，距胫骨前缘一横指（图 2-3-24）。

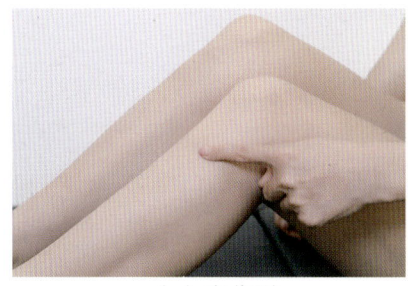 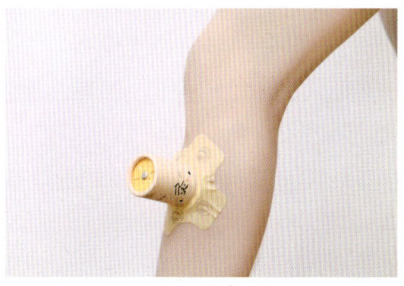

（a）定位图　　　　　　　　（b）艾灸图

图 2-3-24　足三里穴

2.随症加穴

(1)若胃胀满选以下穴位。

天枢穴:在腹中部,距脐中2寸(图2-3-25)。

气海穴:在下腹部,前正中线上,脐中下1.5寸(图2-3-26)。

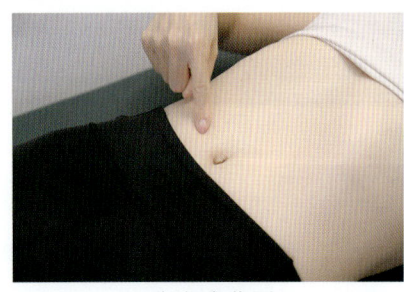 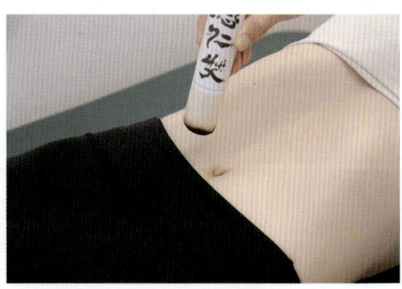

(a)定位图　　　　　　　(b)艾灸图

图2-3-25　天枢穴

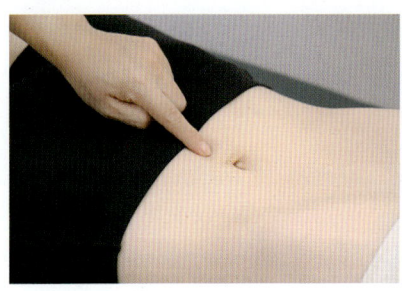 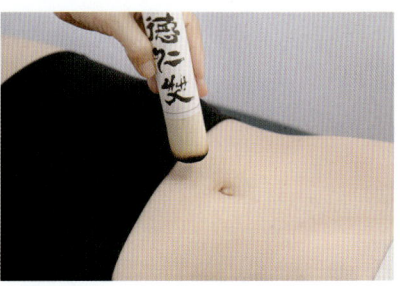

(a)定位图　　　　　　　(b)艾灸图

图2-3-26　气海穴

(2)若胃痛明显选以下穴位。

梁丘穴:在大腿前面,髂前上棘与髌底外侧端的连线上,髌底上2寸(图2-3-27)。

公孙穴:在足内侧缘,第1跖骨基底部的前下方(图2-3-28)。

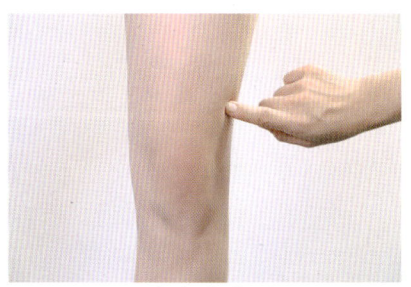 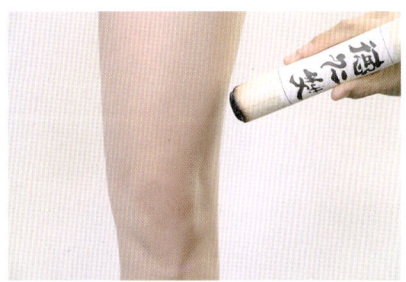

（a）定位图　　　　　　　（b）艾灸图

图 2-3-27　梁丘穴

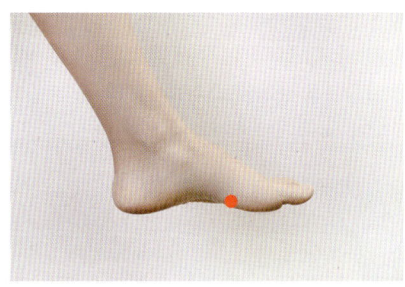 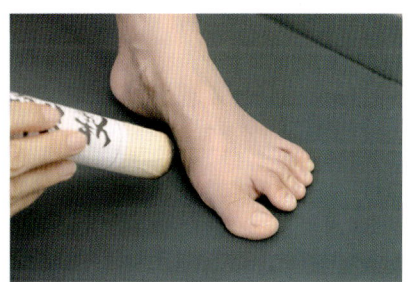

（a）定位图　　　　　　　（b）艾灸图

图 2-3-28　公孙穴

（3）若焦虑、失眠选以下穴位。

神门穴：在腕部，腕掌侧横纹尺侧端，尺侧腕屈肌腱的桡侧凹陷处（图 2-3-29）。

百会穴：在头部，前发际正中直上5寸，或两耳尖连线中点处（图 2-3-30）。

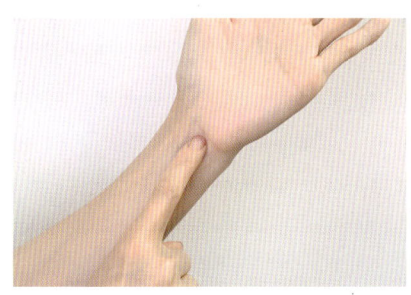 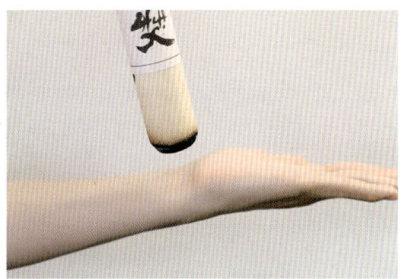

（a）定位图　　　　　　　（b）艾灸图

图 2-3-29　神门穴

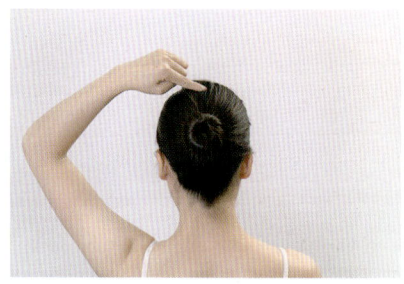
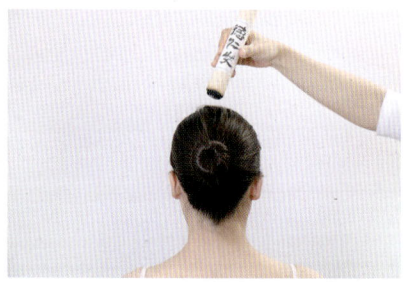

(a)定位图　　　　　　　　(b)艾灸图

图 2-3-30　百会穴

(4)若嗳气频繁选以下穴位。

膈俞穴：在背部，第 7 胸椎棘突下，旁开 1.5 寸(图 2-3-31)。

膻中穴：在胸部，前正中线上，平第 4 肋间，两乳头连线的中点(图 2-3-32)。

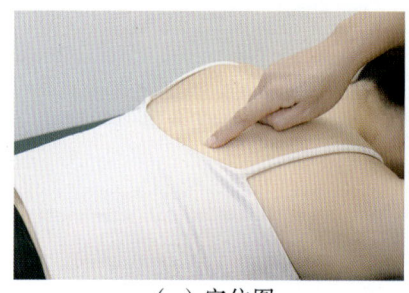
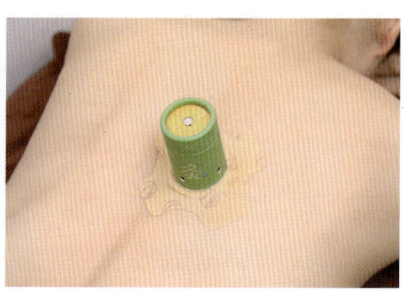

(a)定位图　　　　　　　　(b)艾灸图

图 2-3-31　膈俞穴

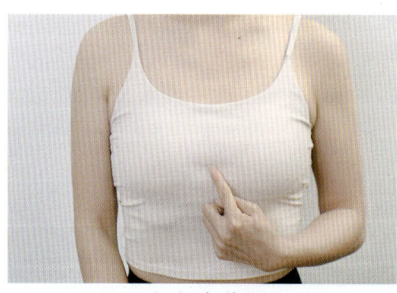
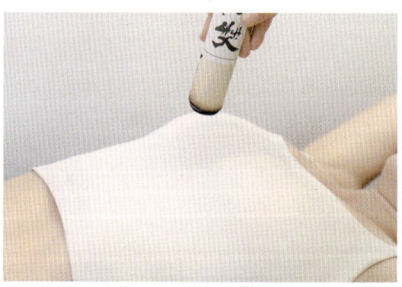

(a)定位图　　　　　　　　(b)艾灸图

图 2-3-32　膻中穴

3. 灸法　用艾炷隔姜灸或艾条温和灸,每穴灸 10～15 min,每日或隔日灸 1 次。

(五)预防

1. 调整心态　重视心理卫生,解除心理障碍,调整脏器功能。
2. 饮食规律　注意饮食卫生,吃饭时一定要细嚼慢咽,使食物在口腔内得到充分的磨切,更易于消化,尽量少吃刺激性食品。
3. 戒烟限酒　减少烟草和酒精对胃黏膜造成的刺激和损伤。
4. 注意保暖　防止季节气候变化及人际关系等因素对机体的不良影响,避免胃肠道功能紊乱的发生或发展。

四、胃痉挛

(一)定义

胃痉挛,也称为胃抽搐,是胃呈现的一种强烈收缩状态。这种状态多由神经功能性异常导致,也可因胃器质性疾病引发。

(二)病因

1. 环境因素　饮食不规律、暴饮暴食、生冷和辛辣等刺激性食物常可引发胃痉挛。
2. 遗传因素　胃痉挛的发病与遗传因素有密切关系,部分个体可能因遗传而易患此病。
3. 身心因素　长期心理压力或持续高度精神紧张,以及某些慢性疾病,如胃泌素瘤、嗜碱性粒细胞白血病等,都可能诱发胃痉挛。
4. 饮食不当　如暴饮暴食、进食生冷或辛辣刺激性食物,以及饮食无规律等,都可能刺激胃黏膜,导致胃痉挛的发生。
5. 吸烟酗酒　尼古丁和酒精对胃黏膜具有刺激性,长期吸烟酗酒者更易发生胃痉挛。
6. 药物刺激　长期服用某些药物,尤其是影响胃酸分泌的药物,可能刺激胃黏膜,诱发胃痉挛。
7. 胃肠道疾病　如胃炎、胃溃疡等胃肠道疾病,在受到外界刺激时可能引发胃痉挛。

(三)症状

1. 腹部疼痛　这是胃痉挛患者最常见的症状。当胃部发生痉挛时,患者会感到胃部的阵痛或隐痛。

2. 恶心呕吐　胃痉挛可能导致胃的排空能力变弱，使胃内容物无法正常排出，进而引发恶心和呕吐。

3. 胃肠胀气和腹胀　胃痉挛可能导致胃肠蠕动紊乱，使气体滞留，从而产生胃肠胀气和腹胀的感觉。

4. 消化不良　胃痉挛会干扰食物在胃中的正常消化过程，可能导致消化不良，出现嗳气等症状。

5. 出冷汗和面色苍白　胃痉挛突然发作时，由于疼痛和其他不适，患者可能会出冷汗，面色苍白，手脚也可能感觉特别冷。

（四）灸疗

1. 基础取穴

中脘穴：位于上腹部，前正中线上，脐中上4寸（图2-3-33）。

足三里穴：在小腿前外侧，犊鼻下3寸，距胫骨前缘一横指（图2-3-34）。

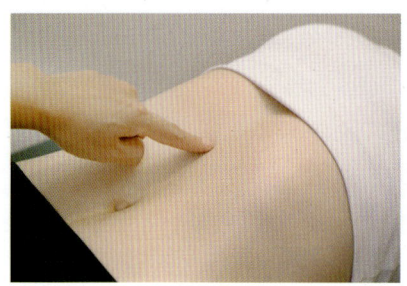
（a）定位图

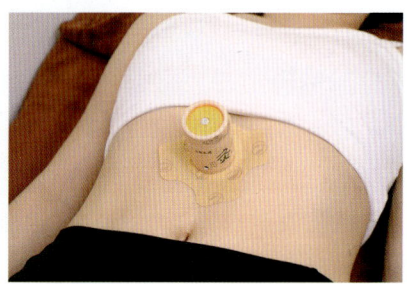
（b）艾灸图

图2-3-33　中脘穴

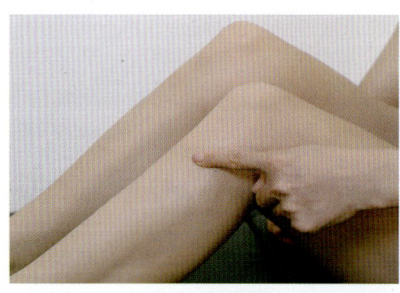
（a）定位图

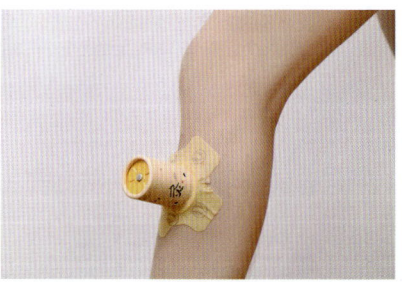
（b）艾灸图

图2-3-34　足三里穴

2. 随症加穴

(1) 若疼痛剧烈选以下穴位。

梁丘穴:在大腿前面,髂前上棘与髌底外侧端的连线上,髌底上2寸(图2-3-35)。

内关穴:在前臂掌侧,曲泽与大陵的连线上,腕横纹上2寸,掌长肌腱与桡侧腕屈肌腱之间(图2-3-36)。

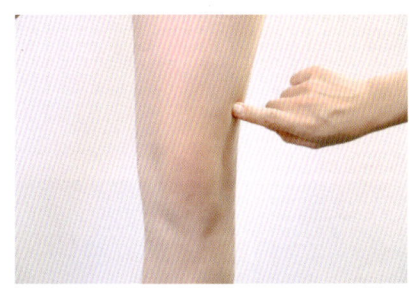 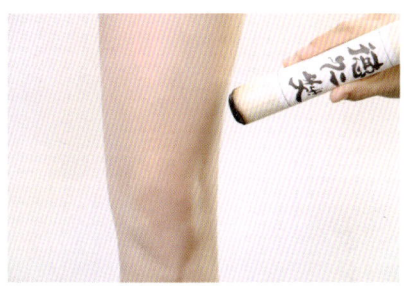

(a) 定位图　　　　　　　　(b) 艾灸图

图 2-3-35　梁丘穴

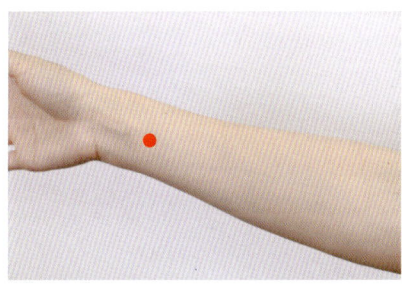 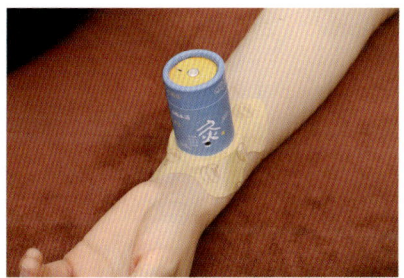

(a) 定位图　　　　　　　　(b) 艾灸图

图 2-3-36　内关穴

(2) 若恶心、呕吐选以下穴位。

内关穴:在前臂掌侧,曲泽与大陵的连线上,腕横纹上2寸,掌长肌腱与桡侧腕屈肌腱之间(图2-3-37)。

公孙穴:在足内侧缘,第1跖骨基底部的前下方(图2-3-38)。

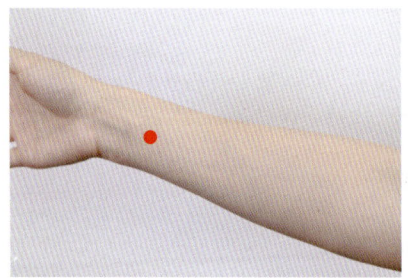

（a）定位图　　　　　　　（b）艾灸图

图 2-3-37　内关穴

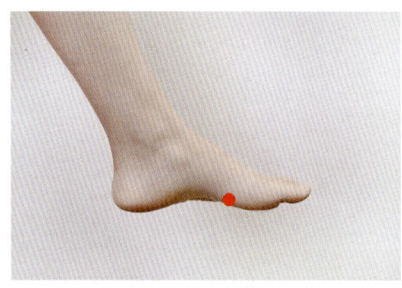 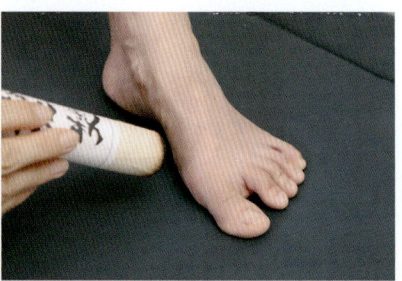

（a）定位图　　　　　　　（b）艾灸图

图 2-3-38　公孙穴

(3) 若畏寒怕冷选以下穴位。

关元穴：在下腹部，前正中线上，脐中下 3 寸（图 2-3-39）。

气海穴：在下腹部，前正中线上，脐中下 1.5 寸（图 2-3-40）。

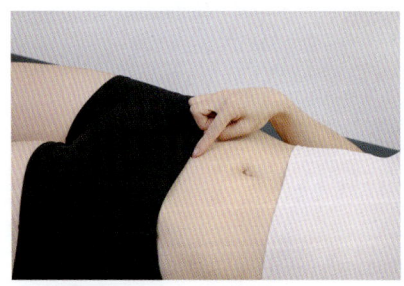 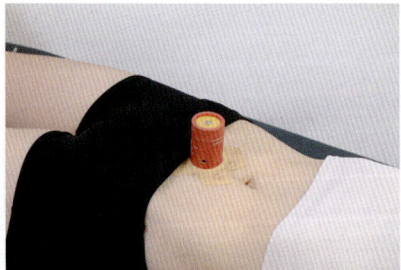

（a）定位图　　　　　　　（b）艾灸图

图 2-3-39　关元穴

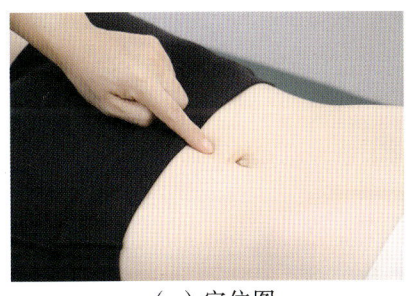 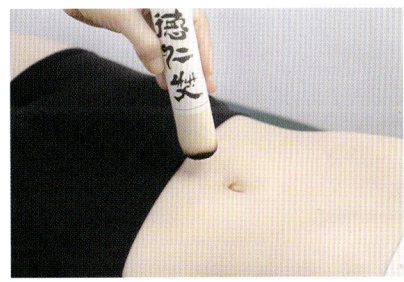

（a）定位图　　　　　　　　（b）艾灸图

图2-3-40　气海穴

3.灸法　艾条温和灸,每穴灸5~15 min;艾炷隔姜灸,每穴施灸5~7壮。

(五)预防

1.合理饮食　保持饮食清淡,避免摄入辛辣、生冷、油腻、高纤维素的食物以及浓茶和咖啡等(图2-3-41)。

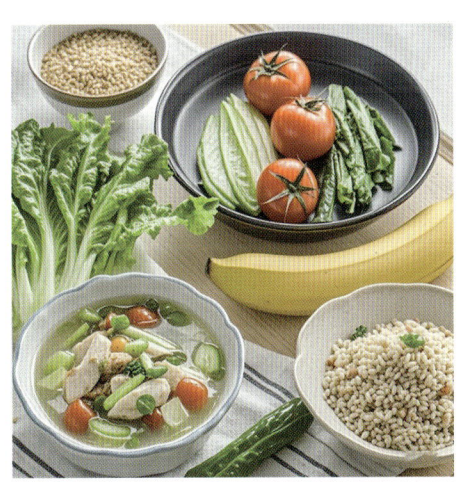

图2-3-41　合理饮食

2.做好保暖工作　根据天气变化及时增添衣物,防止胃部受到寒冷刺激。寒冷刺激可能导致胃部肌肉收缩,进而引发胃痉挛。

3.注意个人卫生　使用干净的餐具,饭前便后洗手,防止感染幽门螺杆菌等病菌,这些病菌可能导致胃部炎症,进而引发胃痉挛。

4.积极治疗胃部疾病　如患有胃炎、胃溃疡、胃泌素瘤等疾病,应尽快采取针对性的治疗措施,控制病情,防止胃痉挛的发生。

五、功能性消化不良

（一）定义

功能性消化不良，又称消化不良。之所以称它为功能性消化不良，是因为患者经过各项检查后，没有发现可能导致消化不良的器质性疾病证据。

（二）病因

1. 内脏敏感度较高　主要表现为胃肠道对一些化学性或物理性的刺激更加敏感，如进食酸、辣、热、硬的食物可能会导致患者餐后出现胃肠道不适的症状。

2. 幽门螺杆菌　是生存于人体胃部与十二指肠的一种细菌，功能性消化不良的发生可能与幽门螺旋杆菌引起的胃酸分泌过多有关。

3. 精神心理因素　不良情绪会扰乱中枢神经的正常生理活动，引起胃肠功能的不协调运作。

4. 基因的差异　研究表明功能性消化不良患者与正常人群在某些基因结构、表达和功能方面有一定程度的差异。

5. 饮食因素　长期食用高脂肪、甜腻、产气、辛辣刺激的食物可能会对胃肠道造成刺激。

6. 胃肠道感染病史　如急性肠胃炎等疾病可能也与功能性消化不良的发生有关。

（三）症状

1. 腹痛　部分患者以上腹痛为主要症状，伴或不伴有其他上腹部症状。

2. 早饱、腹胀、嗳气　可单独或以一组症状共同出现，伴或不伴有腹痛，早饱是指进食后不久即有饱感，导致摄取的食物明显减少。

3. 精神状况　可出现失眠、焦虑、抑郁、头痛、注意力不集中等精神症状。

（四）灸疗

1. 基础取穴

中脘穴：位于上腹部，前正中线上，脐中上4寸（图2-3-42）。

足三里穴：在小腿前外侧，犊鼻下3寸，距胫骨前缘一横指（图2-3-43）。

脾俞穴：在背部，第11胸椎棘突下，旁开1.5寸（图2-3-44）。

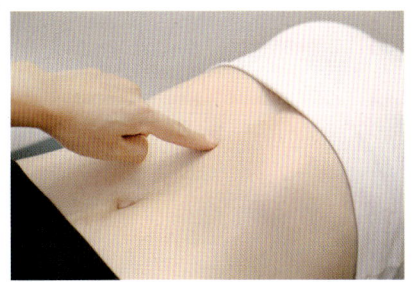

(a) 定位图　　　　　　　　(b) 艾灸图

图 2-3-42　中脘穴

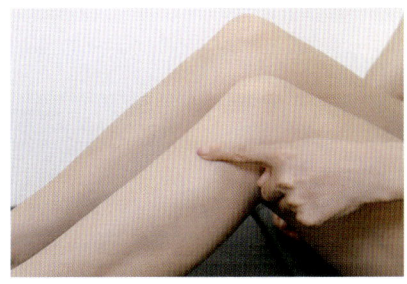 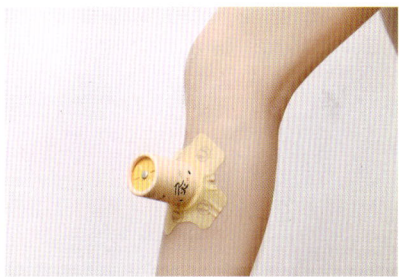

(a) 定位图　　　　　　　　(b) 艾灸图

图 2-3-43　足三里穴

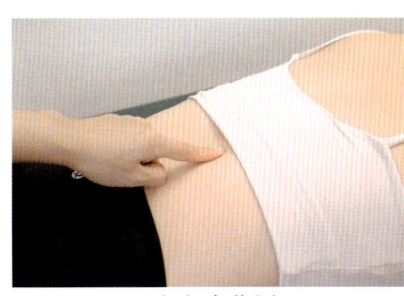 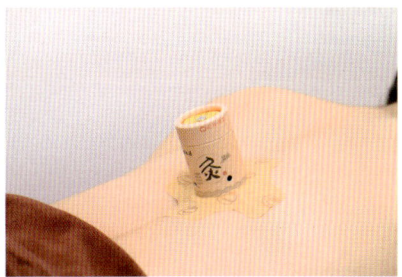

(a) 定位图　　　　　　　　(b) 艾灸图

图 2-3-44　脾俞穴

2. 随症加穴

(1) 若胃胀满选以下穴位。

天枢穴：在腹中部，距脐中 2 寸（图 2-3-45）。

气海穴：在下腹部，前正中线上，脐中下 1.5 寸（图 2-3-46）。

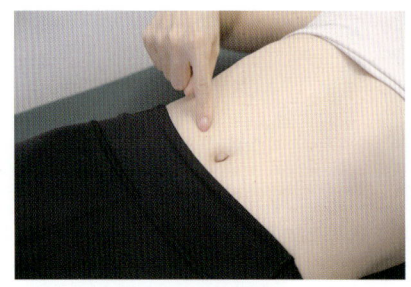 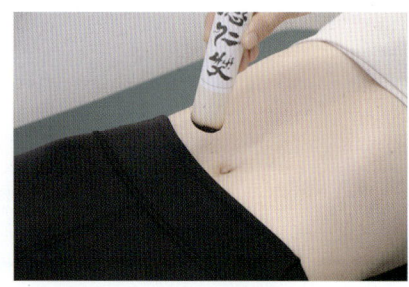

(a) 定位图　　　　　　　　(b) 艾灸图

图 2-3-45　天枢穴

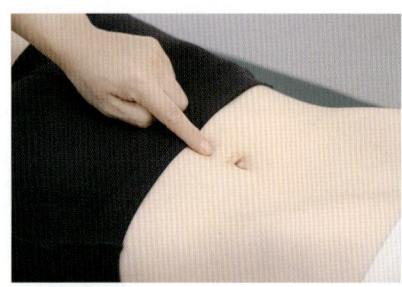 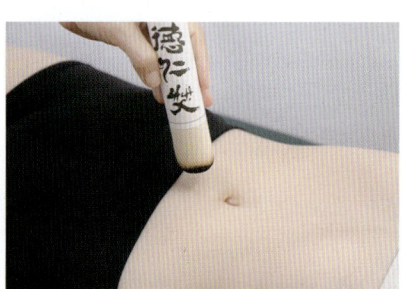

(a) 定位图　　　　　　　　(b) 艾灸图

图 2-3-46　气海穴

(2) 若胃痛明显选以下穴位。

内关穴：在前臂掌侧，曲泽与大陵的连线上，腕横纹上 2 寸，掌长肌腱与桡侧腕屈肌腱之间 (图 2-3-47)。

梁丘穴：在大腿前面，髂前上棘与髌底外侧端的连线上，髌底上 2 寸 (图 2-3-48)。

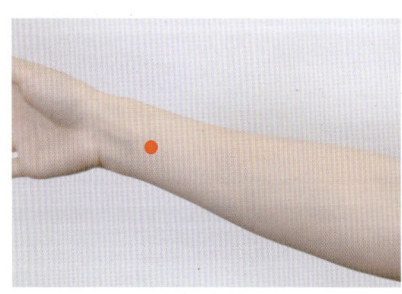 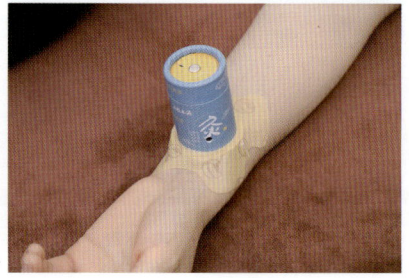

(a) 定位图　　　　　　　　(b) 艾灸图

图 2-3-47　内关穴

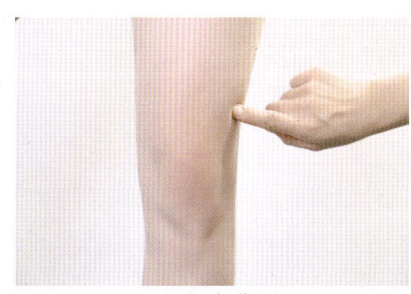 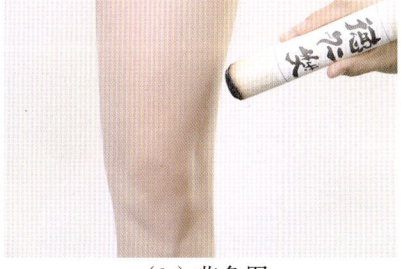

（a）定位图　　　　　　　　（b）艾灸图

图 2-3-48　梁丘穴

（3）若食欲缺乏选以下穴位。

胃俞穴：在背部，第 12 胸椎棘突下，旁开 1.5 寸（图 2-3-49）。

太白穴：在足内侧缘，足大趾本节（第 1 跖趾关节）后下方赤白肉际凹陷处（图 2-3-50）。

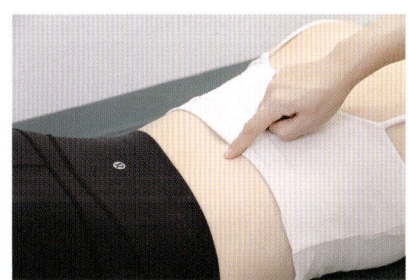 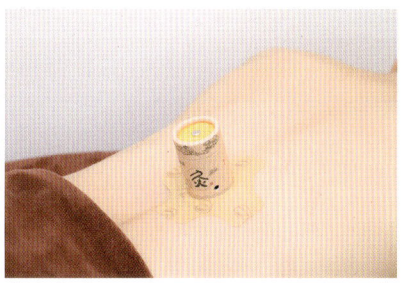

（a）定位图　　　　　　　　（b）艾灸图

图 2-3-49　胃俞穴

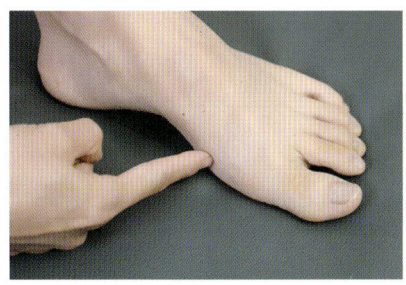 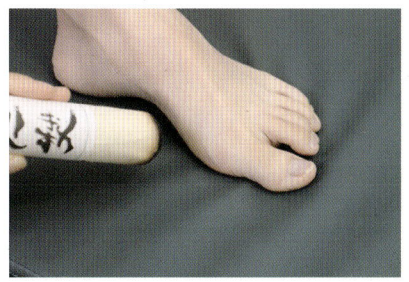

（a）定位图　　　　　　　　（b）艾灸图

图 2-3-50　太白穴

(4)若嗳气频繁选以下穴位。

膈俞穴:在背部,第7胸椎棘突下,旁开1.5寸(图2-3-51)。

膻中穴:在胸部,前正中线上,平第4肋间,两乳头连线的中点(图2-3-52)。

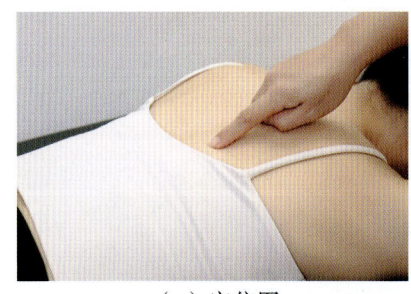
（a）定位图

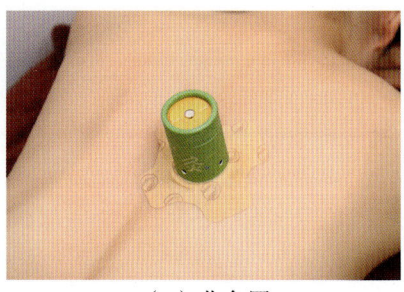
（b）艾灸图

图2-3-51 膈俞穴

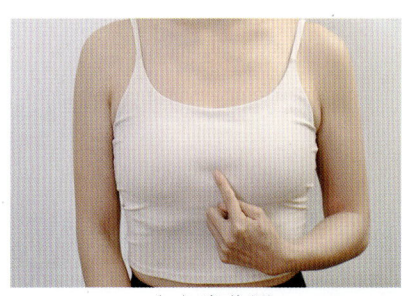
（a）定位图

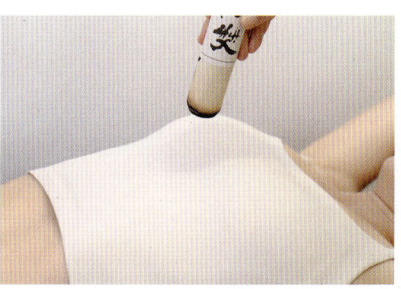
（b）艾灸图

图2-3-52 膻中穴

3. 灸法　艾条温和灸,每穴施灸5～10 min,,每日治疗1次;艾炷隔姜灸,每穴施灸2壮,每日治疗1次。

(五)预防

1. 饮食规律　按时进餐,避免暴饮暴食。
2. 清淡饮食　避免摄入油腻、辛辣、过冷、过烫的食物。
3. 放松心情　保持轻松愉快的心情和良好的睡眠。
4. 积极治疗　幽门螺杆菌感染者应尽早就医。

第四节 十二指肠溃疡

(一)定义

十二指肠溃疡是由于胃液分泌过多和/或十二指肠黏膜防御功能减弱,导致十二指肠黏膜被胃液中的胃酸消化腐蚀,形成的局部炎性破损,严重时可损伤黏膜下血管或穿透肠壁肌层引起出血或穿孔。

(二)病因

1. 胃酸分泌过多　胃酸和胃蛋白酶对自身的消化是造成十二指肠溃疡的原因之一,十二指肠溃疡患者胃酸分泌量明显增高。

2. 十二指肠黏膜防御机制减弱　患者胃排空加速、抑制胃酸的作用减弱,使十二指肠球部腔内酸负荷量加大,造成黏膜损害,导致溃疡形成。

3. 幽门螺杆菌感染　大量研究证明,幽门螺杆菌感染是消化性溃疡复发的重要原因。

4. 遗传因素　部分患者有家族史(直系亲属患此病),提示该病可能与遗传有关,但目前尚未明确。

(三)症状

1. 主要表现　为上腹部疼痛,可为钝痛、灼痛、胀痛或剧痛,也可表现为仅在饥饿时隐痛不适。

2. 典型表现　为轻度或中度剑突下持续性疼痛,可通过抑酸剂或进食缓解。

3. 疼痛特点　临床上约有2/3的患者疼痛呈节律性,早餐后1~3h开始出现上腹痛,如不服药或进食则要持续至午餐后才缓解;食后2~4h又痛,进餐后可缓解;约半数患者有午夜痛,患者常可痛醒;节律性疼痛大多持续几周,随之缓解数月,可反复发生(图2-4-1)。

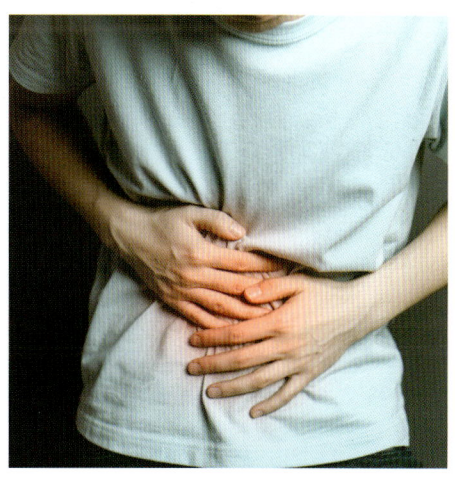

图2-4-1　腹部疼痛

(四)灸疗

1. 基础取穴

中脘穴:位于上腹部,前正中线上,脐中上4寸(图2-4-2)。

足三里穴:在小腿前外侧,犊鼻下3寸,距胫骨前缘一横指(图2-4-3)。

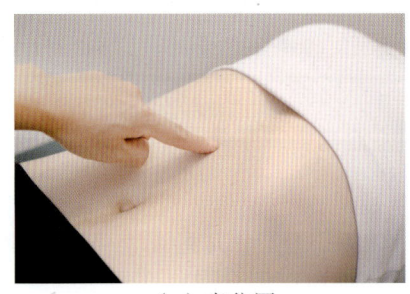 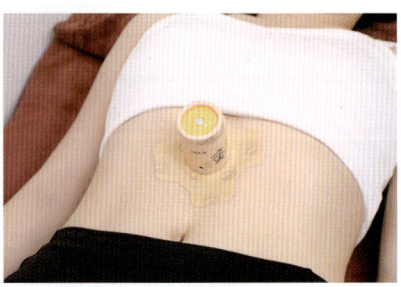

(a)定位图　　　　　　　　(b)艾灸图

图2-4-2　中脘穴

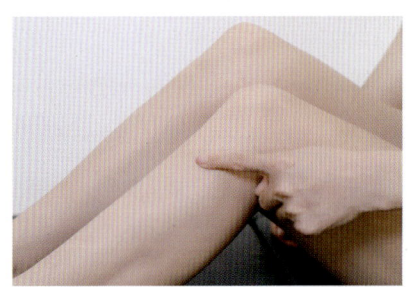 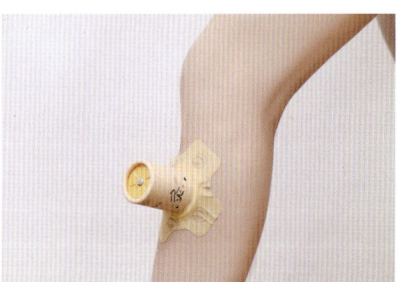

(a)定位图　　　　　　　　(b)艾灸图

图2-4-3　足三里穴

2. 随症加穴

(1)若胃痛明显选以下穴位。

内关穴:在前臂掌侧,曲泽与大陵的连线上,腕横纹上2寸,掌长肌腱与桡侧腕屈肌腱之间(图2-4-4)。

梁丘穴:在大腿前侧,髂前上棘与髌底外侧端的连线上,髌底上2寸(图2-4-5)。

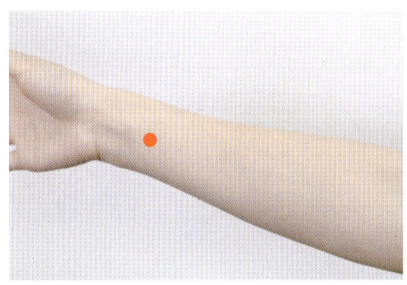 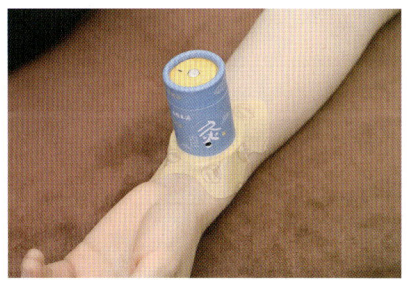

（a）定位图　　　　　　　　（b）艾灸图

图 2-4-4　内关穴

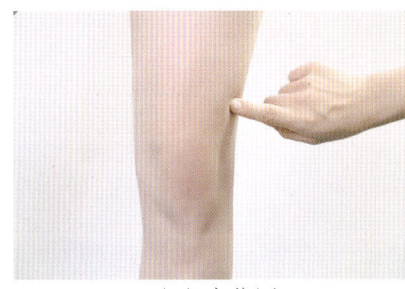 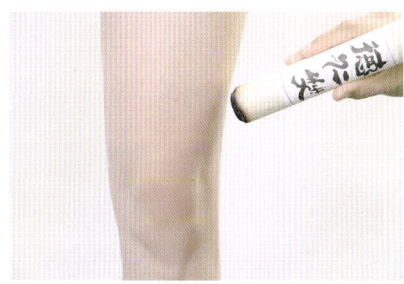

（a）定位图　　　　　　　　（b）艾灸图

图 2-4-5　梁丘穴

（2）若胃胀满选以下穴位。

天枢穴：在腹中部，距脐中 2 寸（图 2-4-6）。

气海穴：在下腹部，前正中线上，脐中下 1.5 寸（图 2-4-7）。

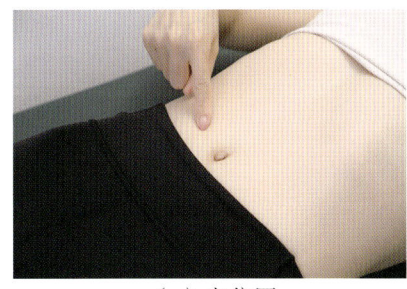 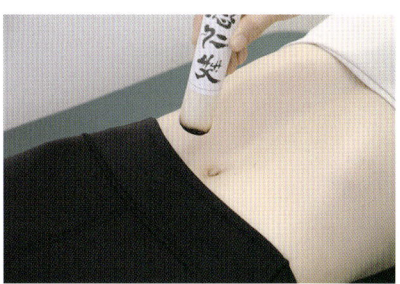

（a）定位图　　　　　　　　（b）艾灸图

图 2-4-6　天枢穴

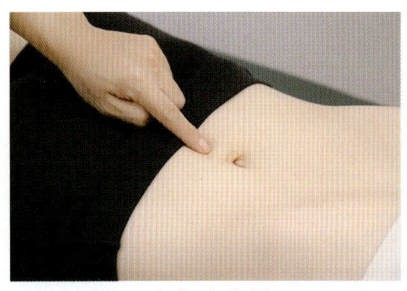 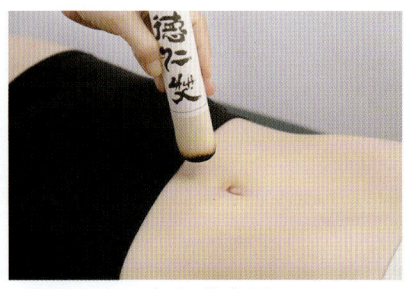

(a)定位图　　　　　　　　(b)艾灸图

图 2-4-7　气海穴

(3)若反酸、嗳气选以下穴位。

公孙穴:在足内侧缘,第 1 跖骨基底部的前下方(图 2-4-8)。

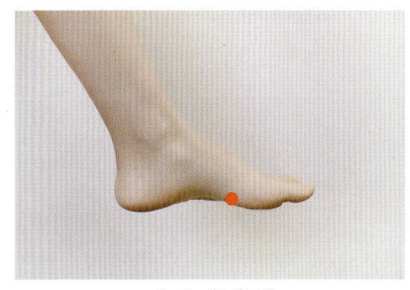 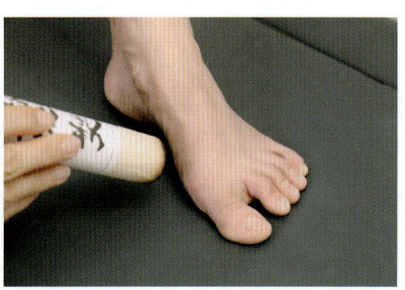

(a)定位图　　　　　　　　(b)艾灸图

图 2-4-8　公孙穴

膈俞穴:在背部,第 7 胸椎棘突下,旁开 1.5 寸(图 2-4-9)。

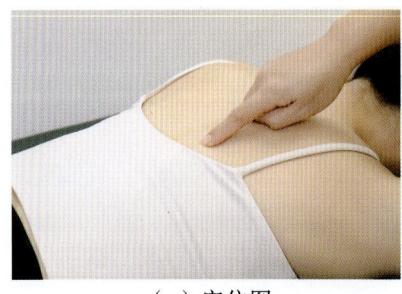 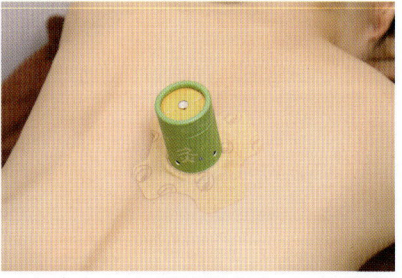

(a)定位图　　　　　　　　(b)艾灸图

图 2-4-9　膈俞穴

(4)若有出血倾向选隐白穴。

隐白穴:在足大趾末节内侧,距趾甲角0.1寸(图2-4-10)。

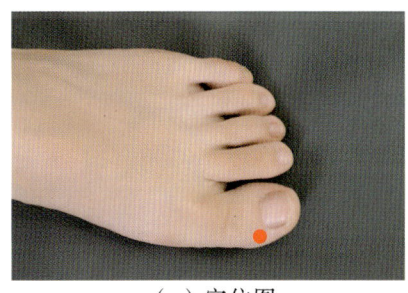 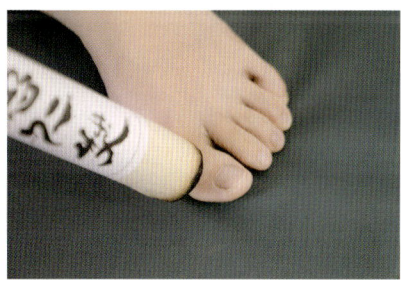

(a)定位图　　　　　　　　(b)艾灸图

图2-4-10　隐白穴

3.灸法　每次选取3~4穴,艾条灸,每穴施灸5~10 min;艾炷灸,每穴施灸3~5壮,每日或隔日治疗1次。

(五)预防

1. 饮食规律　按时进餐,避免暴饮暴食。
2. 清淡饮食　避免摄入油腻、辛辣、过冷、过烫的食物。
3. 戒烟限酒　减少烟、酒、辛辣食物、浓茶、咖啡及某些药物的刺激。
4. 强身健体　注意锻炼身体,增强体质,注意劳逸结合。

第五节　小肠吸收不良综合征

(一)定义

小肠吸收不良综合征是由各种原因引起的小肠消化不良,吸收功能减弱,以致营养物质不能正常吸收,而从粪便中被排泄,导致营养缺乏的临床综合征,亦称吸收不良综合征。

(二)病因

小肠吸收不良综合征的主要病因为小肠黏膜病变(图2-5-1),肠道感染、细菌过度繁殖和小肠腔内食糜未完全消化和水解,药物与全身性疾病。药物及手术也容易诱发小肠吸收不良综合征。

(三)症状

小肠吸收不良综合征主要表现为腹泻及其他胃肠道症状、营养缺乏症状、维生素及电解质缺乏症状,继发性小肠吸收不良综合征还具有原发病表现,严重者可能并发营养不良、维生素缺乏症、水和电解质紊乱等疾病。

腹泻发生后,由于蛋白质丢失及能量供应不足,患者逐渐感到乏力、消瘦、体重减轻,可出现贫血、下肢水肿、低蛋白血症(图2-5-2)。

若出现维生素及电解质缺乏,可表现为各种不同程度的维生素缺乏或电解质不足的相应症状。

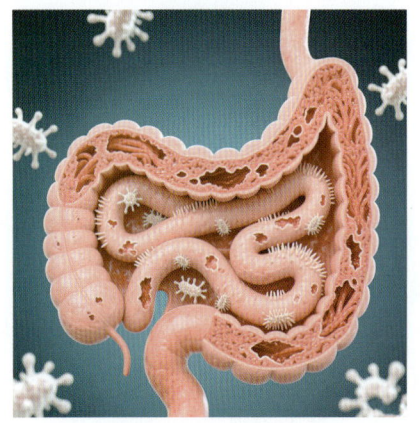

图2-5-1 小肠病变

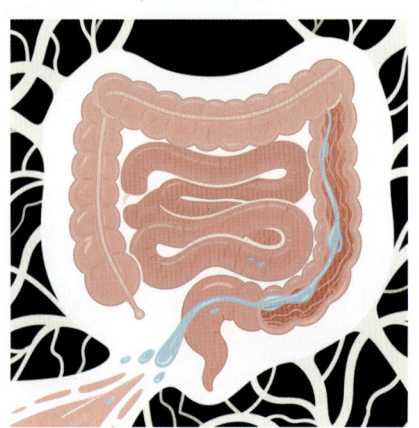

图2-5-2 腹泻

(四)灸疗

1. 基础取穴

中脘穴:位于上腹部,前正中线上,脐中上4寸(图2-5-3)。

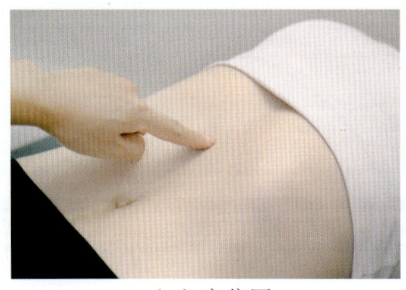

(a)定位图

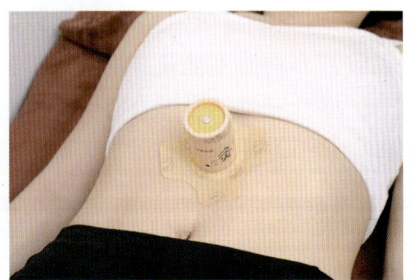

(b)艾灸图

图2-5-3 中脘穴

足三里穴:在小腿前外侧,犊鼻下3寸,距胫骨前缘一横指(图2-5-4)。
脾俞穴:在背部,第11胸椎棘突下,旁开1.5寸(图2-5-5)。

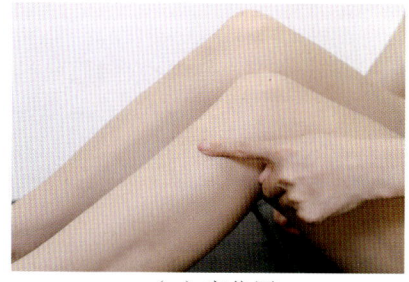 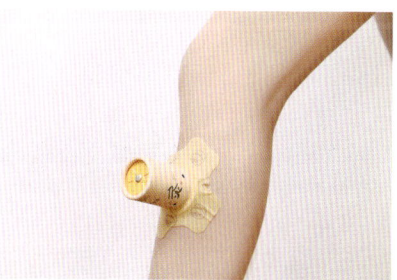

（a）定位图　　　　　　　　（b）艾灸图

图2-5-4　足三里穴

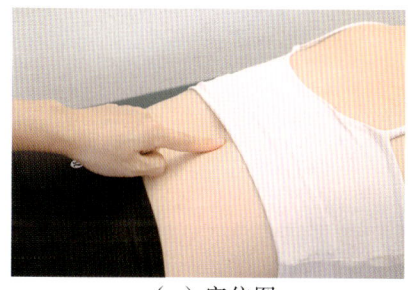 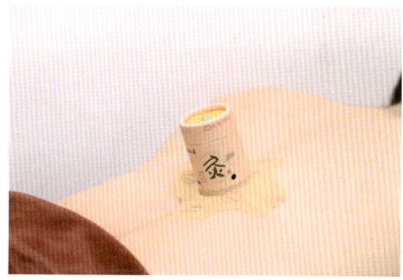

（a）定位图　　　　　　　　（b）艾灸图

图2-5-5　脾俞穴

2. 随症加穴

(1)若腹泻明显选以下穴位。

天枢穴:在腹中部,距脐中2寸(图2-5-6)。

大肠俞穴:在腰部,第4腰椎棘突下,旁开1.5寸(图2-5-7)。

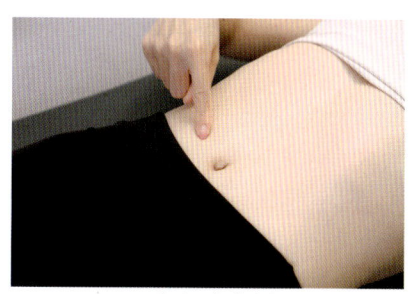 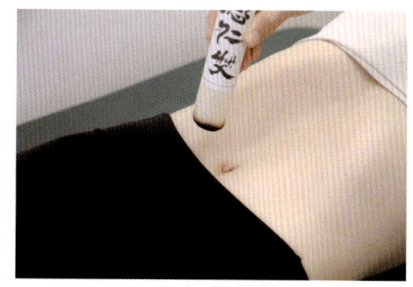

（a）定位图　　　　　　　　（b）艾灸图

图2-5-6　天枢穴

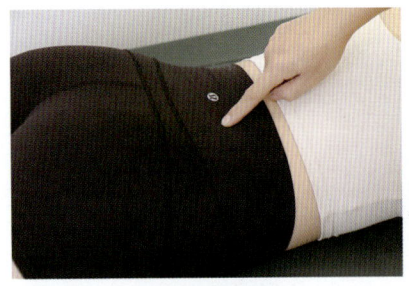
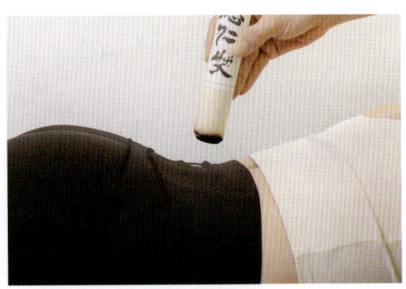

（a）定位图　　　　　　　（b）艾灸图

图 2-5-7　大肠俞穴

（2）若腹胀满选以下穴位。

气海穴：在下腹部，前正中线上，脐中下 1.5 寸（图 2-5-8）。

上巨虚穴：在小腿前外侧，犊鼻下 6 寸，距胫骨前缘一横指（图 2-5-9）。

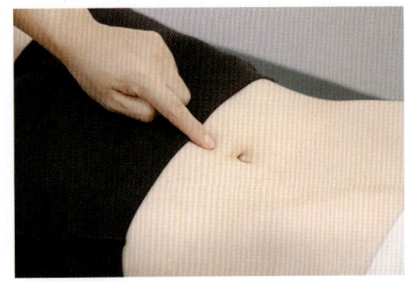
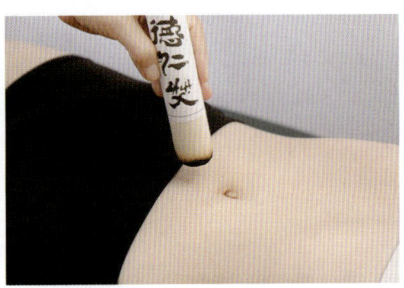

（a）定位图　　　　　　　（b）艾灸图

图 2-5-8　气海穴

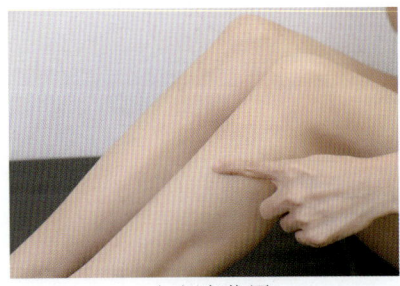
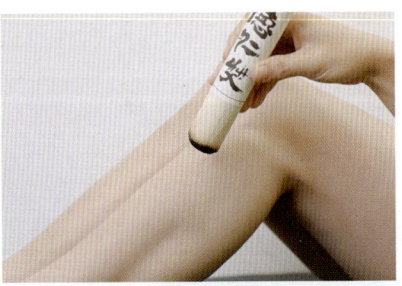

（a）定位图　　　　　　　（b）艾灸图

图 2-5-9　上巨虚穴

(3)若食欲缺乏选以下穴位。

胃俞穴:在背部,第12胸椎棘突下,旁开1.5寸(图2-5-10)。

太白穴:在足内侧缘,足大趾本节(第1跖趾关节)后下方赤白肉际凹陷处(图2-5-11)。

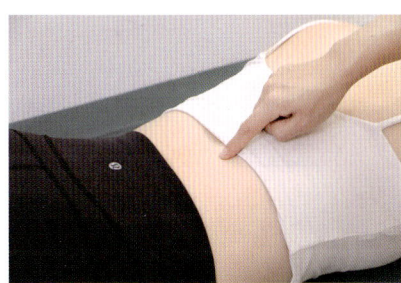 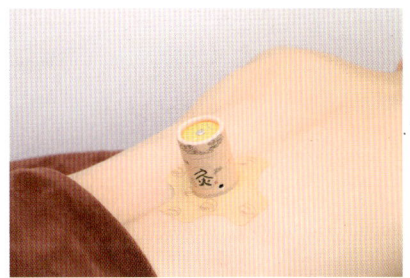

(a)定位图　　　　　　　　　(b)艾灸图

图2-5-10　胃俞穴

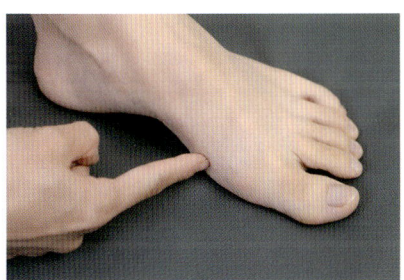 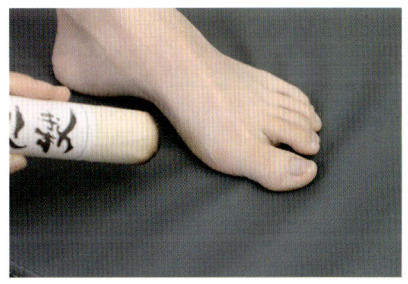

(a)定位图　　　　　　　　　(b)艾灸图

图2-5-11　太白穴

3.灸法　艾条温和灸,每次选取3~4穴,每穴施灸5~10 min,每日施灸1次;艾炷隔姜灸,每穴施灸5~7壮,每日治疗1~2次。

(五)预防

1.预防原发病　例如防治胃肠道各种疾病和营养障碍性疾病等。

2.规律饮食　饮食应遵循高热量、高蛋白、低脂肪、易吸收、无刺激的原则。

3.预防感染　加强患者的口腔护理,注意保持肛周皮肤的完整性。

第六节　结肠的相关疾病

一、慢性结肠炎

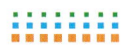

（一）定义

慢性结肠炎是一种原因不明的结肠炎,病变部位主要在结肠的黏膜,且以溃疡为主,多累及直肠和远端结肠,但可向近端扩展,甚至遍及整个结肠。

（二）病因

慢性结肠炎的病因复杂,最常见的病因是非特异性结肠炎,如肠易激综合征、炎症性肠病、肠道菌群失调、小肠吸收不良等。一般认为与感染、免疫遗传、环境、食物过敏、防御功能障碍及精神因素有关。

1. 过敏因素　过敏性病变可导致慢性结肠炎,但存在个体差异。主要是肠道性过敏,偶尔也累及皮肤。

2. 感染因素　一般认为慢性结肠炎与感染有关,每当发病时,使用抗生素都能达到不同程度控制病情和治疗的效果,说明该病受致病菌的影响。

（三）症状

1. 慢性腹泻　腹泻程度轻重不一,轻者每日排便 3~4 次,或腹泻便秘交替出现;重者可每 1~2 h 1 次。

2. 反复腹痛　腹痛多为慢性,时轻时重,有时腹痛先于腹泻,有时伴有发热、恶心、腹胀、食欲减退等症状,腹痛可为脐周或左下腹疼痛。

3. 其他表现　偶尔表现为关节炎,虹膜睫状体炎,肝功能障碍和皮肤病变。

（四）灸疗

1. 基础取穴

神阙穴:在脐中部,脐中央(图 2-6-1)。

天枢穴:在腹中部,距脐中 2 寸(图 2-6-2)。

足三里穴:在小腿前外侧,犊鼻下 3 寸,距胫骨前缘一横指(图 2-6-3)。

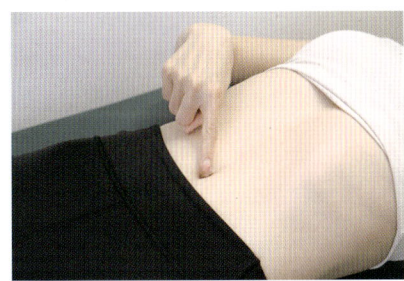 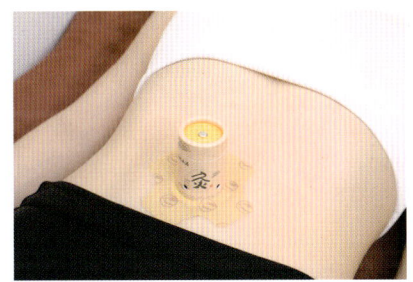

（a）定位图　　　　　　　　（b）艾灸图

图 2-6-1　神阙穴

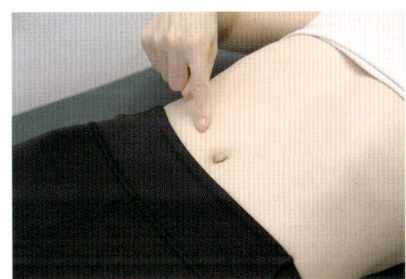 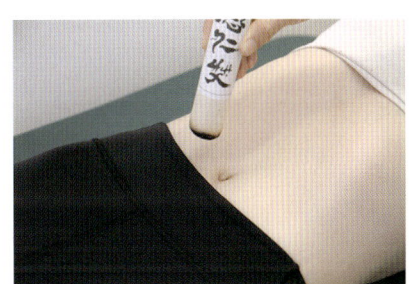

（a）定位图　　　　　　　　（b）艾灸图

图 2-6-2　天枢穴

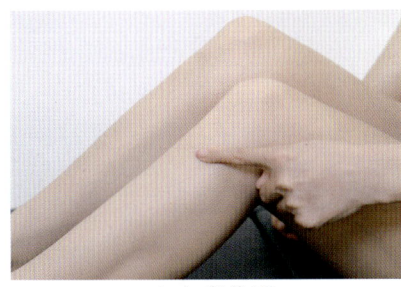 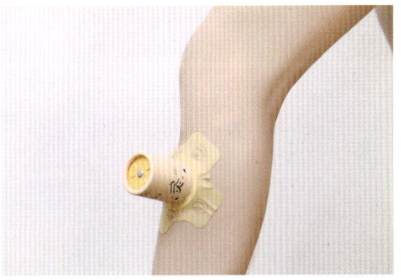

（a）定位图　　　　　　　　（b）艾灸图

图 2-6-3　足三里穴

2.随症加穴

（1）若腹痛明显选以下穴位。

中脘穴：位于上腹部，前正中线上，脐中上4寸（图2-6-4）。

关元穴:在下腹部,前正中线上,脐中下3寸(图2-6-5)。

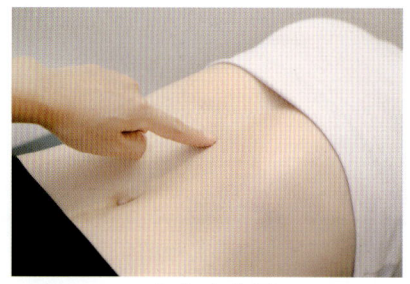
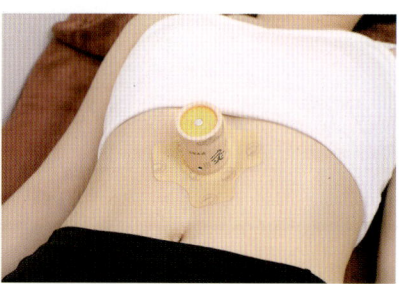

(a)定位图　　　　　　　　(b)艾灸图

图2-6-4　中脘穴

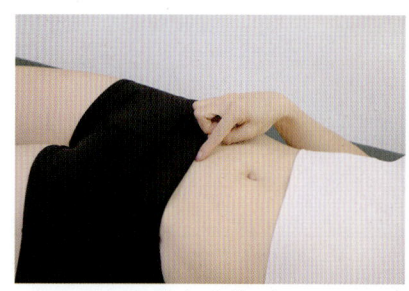
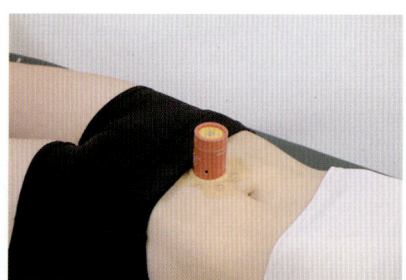

(a)定位图　　　　　　　　(b)艾灸图

图2-6-5　关元穴

(2)若腹泻严重选以下穴位。

阴陵泉穴:在小腿内侧,胫骨内侧髁后下方凹陷处(图2-6-6)。

上巨虚穴:在小腿前外侧,犊鼻下6寸,距胫骨前缘一横指(图2-6-7)。

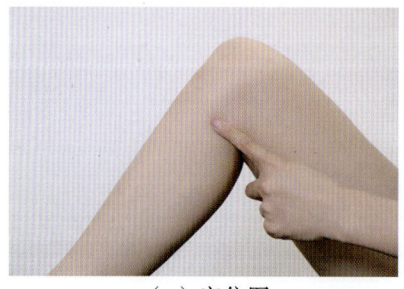
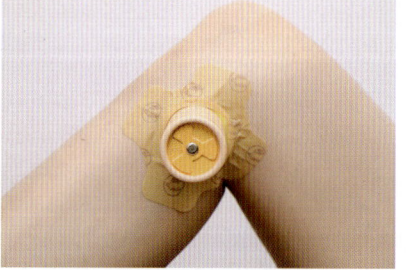

(a)定位图　　　　　　　　(b)艾灸图

图2-6-6　阴陵泉穴

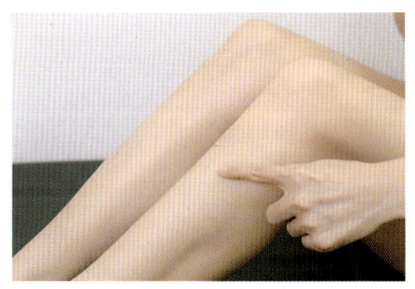 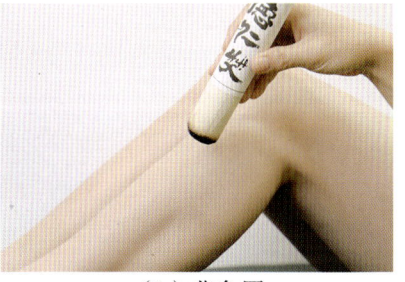

（a）定位图　　　　　　　（b）艾灸图

图 2-6-7　上巨虚穴

（3）若便血选血海穴。

血海穴：屈膝，在大腿内侧，髌底内侧端上 2 寸，股四头肌内侧头的隆起处（图 2-6-8）。

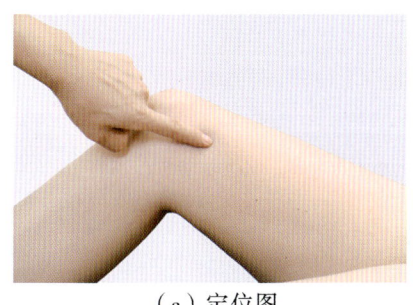 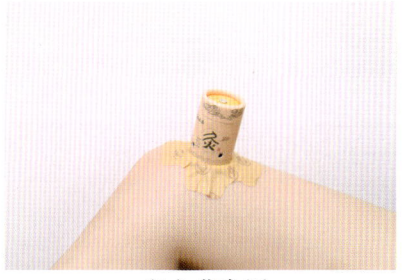

（a）定位图　　　　　　　（b）艾灸图

图 2-6-8　血海穴

3. 灸法　艾条温和灸，每穴施灸 5～10 min，每日治疗 1 次；艾炷灸，每穴施灸 3～5 壮，每日或隔日治疗 1 次。

（五）预防

1. 劳逸结合　不可太过劳累，保持良好睡眠。

2. 注意保暖　注意衣着，保持冷暖适宜；适当进行体育锻炼以增强体质。

3. 清淡饮食　一般应进食相对清淡、柔软、易消化、富有营养和足够热量的食物。

4. 放松心情　平时要保持心情舒畅，避免精神刺激，减少各种精神压力。

二、过敏性结肠炎

(一)定义

过敏性结肠炎是临床上最常见的一种肠道功能性疾病,属于肠易激综合征。其特征是肠道无结构上的缺陷,但整个肠道对刺激的生理反应有过度或反常的现象。

(二)病因

1. 饮食因素 某些食物可作为变应原引发过敏反应,常见的有牛奶、鸡蛋、海鲜(如虾、蟹、贝类等)、坚果(如花生、杏仁等)、小麦等(图2-6-9)。

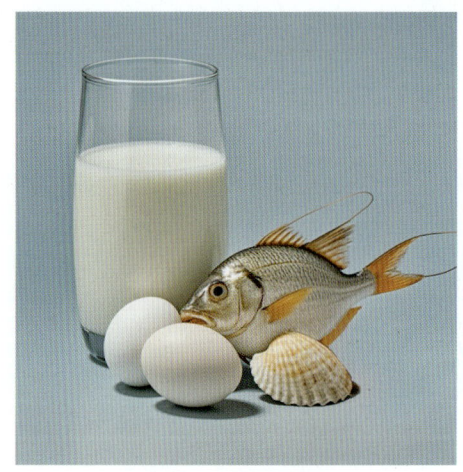

图2-6-9 变应原

2. 肠道黏膜免疫异常 肠道黏膜免疫系统过度敏感,对一些正常情况下无害的物质产生免疫应答。

3. 遗传因素 该病有一定的家族遗传倾向。某些基因的突变或多态性可能影响机体对变应原的识别、免疫反应的调节等方面,使得个体更容易发生过敏性结肠炎。

4. 精神心理因素 长期的精神紧张、焦虑、压力过大等不良情绪可影响神经系统对肠道的调节,使肠道蠕动和分泌功能紊乱。

(三)症状

1. 腹痛 较常出现于左下腹部或下腹部,痛不剧烈,多为胀痛或不适感,但亦可有短时绞痛;腹痛每于便前发生或加剧,进食亦可激发,便后或排气后常能缓解。

2. 腹泻　多在清晨或餐后发生,常与便秘相交替;腹泻每日几次或十几次,量不多,为水样便,常同时排气,可含有大量黏液。

3. 便秘　部分患者可能出现便秘,或者腹泻与便秘交替出现。这可能是过敏反应引起的肠道神经功能失调,导致肠道蠕动减慢,粪便在肠道内停留时间过长,水分被过度吸收而干结,导致便秘。

(四)灸疗

1. 基础取穴

天枢穴:位于腹中部,距脐中 2 寸(图 2-6-10)。

足三里穴:在小腿前外侧,犊鼻下 3 寸,距胫骨前缘一横指(图 2-6-11)。

脾俞穴:在背部,第 11 胸椎棘突下,旁开 1.5 寸(图 2-6-12)。

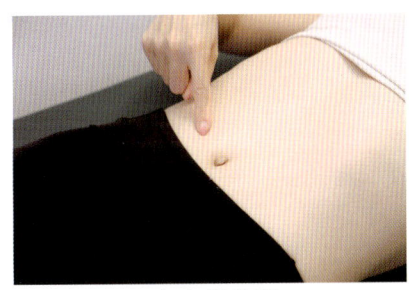
(a)定位图

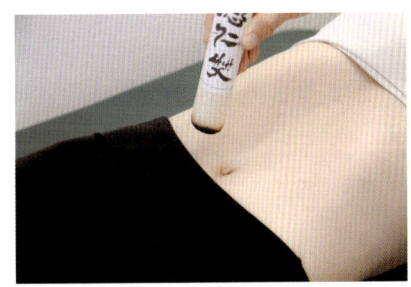
(b)艾灸图

图 2-6-10　天枢穴

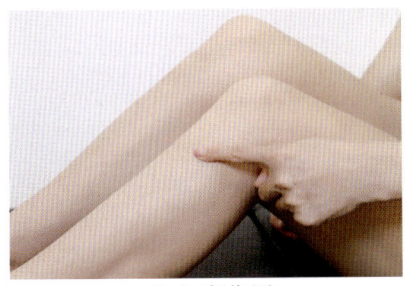
(a)定位图

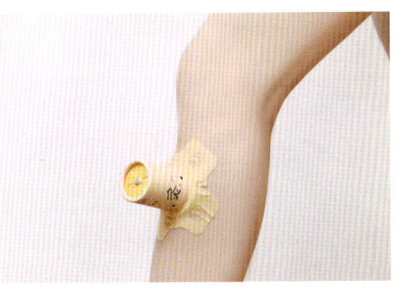
(b)艾灸图

图 2-6-11　足三里穴

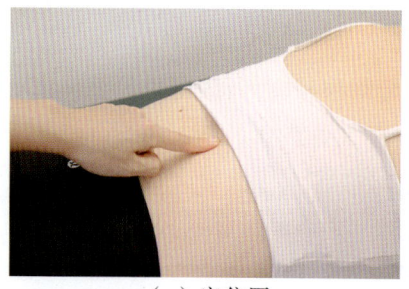 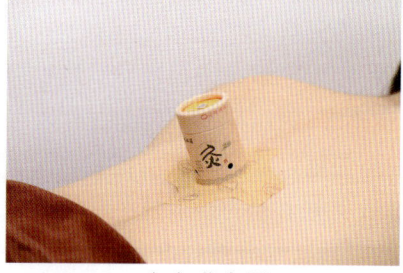

（a）定位图　　　　　　　　（b）艾灸图

图 2-6-12　脾俞穴

2. 随症加穴

(1) 若腹痛明显选以下穴位。

中脘穴：在上腹部，前正中线上，脐中上 4 寸（图 2-6-13）。

关元穴：在下腹部，前正中线上，脐中下 3 寸（图 2-6-14）。

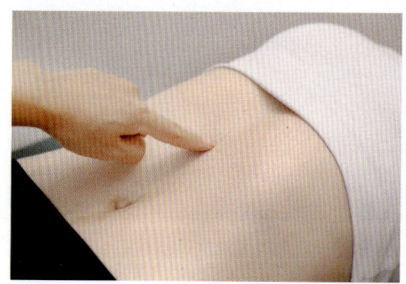 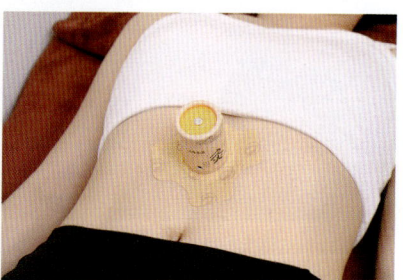

（a）定位图　　　　　　　　（b）艾灸图

图 2-6-13　中脘穴

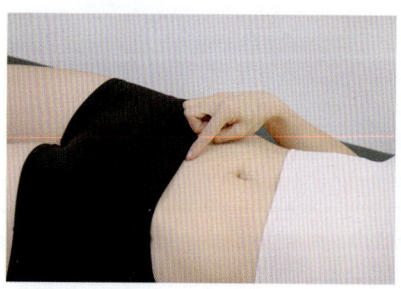 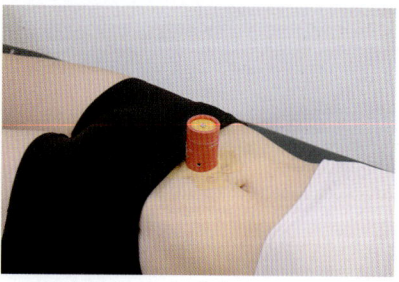

（a）定位图　　　　　　　　（b）艾灸图

图 2-6-14　关元穴

（2）若腹泻严重选以下穴位。

阴陵泉穴：在小腿内侧，胫骨内侧髁后下方凹陷处（图2-6-15）。

上巨虚穴：在小腿前外侧，犊鼻下6寸，距胫骨前缘一横指（图2-6-16）。

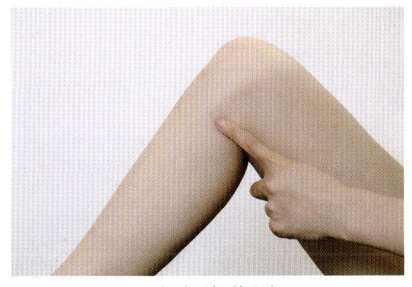 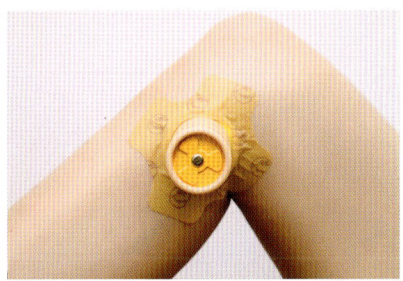

（a）定位图　　　　　　　（b）艾灸图

图2-6-15　阴陵泉穴

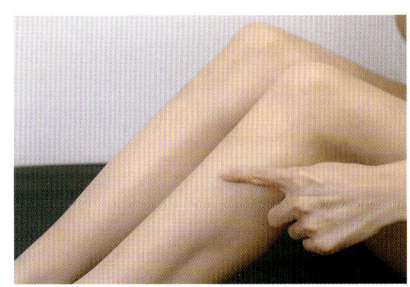 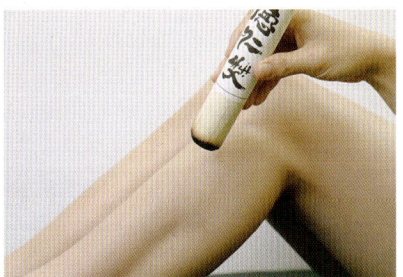

（a）定位图　　　　　　　（b）艾灸图

图2-6-16　上巨虚穴

（3）若过敏症状明显（如皮肤瘙痒等）选以下穴位。

曲池穴：在肘横纹外侧端，屈肘，尺泽与肱骨外上髁连线中点（图2-6-17）。

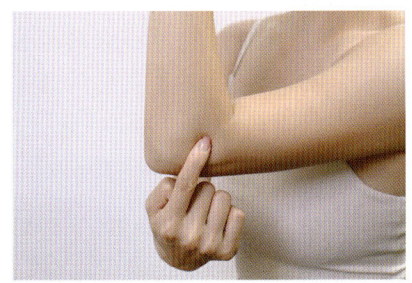 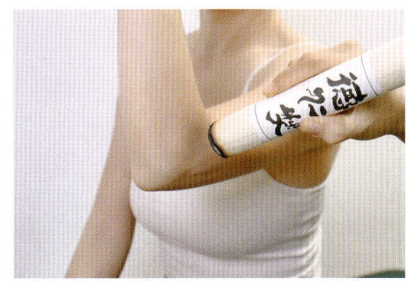

（a）定位图　　　　　　　（b）艾灸图

图2-6-17　曲池穴

血海穴：屈膝，在大腿内侧，髌底内侧端上2寸，股四头肌内侧头的隆起处(图2-6-18)。

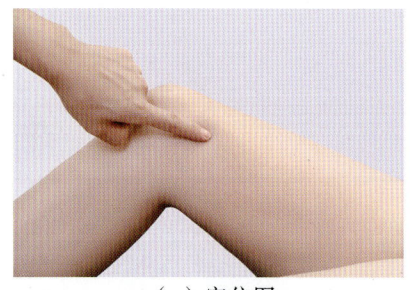
（a）定位图

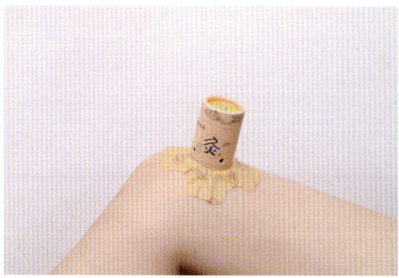
（b）艾灸图

图2-6-18 血海穴

3. 灸法　艾条温和灸，每穴施灸5～10 min，每日治疗1次；艾炷隔姜灸，每穴施灸3～5壮，每日或隔日治疗1次。

(五)预防

1. 检查变应原　减少接触变应原，进行变应原检测。
2. 合理饮食　养成良好的饮食习惯，避免过度进食刺激性食物，多吃一些易消化、富含维生素和矿物质的食物。
3. 注意卫生　勤洗手，保持手部清洁。
4. 良好作息　保证充足睡眠，避免过度疲劳，适当进行休息和放松活动。

三、腹泻

(一)定义

腹泻是一种常见疾病，其定义为每日排便次数超过3次、排粪量大于200 g/d，且粪便质地稀薄，含水量高于85%。腹泻可分为急性腹泻与慢性腹泻。其中，急性腹泻通常由肠道感染所致，而慢性腹泻的成因较为复杂多样，常见于结肠或者小肠的疾病。

(二)病因

1. 食物不洁　食用了被细菌、病毒、寄生虫等污染的食物，如变质的肉类、未洗净的蔬菜水果等。
2. 食物过敏或不耐受　对某些食物(如牛奶、鸡蛋、海鲜等)过敏或不耐受(如乳糖不耐受)，可能会引起肠道反应，导致腹泻。

3. 过度进食　一次性进食过多或进食过快,可能会超过胃肠的消化能力,引起消化不良性腹泻。

4. 病毒感染　如轮状病毒、诺如病毒等感染肠道后,会破坏肠黏膜细胞,影响肠道的正常吸收和分泌功能,导致腹泻。

5. 细菌感染　如大肠杆菌、沙门菌、痢疾杆菌等,这些细菌在肠道内生长繁殖,产生毒素,刺激肠道黏膜,引起肠道炎症反应,导致腹泻。

6. 寄生虫感染　如蛔虫、绦虫、阿米巴原虫等寄生于肠道内,会影响肠道的正常功能,导致腹泻。

(三)症状

1. 急性腹泻　起病急,病程在2～3周之内,可分为水样泻和痢疾样泻,前者粪便不含血或脓,可不伴里急后重,腹痛较轻;后者有脓血便,常伴里急后重和腹部绞痛。感染性腹泻常伴有腹痛、恶心、呕吐及发热,小肠感染常为水样便,大肠感染常含血性便。

2. 慢性腹泻　大便次数增多,每日排便在3次以上,便稀或不成形,粪便含水量大于85%,有时伴黏液、脓血,持续2个月以上,或间歇期在2～4周内的复发性腹泻。病变位于直肠和/或乙状结肠的患者多有里急后重,每次排便量少,有时只排出少量气体和黏液,颜色较深,多呈黏冻状,可混有血液,腹部不适多位于腹部两侧或下腹。

(四)灸疗

1. 基础取穴

天枢穴:位于腹中部,距脐中2寸(图2-6-19)。
足三里穴:在小腿前外侧,犊鼻下3寸,距胫骨前缘一横指(图2-6-20)。
神阙穴:在脐中部,脐中央(图2-6-21)。

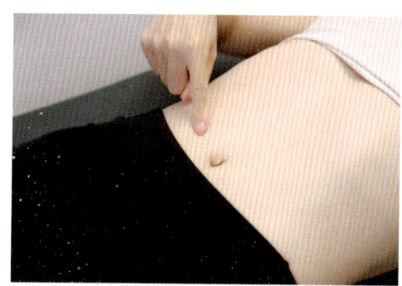 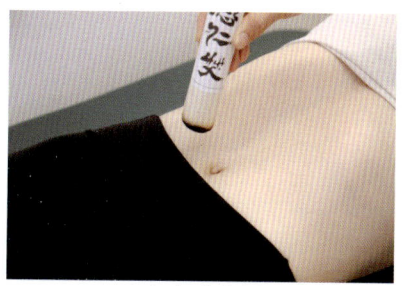

(a)定位图　　　　　　　(b)艾灸图

图2-6-19　天枢穴

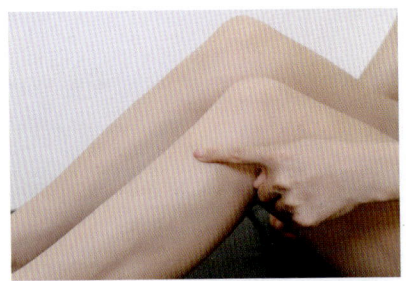
（a）定位图

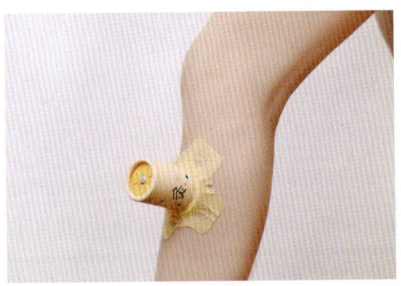
（b）艾灸图

图 2-6-20　足三里穴

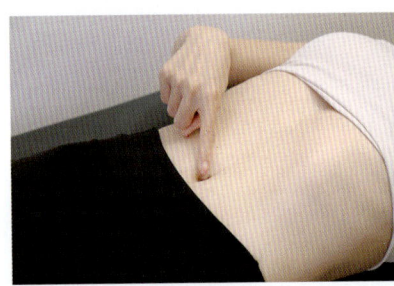
（a）定位图

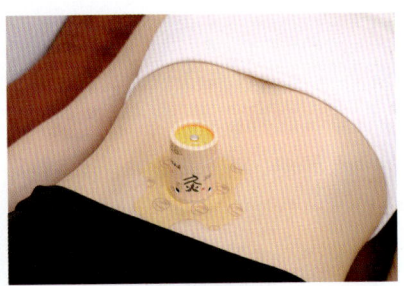
（b）艾灸图

图 2-6-21　神阙穴

2. 随症加穴

（1）若寒湿腹泻选以下穴位。

中脘穴：在上腹部，前正中线上，脐中上 4 寸（图 2-6-22）。

关元穴：在下腹部，前正中线上，脐中下 3 寸（图 2-6-23）。

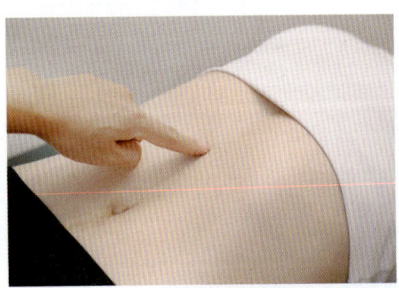
（a）定位图

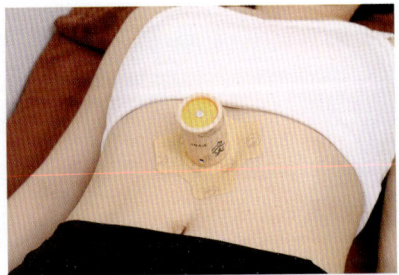
（b）艾灸图

图 2-6-22　中脘穴

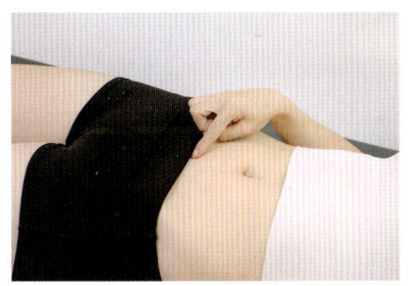 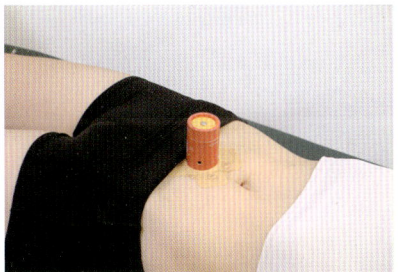

（a）定位图　　　　　　　　（b）艾灸图

图 2-6-23　关元穴

（2）若湿热腹泻选以下穴位。

内庭穴：在足背第 2、3 趾间，趾蹼缘后方赤白肉际处（图 2-6-24）。

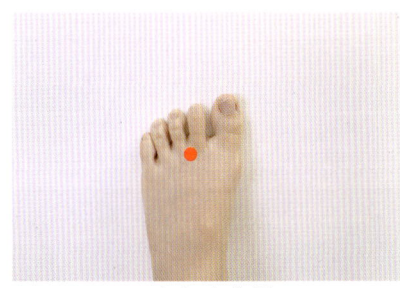 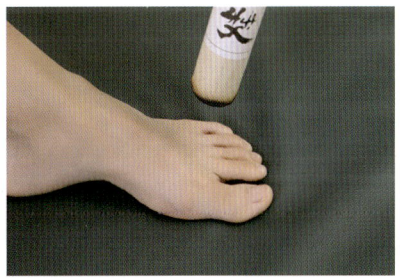

（a）定位图　　　　　　　　（b）艾灸图

图 2-6-24　内庭穴

阴陵泉穴：在小腿内侧，胫骨内侧髁后下方凹陷处（图 2-6-25）。

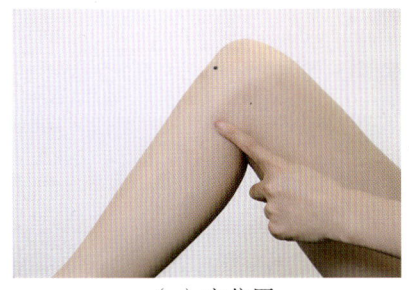 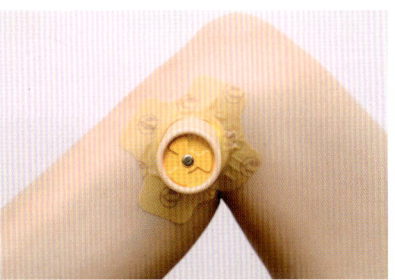

（a）定位图　　　　　　　　（b）艾灸图

图 2-6-25　阴陵泉穴

(3) 若食滞腹泻选以下穴位。

下脘穴:在上腹部,前正中线上,脐中上2寸(图2-6-26)。

梁门穴:在上腹部,脐中上4寸,距前正中线2寸(图2-6-27)。

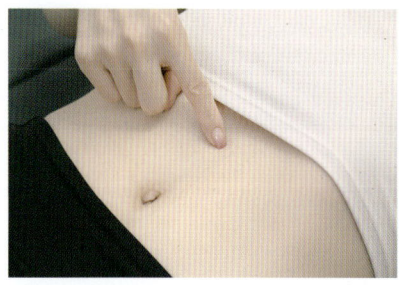
(a) 定位图

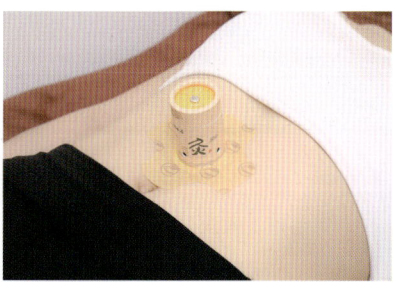
(b) 艾灸图

图2-6-26 下脘穴

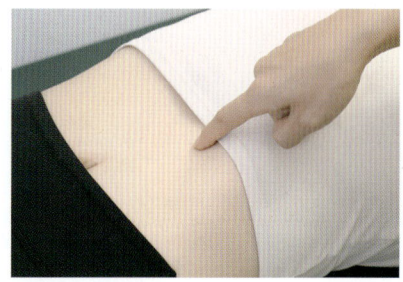
(a) 定位图

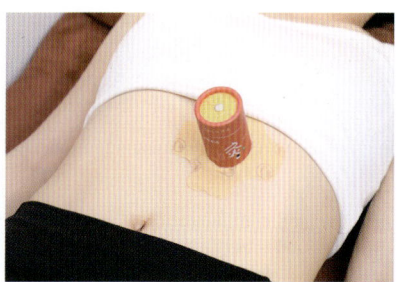
(b) 艾灸图

图2-6-27 梁门穴

(4) 若肝郁腹泻选以下穴位。

太冲穴:在足背侧,第1跖骨间隙的后方凹陷处(图2-6-28)。

肝俞穴:在背部,第9胸椎棘突下,旁开1.5寸(图2-6-29)。

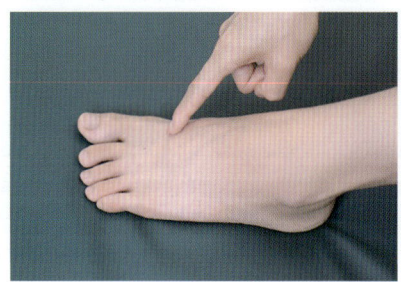
(a) 定位图

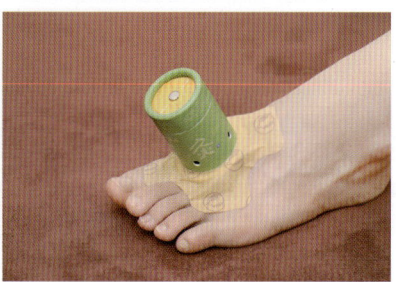
(b) 艾灸图

图2-6-28 太冲穴

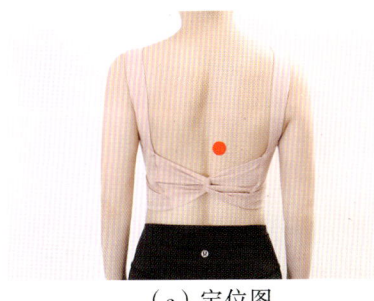
(a)定位图

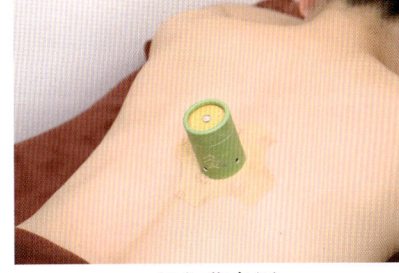
(b)艾灸图

图2-6-29　肝俞穴

3.灸法　艾炷隔盐隔姜灸,取食盐适量,放肚脐内,再在盐上放一个姜片,姜片上再放艾炷,每次施灸3~7柱,每日施灸2~3次。

(五)预防

1. 饮食卫生　不吃变质食物,不暴饮暴食,不贪食油腻生冷食物。
2. 生活规律　避免疲劳、受凉,尤其注意腹部保暖。
3. 放松心情　保持心情舒畅,乐观豁达。
4. 适当运动　活动锻炼,增强体质。

第七节　直肠及肛管的相关疾病

一、痔疮

(一)定义

痔疮是肛管皮肤下静脉丛发生扩张和淤血所形成的柔软静脉团,是齿状线上下的柔软包块,以血管沉淀或结缔组织增生为主,可有增生的表现。

从解剖学角度来看,痔疮是由多方面的组织构成的。其中,肛垫的支持结构、动静脉吻合支、静脉丛发生病理改变或者移位叫作内痔;齿状线远侧皮下静脉丛的病理性扩张或者形成血栓叫作外痔;内痔和外痔融合则称为混合痔。

(二)病因

1. 排便习惯不良　用力排便,排便时间过长。

2. 缺乏膳食纤维　膳食纤维具有促进肠道蠕动、增加粪便体积的作用,长期以精细食物为主,较少摄入蔬菜、水果、全谷物等富含膳食纤维的食物可导致膳食纤维缺乏。

3. 辛辣食物刺激　长期食用辛辣食物可能导致直肠黏膜充血,影响肛门周围的血液循环,增加痔疮的发生概率。

4. 久坐久站　长时间保持久坐或久站的姿势,会使肛门直肠部位的血液回流不畅,发生痔疮的风险较高。

5. 缺乏运动　缺乏运动也会使肛门直肠部位的肌肉力量减弱,影响血液循环,增加痔疮的发生可能性。

6. 年龄增长　随着年龄的增加,肌肉松弛会使肛门括约肌的功能减弱,血管弹性降低容易导致静脉淤血,从而增加痔疮的发病风险。

(三)症状

1. 便血　表现为大便后擦拭时发现卫生纸上有鲜红色的血液,或者在排便过程中,血液滴落在马桶内。

2. 疼痛　疼痛为痔疮的常见症状,但并非所有类型的痔疮都会出现疼痛。

3. 肛周瘙痒不适　主要是因为痔疮会导致肛门周围的分泌物增多,这些分泌物刺激肛门周围的皮肤,导致瘙痒。

4. 脱出　随着内痔的逐渐加重,痔核会逐渐增大,在排便时可能会脱出肛门外。

5. 肛周肿胀　当痔疮发生炎症、水肿或者形成血栓时,会出现肛门周围肿胀的症状。

6. 便秘　这是因为痔疮会导致肛门周围疼痛和不适,使患者不敢用力排便,从而引起便秘。

(四)灸疗

1. 基础取穴

长强穴:在尾骨端下,尾骨端与肛门连线的中点处(图2-7-1)。

承山穴:在小腿后面正中,委中与昆仑之间,伸直小腿或足跟上提时腓肠肌肌腹下出现尖角凹陷处(图2-7-2)。

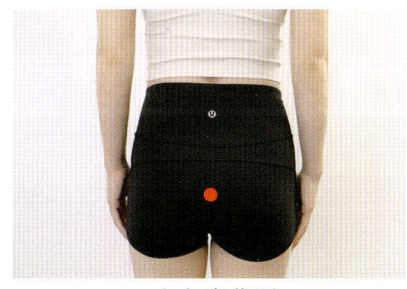 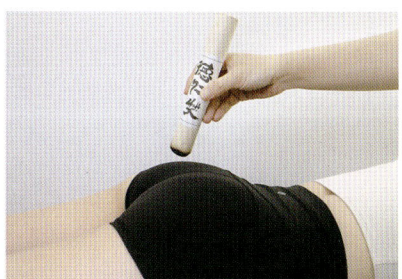

（a）定位图　　　　　　　　（b）艾灸图

图 2-7-1　长强穴

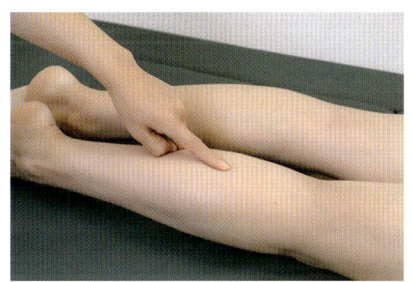 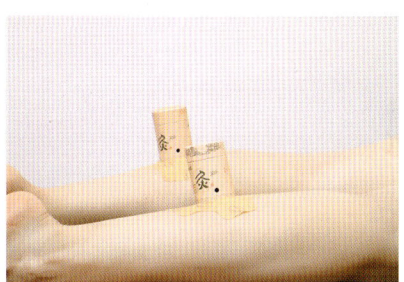

（a）定位图　　　　　　　　（b）艾灸图

图 2-7-2　承山穴

2. 随症加穴

（1）若便血明显选以下穴位。

血海穴：屈膝，在大腿内侧，髌底内侧端上 2 寸，股四头肌内侧头的隆起处（图 2-7-3）。

膈俞穴：在背部，第 7 胸椎棘突下，旁开 1.5 寸（图 2-7-4）。

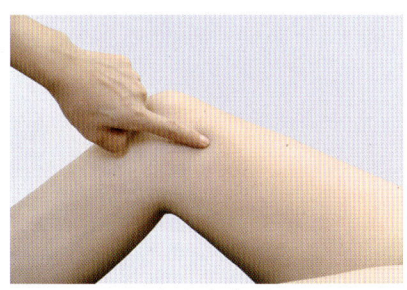 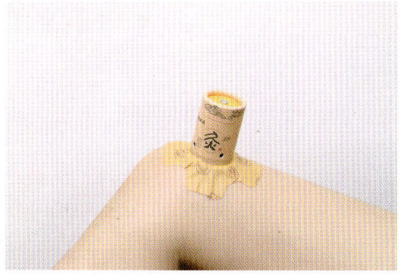

（a）定位图　　　　　　　　（b）艾灸图

图 2-7-3　血海穴

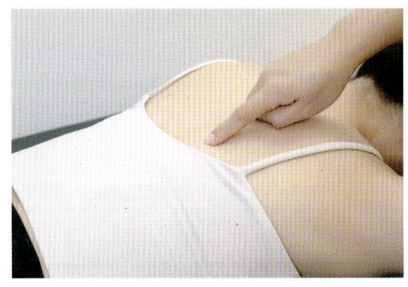 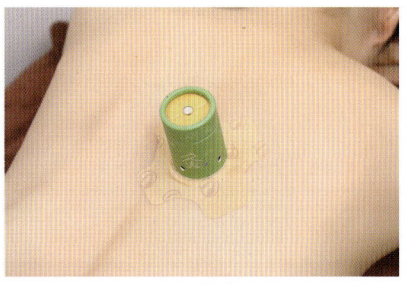

（a）定位图　　　　　　　　　（b）艾灸图

图 2-7-4　膈俞穴

（2）若疼痛剧烈选以下穴位。

次髎穴：在骶部，髂后上棘内下方，适对第 2 骶后孔处（图 2-7-5）。

会阳穴：在骶部，尾骨端旁开 0.5 寸（图 2-7-6）。

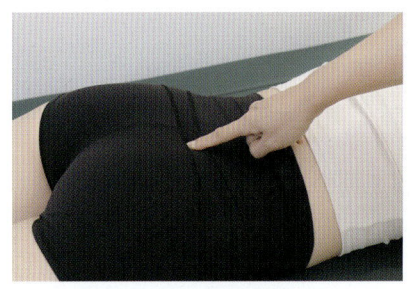 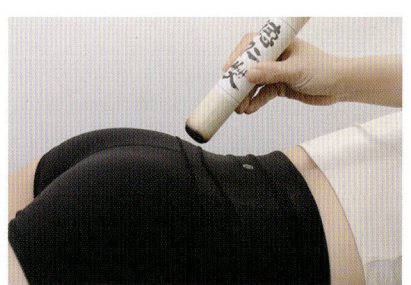

（a）定位图　　　　　　　　　（b）艾灸图

图 2-7-5　次髎穴

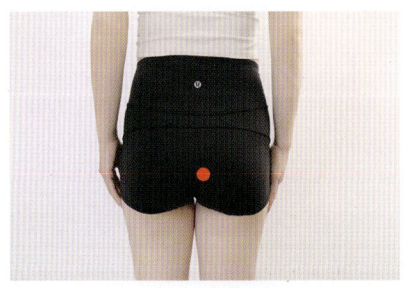 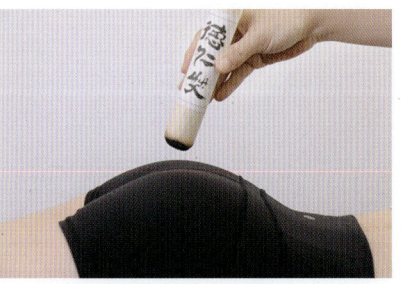

（a）定位图　　　　　　　　　（b）艾灸图

图 2-7-6　会阳穴

(3)若痔核脱出难收选以下穴位。

百会穴:在头部,前发际正中直上5寸,或两耳尖连线中点处(图2-7-7)。

气海俞穴:在腰部,第3腰椎棘突下,旁开1.5寸(图2-7-8)。

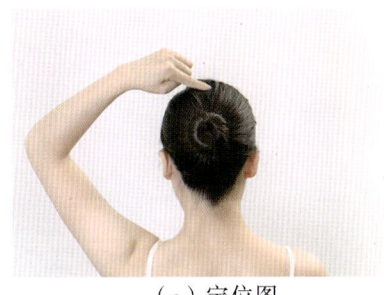 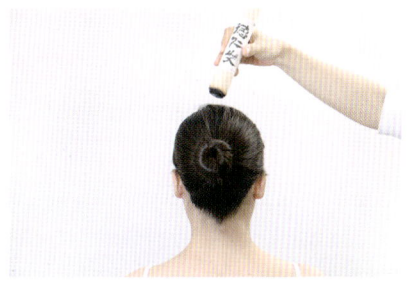

(a)定位图　　　　　　　　(b)艾灸图

图2-7-7　百会穴

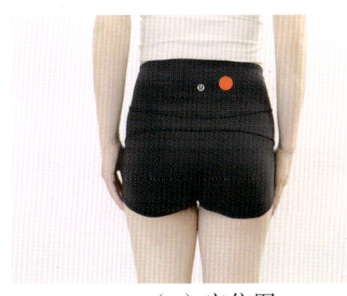 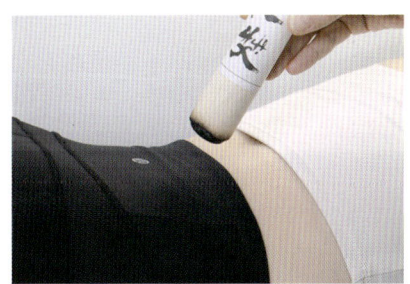

(a)定位图　　　　　　　　(b)艾灸图

图2-7-8　气海俞穴

3.灸法　艾条温和灸,每穴施灸15~20 min,每日治疗1~2次;艾炷隔姜灸,每穴施灸3~5壮,每日治疗1次。

(五)预防

1.规律作息　避免熬夜,保证充足的睡眠。

2.注意肛门卫生　便后要及时清洁肛门,保持局部清洁干燥。

3.避免久坐久站　长时间保持同一姿势会影响血液循环,容易引发痔疮。

4.控制饮食　合理搭配饮食,增加膳食纤维的摄入,减少辛辣、油腻、酒精等刺激性食物的摄入。

二、便秘

(一)定义

便秘是在多种疾病中常见的表现,也可以作为一个独立疾病的诊断,如慢性便秘。对不同的病人来说,便秘有不同的含义。常见症状是排便次数明显减少,每周排便次数少于3次,粪质干硬,常伴有排便困难感(包括排便费力、排出困难、排便不尽感、排便费时及需要手法辅助排便)(图2-7-9)。

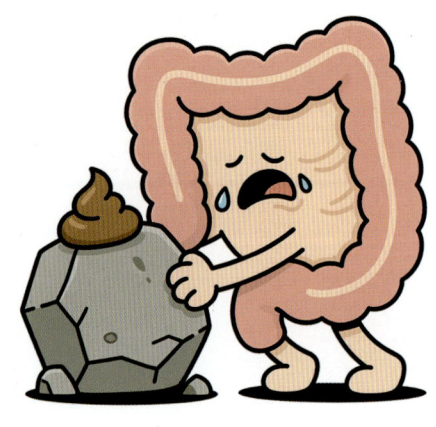

图2-7-9 便秘

(二)病因

通常是由于粪便在消化道中移动太慢,或无法从直肠中有效清除时,使粪便脱水、变硬和干燥,从而导致便秘。

慢性便秘有许多可能的原因,一般是多种因素综合作用的结果,可能与直肠、肛门病变等器质性病变因素有关,也可能与结肠传输与排便功能紊乱等功能性因素有关,也可为两者共同作用的结果。

此外,年龄增长、不良的生活方式、心理压力等也是便秘发生的高危因素。

(三)症状

1. 排便次数 排便次数减少,一周内小于3次。
2. 性状 粪便干燥或结块,类似羊粪。
3. 排便困难 如排便时间长、排便时感觉有阻碍、排便后仍有粪便未排尽的感觉、需要手按腹部帮助排便等。
4. 局部症状 下腹胀痛、食欲减退、肛门疼痛、肛裂、便血等局部症状。
5. 全身症状 疲乏无力、头晕、烦躁、失眠、焦虑等全身症状。

(四)灸疗

1. 基础取穴

天枢穴:位于腹中部,距脐中2寸(图2-7-10)。

大肠俞穴:在腰部,第 4 腰椎棘突下,旁开 1.5 寸(图 2-7-11)。

上巨虚穴:在小腿前外侧,犊鼻下 6 寸,距胫骨前缘一横指(图 2-7-12)。

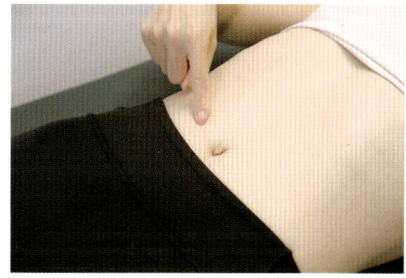 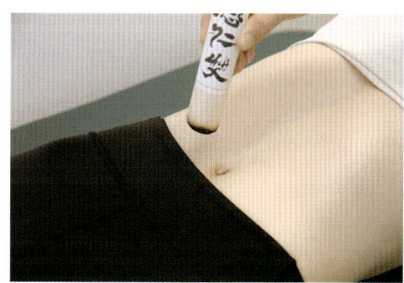

(a)定位图　　　　　　　　(b)艾灸图

图 2-7-10　天枢穴

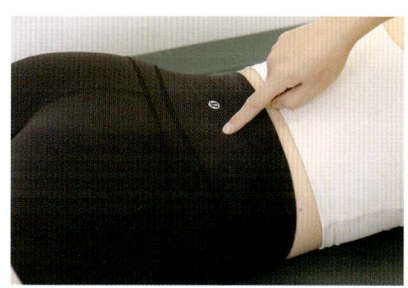 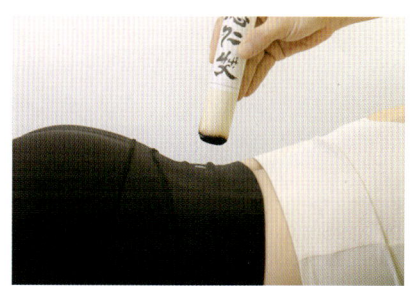

(a)定位图　　　　　　　　(b)艾灸图

图 2-7-11　大肠俞穴

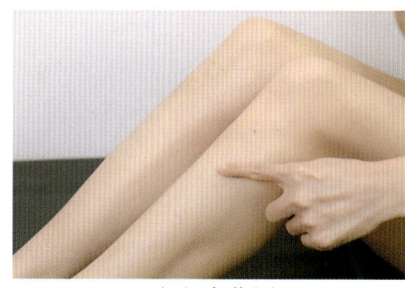 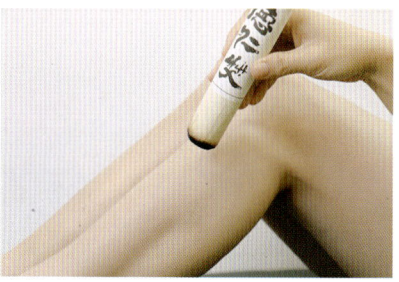

(a)定位图　　　　　　　　(b)艾灸图

图 2-7-12　上巨虚穴

2.随症加穴

(1)若热秘(大便干结,腹胀腹痛,口干口臭)选以下穴位。

合谷穴:在手背,第1、2掌骨间,第2掌骨桡侧的中点处(图2-7-13)。
曲池穴:在肘横纹外侧端,屈肘,尺泽与肱骨外上髁连线中点(图2-7-14)。

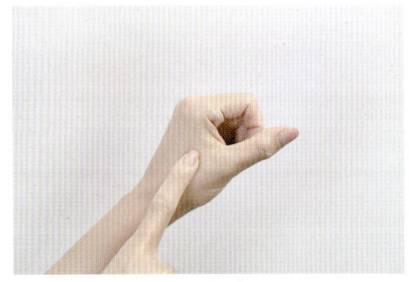

(a)定位图　　　　　　　(b)艾灸图

图2-7-13　合谷穴

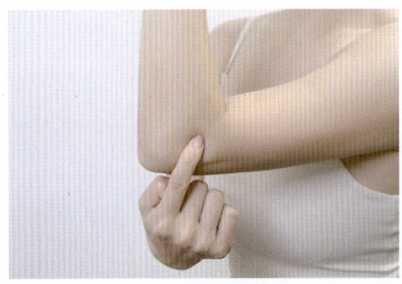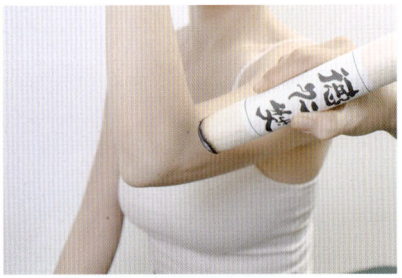

(a)定位图　　　　　　　(b)艾灸图

图2-7-14　曲池穴

(2)若气秘(大便干结或不甚干结,欲便不得出,或便而不爽,肠鸣矢气)选以下穴位。

太冲穴:在足背侧,第1跖骨间隙的后方凹陷处(图2-7-15)。
中脘穴:在上腹部,前正中线上,脐中上4寸(图2-7-16)。

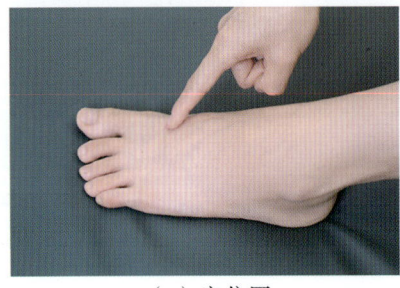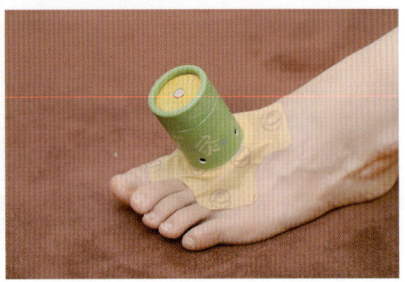

(a)定位图　　　　　　　(b)艾灸图

图2-7-15　太冲穴

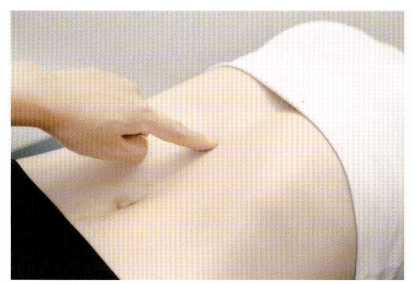
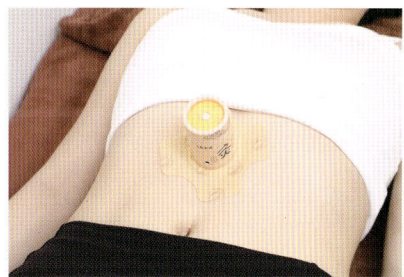

（a）定位图　　　　　　　（b）艾灸图

图 2-7-16　中脘穴

（3）若冷秘（大便艰涩，腹痛拘急，胀满拒按，胁下偏痛）选以下穴位。
关元穴：在下腹部，前正中线上，脐中下 3 寸（图 2-7-17）。
神阙穴：在脐中部，脐中央（图 2-7-18）。

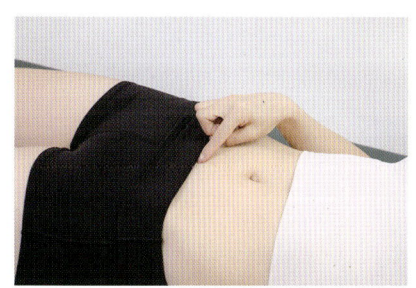
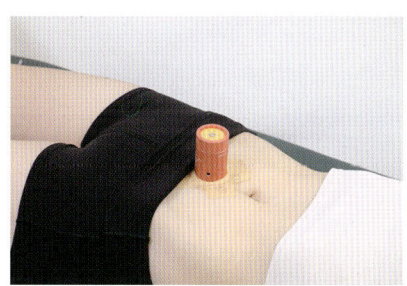

（a）定位图　　　　　　　（b）艾灸图

图 2-7-17　关元穴

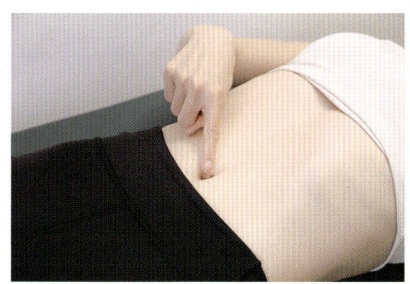
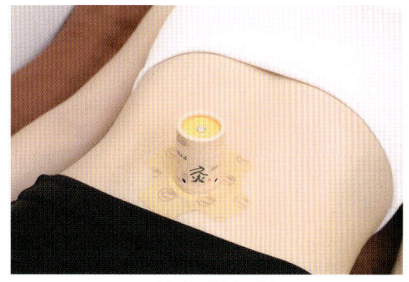

（a）定位图　　　　　　　（b）艾灸图

图 2-7-18　神阙穴

(4)若虚秘(虽有便意,临厕努挣乏力,挣则汗出短气,便后乏力)选以下穴位。

足三里穴:在小腿前外侧,犊鼻下3寸,距胫骨前缘一横指(图2-7-19)。

脾俞穴:在背部,第11胸椎棘突下,旁开1.5寸(图2-7-20)。

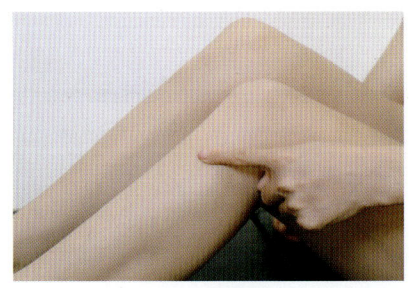 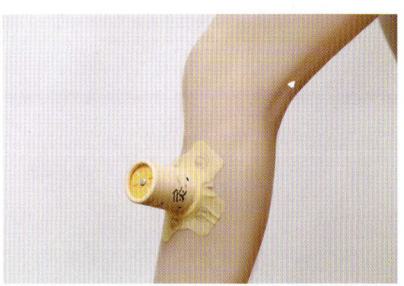

（a）定位图　　　　　　　　（b）艾灸图

图2-7-19　足三里穴

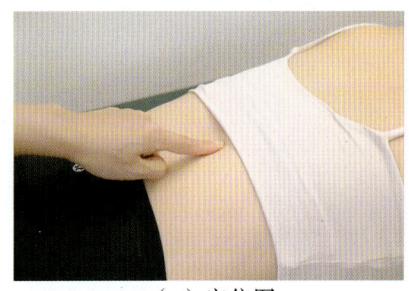 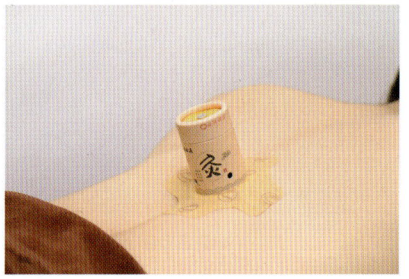

（a）定位图　　　　　　　　（b）艾灸图

图2-7-20　脾俞穴

3.灸法　艾条温和灸,每穴施灸15~20 min,每日治疗1~2次;艾炷隔姜灸,每穴施灸3~5壮,每日治疗1次。

(五)预防

1.适当锻炼　坚持参加适当的体育锻炼,有意培养良好的排便习惯。

2.合理饮食　含膳食纤维最多的食物是麦麸、水果、蔬菜、燕麦、玉米、大豆、果胶等,应多食用此类食物。

3.积极治疗　应积极治疗全身性疾病及肛周疾病,防止或避免使用引起便秘的药物,培养良好的心理状态,这些措施均有利于便秘防治。

第八节 肝的相关疾病

一、慢性肝炎

(一)定义

慢性肝炎是指由不同病因引起的,病程至少持续6个月以上的肝脏坏死和炎症。临床上可有相应的症状、体征和肝生化检查异常,也可以无明显临床症状,仅有肝组织的坏死和炎症。病程呈波动性或持续进行性,如不进行适当的治疗,部分患者可进展为肝硬化(图2-8-1)。

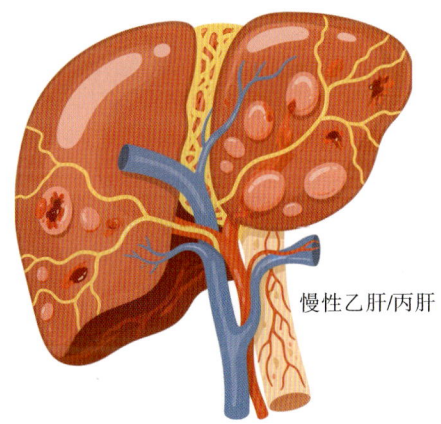

图2-8-1 慢性肝炎

(二)病因

1. 乙型肝炎病毒(hepatitis B virus, HBV) 部分患者可发展为慢性乙型肝炎,病情迁延不愈,甚至进展为肝硬化、肝癌。

2. 丙型肝炎病毒(hepatitis C virus, HCV) 慢性丙型肝炎起病隐匿,多数患者在感染初期无明显症状,容易被忽视。

3. 自身免疫因素 自身免疫性肝炎是一种由自身免疫反应介导的肝脏疾病。

4. 酒精性肝病 长期大量饮酒可导致酒精性肝病,初期表现为酒精性脂肪肝,进而可发展为酒精性肝炎、酒精性肝硬化。

5.药物性肝损伤 许多药物在肝代谢,其中某些药物可直接对肝细胞造成损伤,或通过免疫机制引起肝损伤。

6.毒物中毒 接触工业毒物(如四氯化碳、黄磷等)、农药(如有机磷农药等)可引起中毒性肝炎。

(三)症状

1.食欲减退,恶心厌油 这是大多数肝炎病人都有的症状,尤其是黄疸型肝炎病人表现更严重。

2.疲乏无力 这是肝炎病人发病的早期表现之一。疾病严重程度不同,表现也不相同,轻者不爱活动,重者卧床不起,连洗脸、吃饭都不爱做。

3.尿黄如茶 黄疸型肝炎病人都有尿黄的症状。初起尿色淡黄,逐日加深,浓如茶色或豆油状;继而皮肤及巩膜发黄。

4.发热 发热的原因可能是肝细胞坏死、肝功能障碍、解毒排泄功能降低或病毒入血所引起。

5.肝区痛 肝炎病人常常主诉肝区痛,涉及右上腹或右背部,疼痛程度不一。

(四)灸疗

1.基础取穴

肝俞穴:在背部,第9胸椎棘突下,旁开1.5寸(图2-8-2)。

太冲穴:在足背侧,第1跖骨间隙的后方凹陷处(图2-8-3)。

足三里穴:在小腿前外侧,犊鼻下3寸,距胫骨前缘一横指(图2-8-4)。

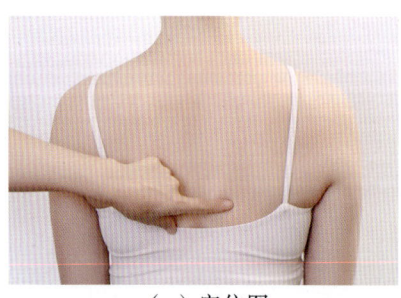 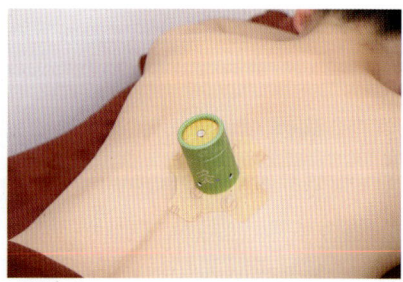

(a)定位图　　　　　　　(b)艾灸图

图2-8-2　肝俞穴

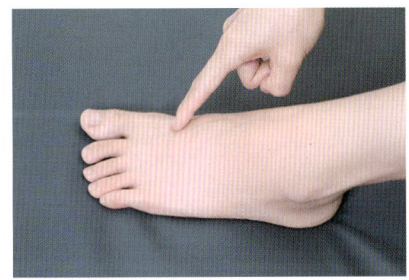
（a）定位图

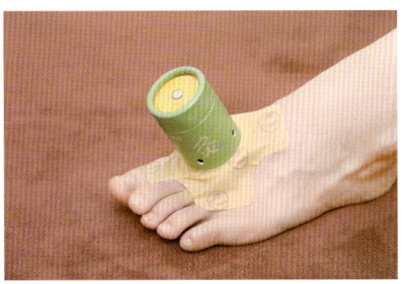
（b）艾灸图

图2-8-3 太冲穴

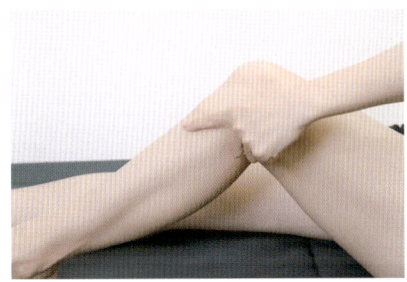
（a）定位图

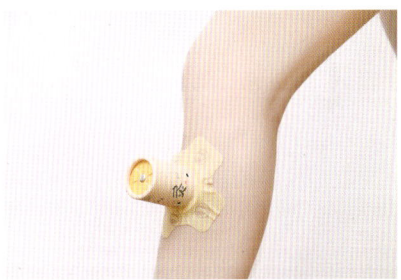
（b）艾灸图

图2-8-4 足三里穴

2. 随症加穴

（1）若胁痛明显选以下穴位。

期门穴：在胸部，乳头直下，第6肋间隙，前正中线旁开4寸（图2-8-5）。

阳陵泉穴：在小腿外侧，腓骨头前下方凹陷处（图2-8-6）。

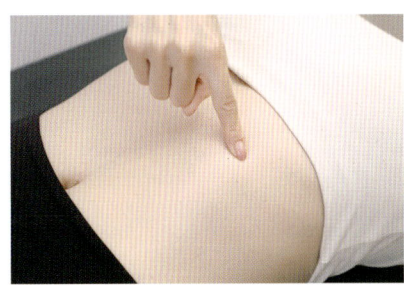
（a）定位图

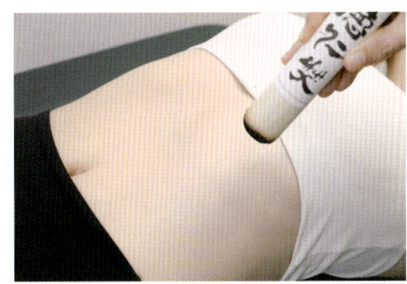
（b）艾灸图

图2-8-5 期门穴

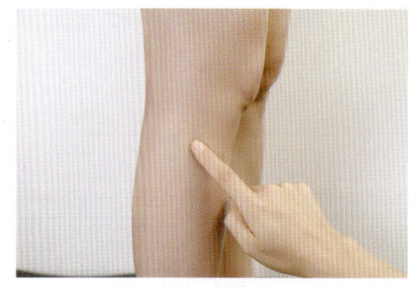
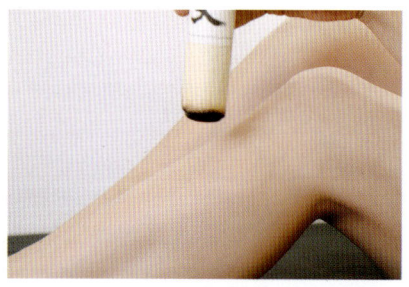

(a)定位图　　　　　　　　(b)艾灸图

图 2-8-6　阳陵泉穴

(2)若黄疸选以下穴位。

至阳穴:在背部,后正中线上,第 7 胸椎棘突下凹陷中(图 2-8-7)。

阴陵泉穴:在小腿内侧,胫骨内侧髁后下方凹陷处(图 2-8-8)。

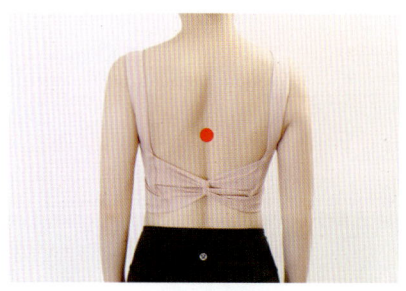
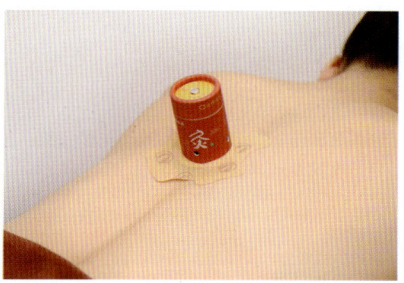

(a)定位图　　　　　　　　(b)艾灸图

图 2-8-7　至阳穴

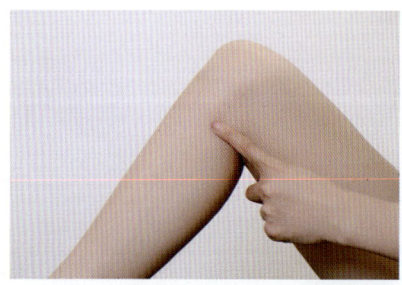
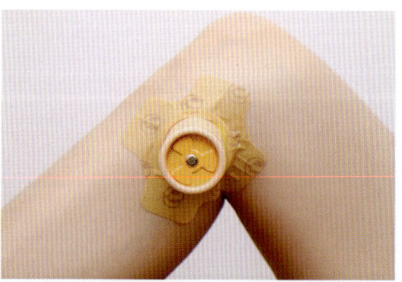

(a)定位图　　　　　　　　(b)艾灸图

图 2-8-8　阴陵泉穴

(3) 若乏力选以下穴位。

气海穴:在下腹部,前正中线上,脐中下 1.5 寸(图 2-8-9)。

关元穴:在下腹部,前正中线上,脐中下 3 寸(图 2-8-10)。

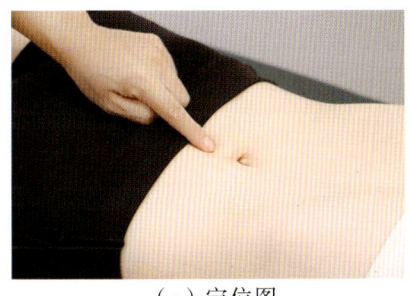 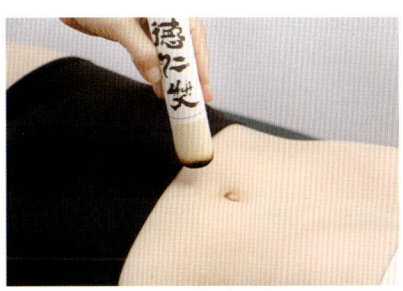

(a) 定位图　　　　　　　　　(b) 艾灸图

图 2-8-9　气海穴

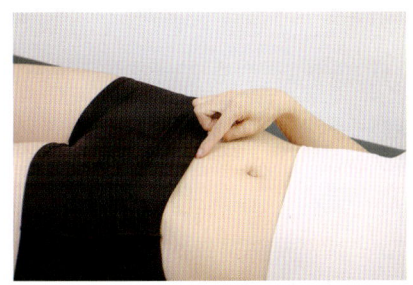 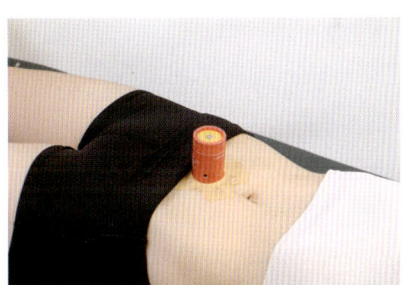

(a) 定位图　　　　　　　　　(b) 艾灸图

图 2-8-10　关元穴

(4) 若食欲缺乏选以下穴位。

中脘穴:在上腹部,前正中线上,脐中上 4 寸(图 2-8-11)。

脾俞穴:在背部,第 11 胸椎棘突下,旁开 1.5 寸(图 2-8-12)。

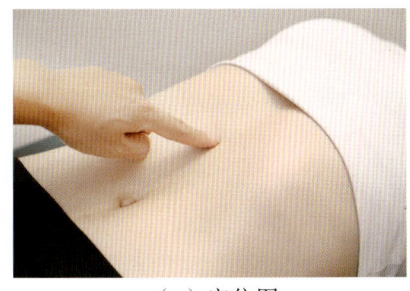 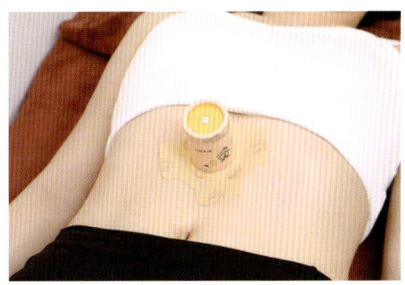

(a) 定位图　　　　　　　　　(b) 艾灸图

图 2-8-11　中脘穴

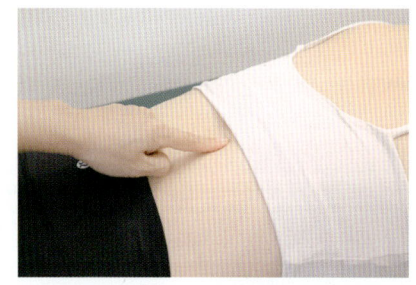 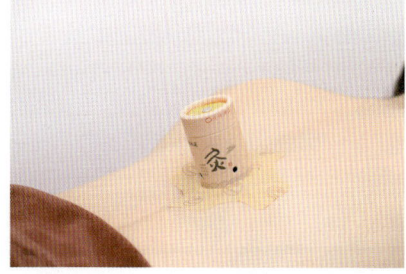

（a）定位图　　　　　　　　（b）艾灸图

图 2-8-12　脾俞穴

3.灸法　艾条温和灸,每次每穴位艾灸 5~10 min,每日治疗 1 次;艾炷灸,每穴施灸 5~7 壮,每日或隔日灸 1 次。

（五）预防

1.保持良好的生活习惯　如均衡饮食、适量运动、充足睡眠等。

2.戒烟限酒　减少酒精及尼古丁的刺激,对保护肝脏健康也非常重要。

3.定期体检　了解自己的肝脏健康状况。

二、干眼症

肝开窍于目,目得肝血滋养而能视。肝血充盈,则双目炯炯有神,视物清晰;肝血亏虚,目失所养,可见目涩、视物模糊、夜盲等症。

（一）定义

干眼症,又称角结膜干燥症,是一种由多因素导致的慢性眼表疾病。它主要由泪液的量或质、泪液动力学异常引起。

（二）病因

1.泪液分泌不足　泪腺疾病、老化、某些全身性疾病,以及长期使用某些药物等,都可能影响泪腺的正常功能,导致泪液分泌减少。

2.泪液蒸发过快　睑板腺功能障碍是导致泪液蒸发过快的常见原因之一。

3.泪液成分异常　除了泪液分泌量和蒸发速度的问题,泪液成分的异常也可能引发干眼症。

（三）症状

眼睛干涩、有异物感、烧灼感、痒感、畏光、眼红、视物模糊、视力波动等。

(四)灸疗

1. 基础取穴

睛明穴:位于目内眦角稍上方凹陷处(图2-8-13)。

攒竹穴:在眉头凹陷中,眶上切迹处(图2-8-14)。

鱼腰穴:位于瞳孔直上,眉毛中点(图2-8-15)。

合谷穴:在手背,第2掌骨桡侧的中点处(图2-8-16)。

足三里穴:位于小腿外侧,犊鼻下3寸,犊鼻与解溪连线上(图2-8-17)。

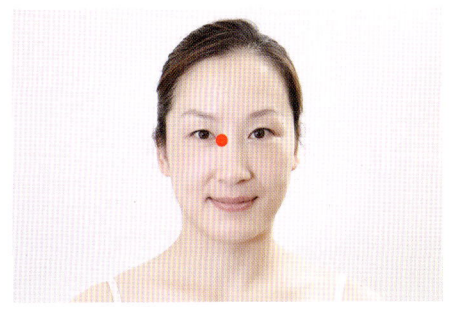

图2-8-13 睛明穴

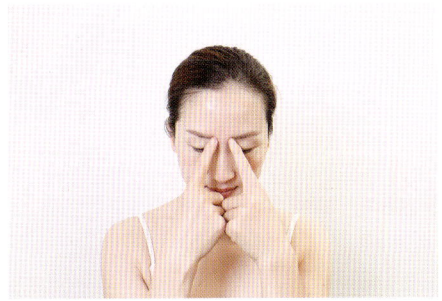

图2-8-14 攒竹穴

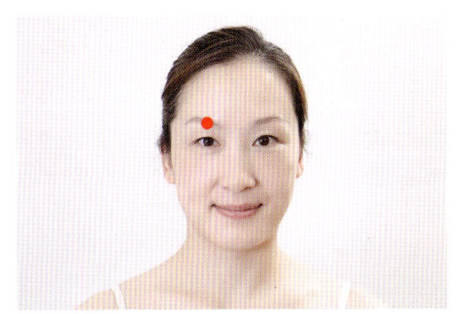

图2-8-15 鱼腰穴

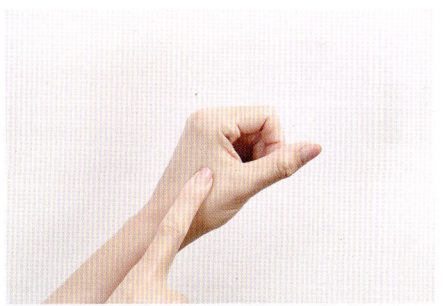

图2-8-16 合谷穴

2. 随症加穴

(1)若视物模糊选肝俞穴。

肝俞穴:位于第9胸椎棘突下,旁开1.5寸(图2-8-18)。

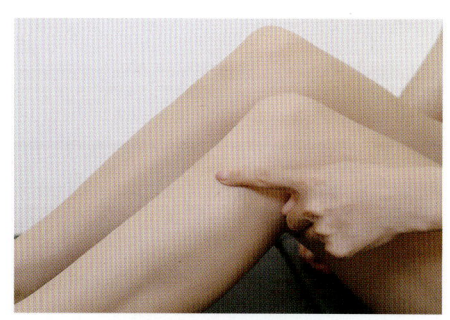
图2-8-17 足三里穴

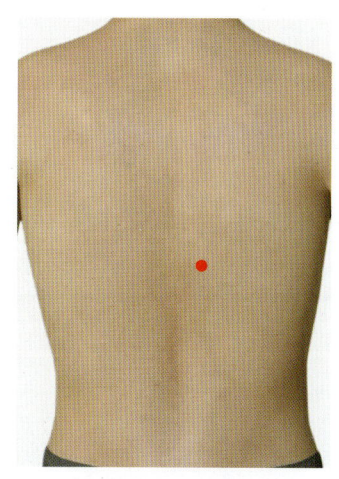
图2-8-18 肝俞穴

（2）若发热、咳嗽、咽痛选以下穴位。

尺泽穴：在肘横纹中，肱二头肌腱桡侧凹陷处（图2-8-19）。

曲池穴：位于肘横纹外侧端（图2-8-20）。

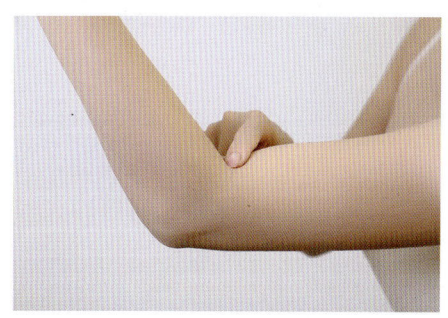
图2-8-19 尺泽穴

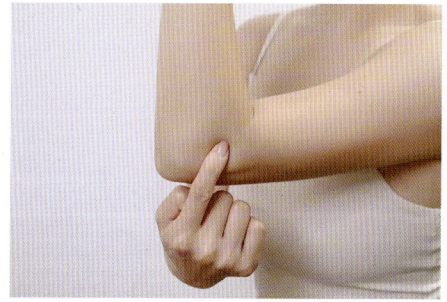
图2-8-20 曲池穴

少商穴：在拇指末节桡侧，距指甲角0.1寸（图2-8-21）。

（五）预防

1. 定时休息　休息时可选择远眺，望向远处的建筑物、树木或天空，这样有助于放松眼部肌肉，缓解眼睛疲劳。

2. 增加眨眼次数　可以使泪液均匀地分布在眼表，保持眼表湿润，预防干眼症的发生。

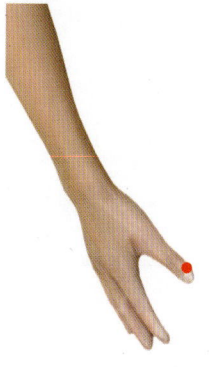
图2-8-21 少商穴

三、夜盲症

(一) 定义

夜盲症是一种在夜晚或光线昏暗环境下,视物不清或完全看不见东西,但在白天视力通常正常的眼部疾病。

(二) 病因

1. 视网膜杆状细胞病变　当这些细胞出现病变时,就会影响暗视觉的正常功能,进而导致夜盲症。

2. 维生素 A 缺乏　当人体缺乏维生素 A 时,视紫红质的合成就会受到阻碍,导致视网膜杆状细胞对弱光的敏感度下降,进而引起夜盲症。

(三) 症状

1. 暗适应能力下降　患者从明亮环境进入黑暗环境后,眼睛需要很长时间才能适应黑暗,看清周围物体。

2. 夜间视力差　在夜晚或光线昏暗的环境中,患者视力明显低于正常人,视物模糊不清,严重影响其夜间活动,如行走、驾驶等。

(四) 灸疗

1. 基础取穴

睛明穴:位于目内眦角稍上方凹陷处(图 2-8-22)。

攒竹穴:在眉头凹陷中,眶上切迹处(图 2-8-23)。

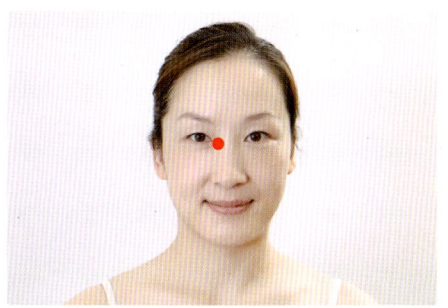　　　　　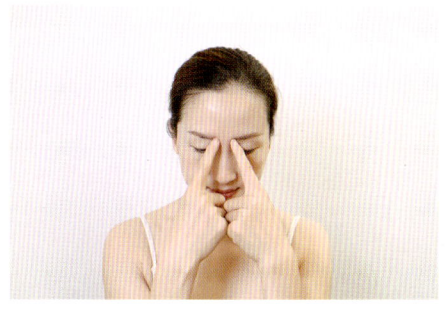

图 2-8-22　睛明穴　　　　　图 2-8-23　攒竹穴

肝俞穴:第 9 胸椎棘突下,旁开 1.5 寸(图 2-8-24)。

肾俞穴:在第 2 腰椎棘突下,旁开 1.5 寸(图 2-8-25)。

光明穴:位于小腿外侧,外踝尖上 5 寸,腓骨前缘(图 2-8-26)。

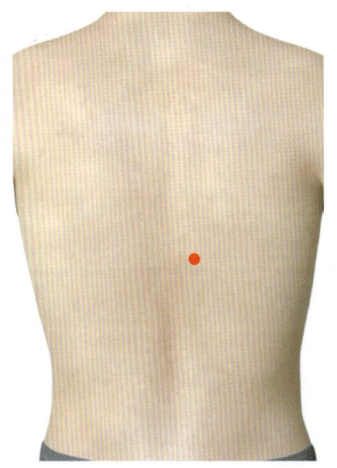
图2-8-24 肝俞穴

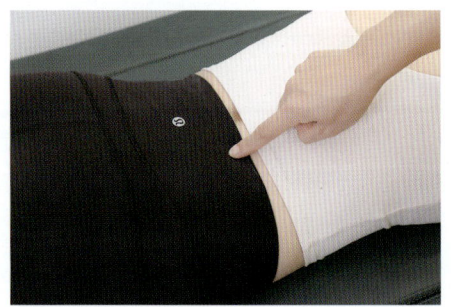
图2-8-25 肾俞穴

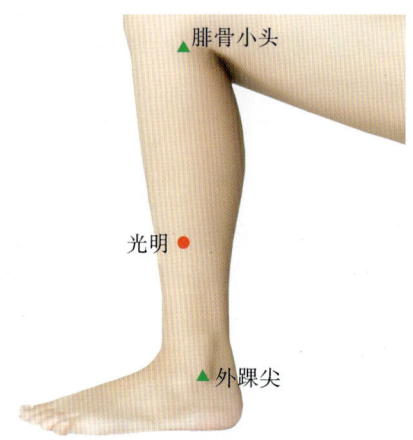
图2-8-26 光明穴

2. 随症加穴

(1)若头晕目眩、乏力选以下穴位。

脾俞穴:在第11胸椎棘突下,旁开1.5寸(图2-8-27)。

胃俞穴:在第12胸椎棘突下,旁开1.5寸(图2-8-28)。

足三里穴:在小腿外侧,犊鼻下3寸(图2-8-29)。

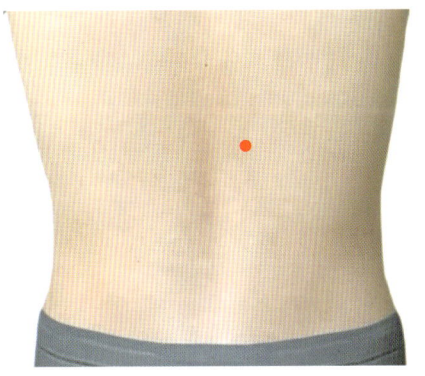

图 2-8-27　脾俞穴

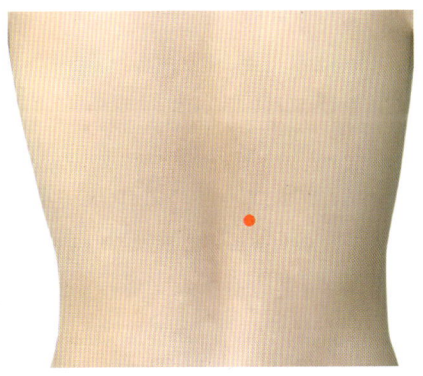

图 2-8-28　胃俞穴

（2）若食欲不振、肢倦乏力选以下穴位。

中脘穴：在上腹部，脐中上 4 寸（图 2-8-30）。

梁门穴：在上腹部，脐中上 4 寸，前正中线旁开 2 寸（图 2-8-31）。

公孙穴：在足内侧缘，第 1 跖骨基底部的前下方赤白肉际处（图 2-8-32）。

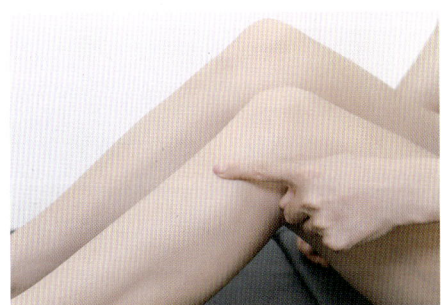

图 2-8-29　足三里穴

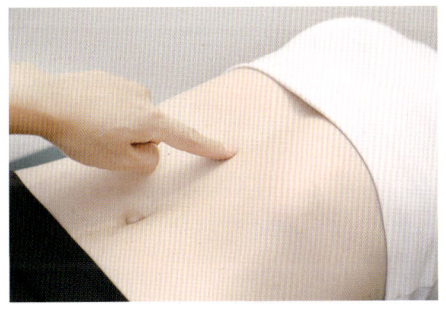

图 2-8-30　中脘穴

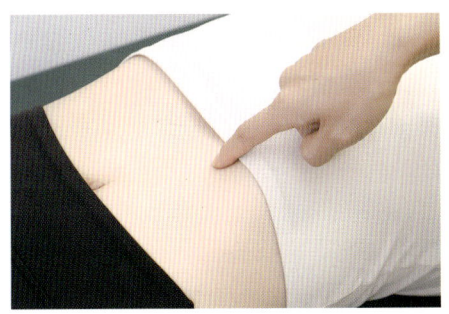

图 2-8-31　梁门穴

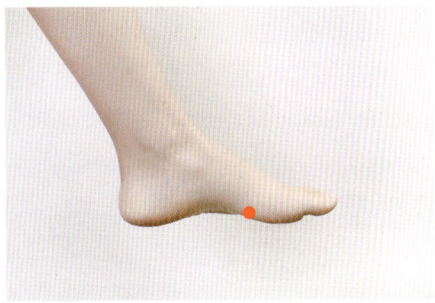

图 2-8-32　公孙穴

(五)预防

1. 摄入富含维生素 A 的食物　维生素 A 对于视网膜中视紫红质的合成至关重要,以满足身体对维生素 A 的需求。

2. 摄入含有其他营养素的食物　除维生素 A 外,其他一些营养素对维持眼睛健康、预防夜盲症也很重要。

3. 适度运动　适度运动有助于增强身体素质,提高身体免疫力和抵抗力,对眼睛健康有积极影响。

4. 充足睡眠　充足的睡眠可以使身体得到充分休息和修复,有助于维持眼睛正常生理功能,预防夜盲症等眼部疾病的发生。

第九节　胆囊炎

(一)定义

胆囊炎是指胆囊发生的炎症性疾病。通常由胆囊管梗阻、细菌感染、胆汁淤积等原因引起。

(二)病因

1. 结石梗阻　结石梗阻是最常见的原因。胆囊结石可堵塞胆囊管,导致胆汁排出受阻,胆汁淤积在胆囊内,容易引起细菌感染,从而引发胆囊炎。

2. 寄生虫梗阻　如蛔虫等寄生虫钻入胆囊管,可造成梗阻,引起胆囊炎。

3. 逆行感染　肠道内的细菌可通过胆管逆行进入胆囊,当胆囊管梗阻、胆汁淤积时,细菌更容易繁殖,引发感染。

4. 血行感染　如身体其他部位有感染灶,细菌可通过血液循环到达胆囊,引起胆囊炎。

5. 胆囊缺血　胆囊动脉粥样硬化、血管痉挛等原因可导致胆囊供血不足,使胆囊黏膜抵抗力下降,容易发生细菌感染,引发胆囊炎。

6. 不良生活习惯　长期高脂饮食、暴饮暴食、酗酒等可增加胆囊炎的发病风险。

(三)症状

1. 急性胆囊炎

(1)腹痛:右上腹疼痛剧烈,呈持续性绞痛,可向右肩部或背部放射。

(2)恶心、呕吐:多数患者伴有恶心、呕吐,呕吐物多为胃内容物。

(3) 发热:体温可升高至 38 ℃甚至更高,多伴有寒战。

(4) 黄疸:部分患者可出现黄疸,表现为皮肤和巩膜发黄,是由于炎症波及胆管,导致胆汁排泄不畅引起。

2. 慢性胆囊炎

(1) 右上腹隐痛:疼痛程度较轻,多为持续性隐痛或胀痛,有时可放射至右肩部或背部。

(2) 消化不良:常出现腹胀、嗳气、恶心、食欲缺乏等消化不良症状,进食油腻食物后加重。

(3) 体征:右上腹可能有轻度压痛,墨菲征可呈阳性(即医生检查时,按压胆囊区,患者因疼痛而吸气暂停)。

(四) 灸疗

1. 基础取穴

日月穴:位于乳头直下,第 7 肋间隙(图 2-9-1)。

胆俞穴:在背部,第 10 胸椎棘突下,旁开 1.5 寸处(图 2-9-2)。

阳陵泉穴:在小腿外侧,腓骨头前下方凹陷处(图 2-9-3)。

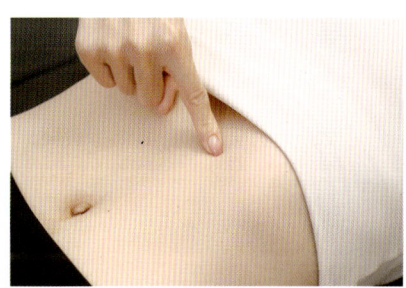 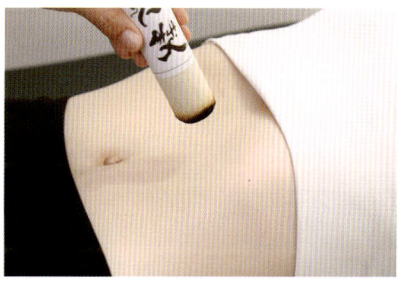

(a) 定位图　　　　　　　　(b) 艾灸图

图 2-9-1　日月穴

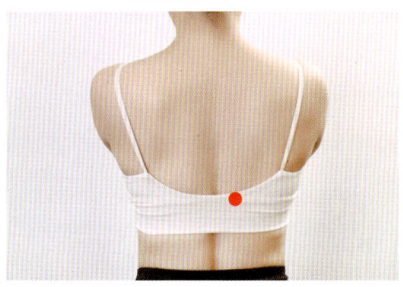 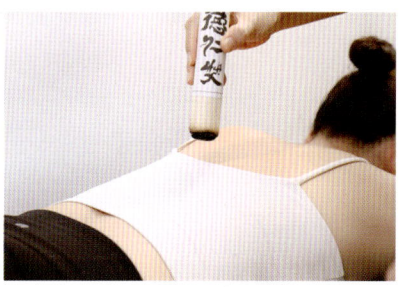

(a) 定位图　　　　　　　　(b) 艾灸图

图 2-9-2　胆俞穴

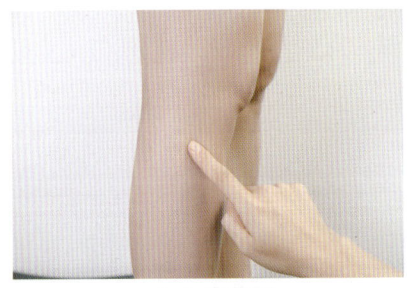 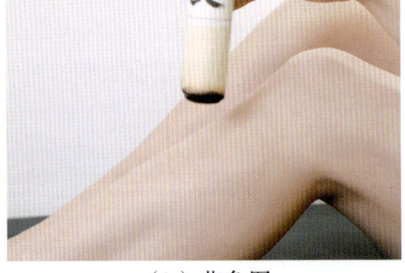

（a）定位图　　　　　　　　（b）艾灸图

图 2-9-3　阳陵泉穴

2.随症加穴

（1）若疼痛明显选以下穴位。

胆囊穴：在小腿外侧上部，腓骨小头前下方凹陷处（阳陵泉）直下 2 寸（图 2-9-4）。

丘墟穴：在足外踝的前下方，趾长伸肌腱的外侧凹陷处（图 2-9-5）。

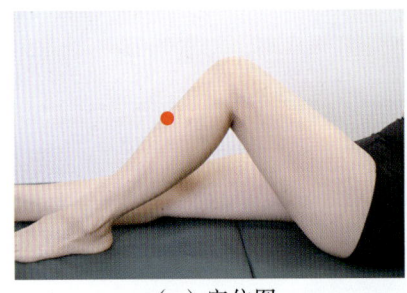 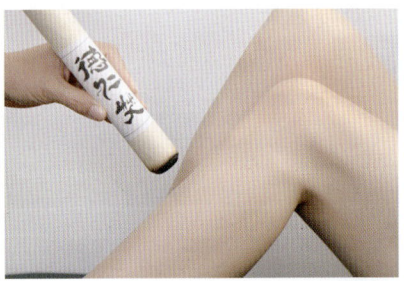

（a）定位图　　　　　　　　（b）艾灸图

图 2-9-4　胆囊穴

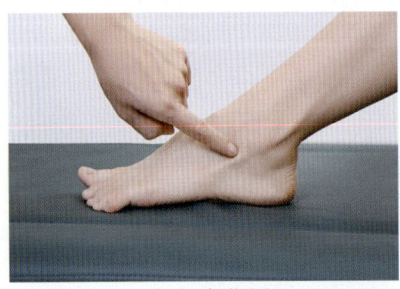 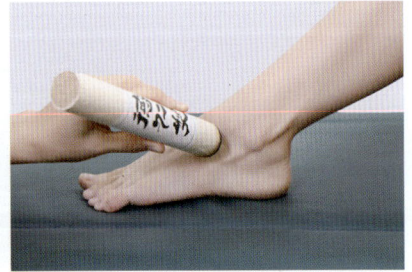

（a）定位图　　　　　　　　（b）艾灸图

图 2-9-5　丘墟穴

（2）若恶心呕吐选以下穴位。

内关穴：在前臂掌侧，曲泽与大陵的连线上，腕横纹上2寸，掌长肌腱与桡侧腕屈肌腱之间（图2-9-6）。

中脘穴：在上腹部，前正中线上，脐中上4寸（图2-9-7）。

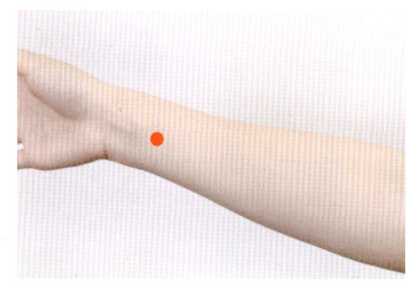 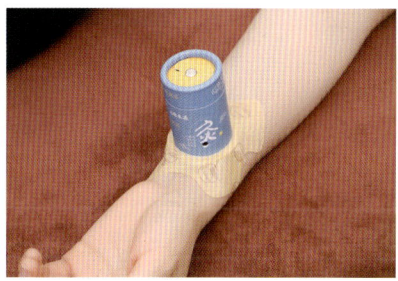

（a）定位图　　　　　　　　（b）艾灸图

图2-9-6　内关穴

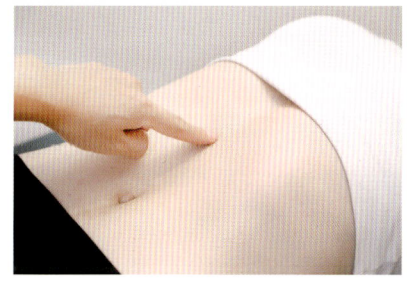 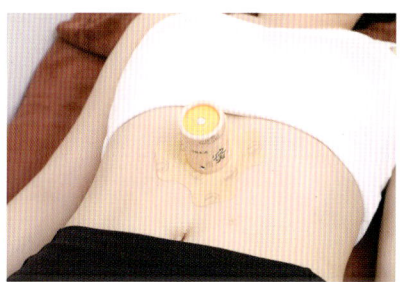

（a）定位图　　　　　　　　（b）艾灸图

图2-9-7　中脘穴

（3）若发热选以下穴位。

曲池穴：在肘横纹外侧端，屈肘，尺泽与肱骨外上髁连线中点（图2-9-8）。

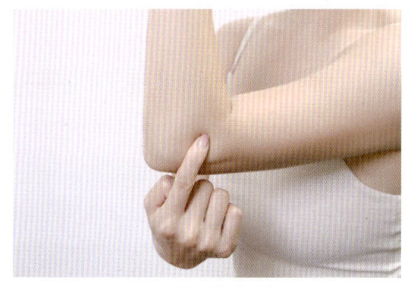 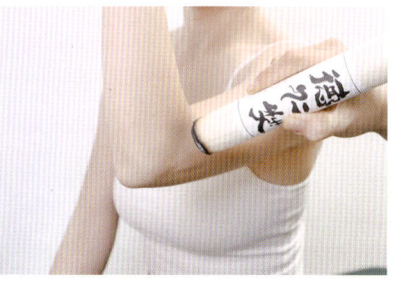

（a）定位图　　　　　　　　（b）艾灸图

图2-9-8　曲池穴

大椎穴：在后正中线上，第 7 颈椎棘突下凹陷中（图 2-9-9）。

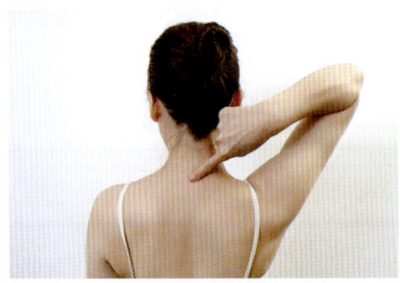 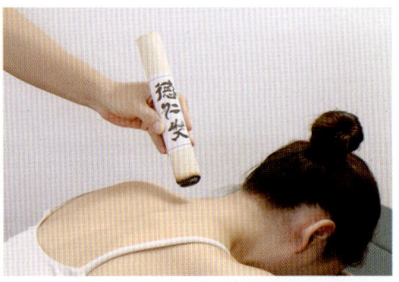

（a）定位图　　　　　　　　（b）艾灸图

图 2-9-9　大椎穴

3. 灸法　艾条温和灸，每个穴位灸 10～15 min，每日 1～2 次。

（五）预防

1. 规律饮食　定时定量进餐，避免暴饮暴食。尤其是要坚持吃早餐，可促进胆汁排泄，防止胆汁淤积。

2. 低脂肪饮食　减少高脂肪、高胆固醇食物的摄入，如油炸食品、动物内脏、肥肉等。

3. 适量蛋白质　选择优质蛋白质，如瘦肉、鱼类、豆类等，但要避免过量摄入。

4. 适度运动　坚持适量的体育锻炼，如散步、慢跑、游泳等，有助于控制体重，增强身体抵抗力。

5. 戒烟限酒　吸烟和过量饮酒可损害肝和胆囊功能，应尽量避免。

6. 注意卫生　养成良好的个人卫生习惯，饭前便后洗手，避免肠道细菌感染。

第三章 呼吸系统疾病

第一节 呼吸系统解剖与功能

呼吸系统是人体与外界进行气体交换的重要器官系统,它的主要功能是吸入氧气,排出二氧化碳,维持人体正常的生命活动。了解呼吸系统的解剖结构和功能对于认识呼吸生理以及预防和治疗呼吸系统疾病具有重要意义(图3-1-1)。

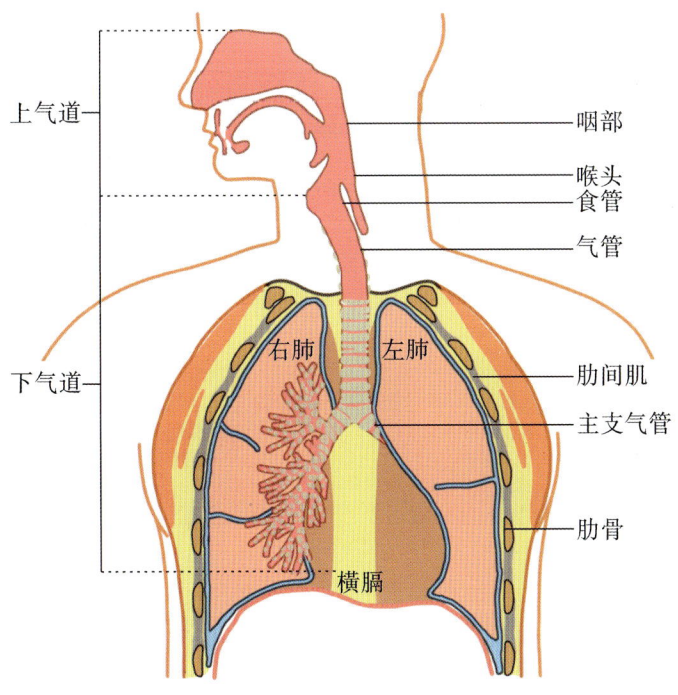

图3-1-1 呼吸系统

一、呼吸系统的解剖结构

呼吸系统由呼吸道和肺两大部分组成。

(一) 呼吸道

1. 鼻 鼻是呼吸道的起始部分,由外鼻、鼻腔和鼻窦组成。外鼻位于面部中央,由骨和软骨构成支架,表面覆盖皮肤。鼻腔被鼻中隔分为左右两腔,每侧鼻腔又分为鼻前庭和固有鼻腔。鼻前庭是鼻腔前端的一小部分,生有鼻毛,可阻挡空气中的灰尘和异物。固有鼻腔内衬黏膜,含有丰富的血管和腺体,可对吸入的空气进行加温、加湿和过滤。鼻窦是鼻腔周围颅骨内的含气空腔,与鼻腔相通,可减轻颅骨重量,对声音产生共鸣,并参与调节吸入空气的温度和湿度(图3-1-2)。

2. 咽 咽既是呼吸系统的一部分,也是消化系统的一部分。咽可分为鼻咽、口咽和喉咽三部分。鼻咽部与鼻腔相通,口咽部与口腔相通,喉咽部与喉和食管相通。咽部的淋巴组织不仅帮助防御进入咽部的微生物,还参与调节免疫功能(图3-1-3)。

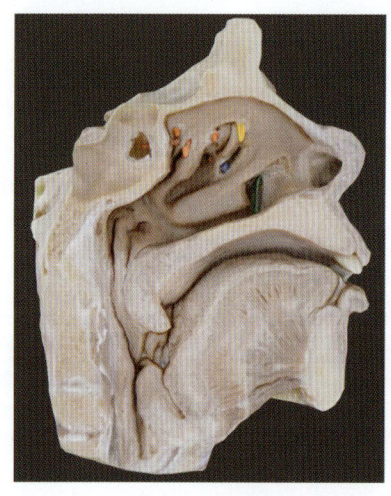

图 3-1-2 鼻

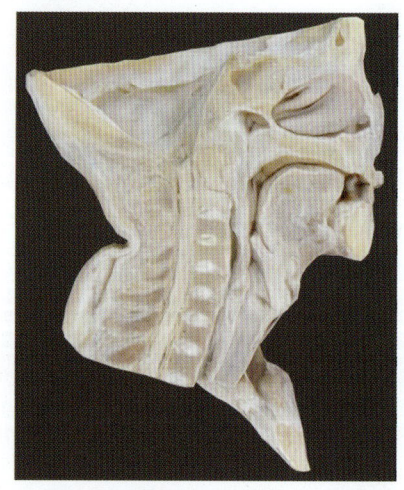

图 3-1-3 咽

3. 喉 喉位于颈前部,由软骨、韧带、肌肉和黏膜组成。喉是呼吸道的重要组成部分,也是发声器官。喉腔上方通咽,下方通气管。喉腔内有两对黏膜皱襞,即前庭襞和声襞。前庭襞之间的裂隙为前庭裂,声襞之间的裂隙为声门裂。声门裂是喉腔最狭窄的部位。

4.气管和支气管 气管位于喉与支气管之间,是一个由软骨、平滑肌和结缔组织构成的管状结构。气管向下分为左、右主支气管,分别进入左、右肺。主支气管再逐级分支,形成各级支气管和细支气管,最后到达肺泡。支气管和细支气管的管壁结构与气管相似,由黏膜、黏膜下层和外膜组成(图3-1-4)。

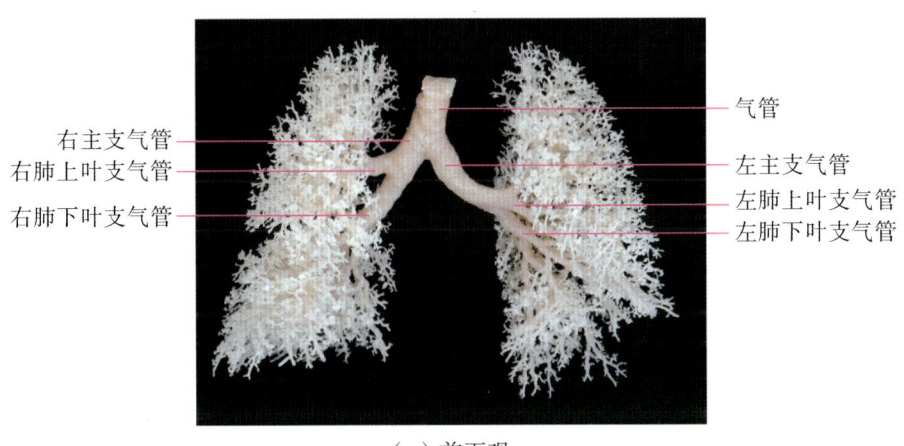

(a)前面观

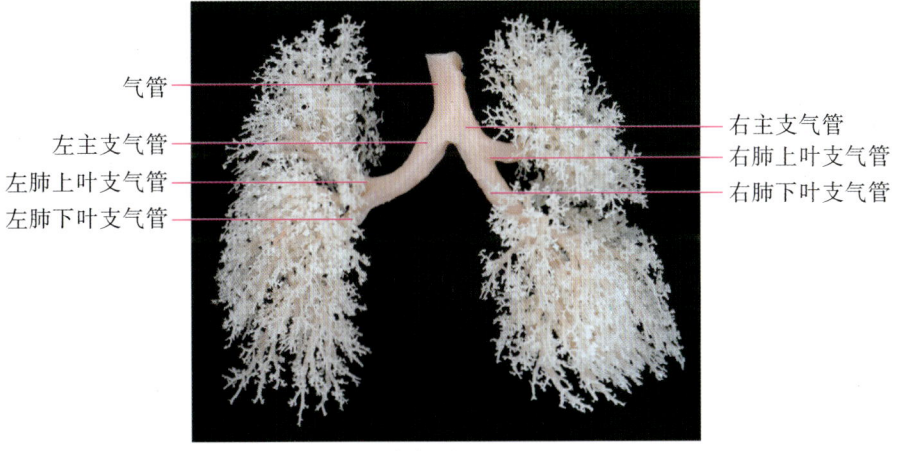

(b)后面观

图3-1-4 气管和主支气管

(二)肺

1.肺的位置和形态 肺位于胸腔内,左右各一。肺呈圆锥形,分为肺尖、肺底、肋面、纵隔面和前缘、后缘、下缘。肺尖高出锁骨内侧1/3上方处

2~3 cm。肺底与膈相邻。肋面与胸廓的外侧壁和前、后壁相邻。纵隔面中央有椭圆形凹陷,称为肺门,是支气管、血管、淋巴管和神经出入肺的部位(图3-1-5)。

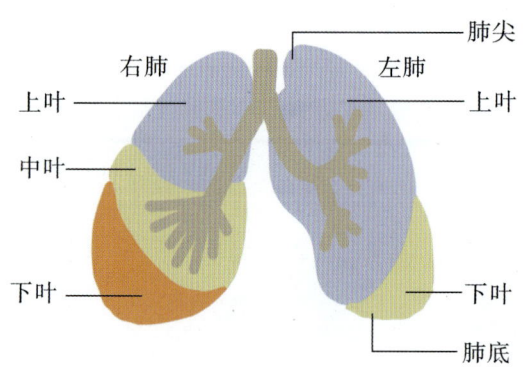

图 3-1-5　肺

2.肺的组织结构　肺由肺实质和肺间质组成。肺实质包括各级支气管分支及其末端的肺泡(图3-1-6)。肺间质包括结缔组织、血管、淋巴管和神经等。肺泡是气体交换的场所,呈半球形小囊泡,由单层扁平上皮细胞构成。肺泡壁上有丰富的毛细血管网,血液中的氧气和二氧化碳通过肺泡壁和毛细血管壁进行交换。

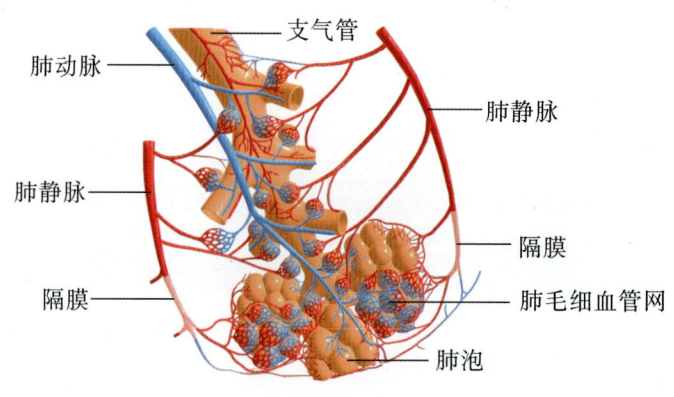

图 3-1-6　肺泡

二、呼吸系统的功能

(一) 气体交换

呼吸系统的主要功能是进行气体交换。吸入的空气中含有氧气,氧气通过呼吸道进入肺,在肺泡内与血液中的二氧化碳进行交换。氧气进入血液后,通过血液循环输送到全身各个组织和器官,供细胞利用。细胞代谢产生的二氧化碳则通过血液循环输送到肺,在肺泡内与吸入的空气进行交换,然后排出体外(图3-1-7)。

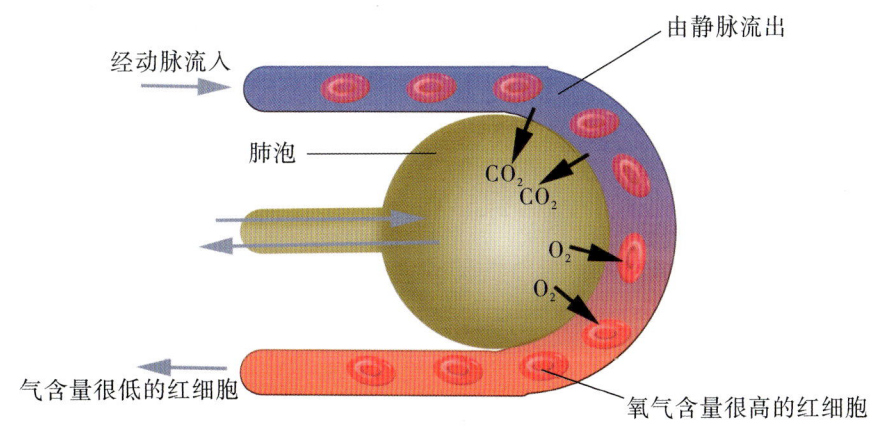

图 3-1-7 肺的换气

(二) 呼吸调节

呼吸系统通过调节呼吸频率和深度来维持体内氧气和二氧化碳的平衡。呼吸中枢位于脑干,它可以根据体内氧气和二氧化碳的浓度、血液酸碱度等因素调节呼吸运动。当体内氧气不足或二氧化碳过多时,呼吸中枢兴奋,呼吸频率和深度增加,以吸入更多的氧气,排出更多的二氧化碳。当体内氧气和二氧化碳浓度恢复正常时,呼吸中枢的兴奋程度降低,呼吸频率和深度恢复正常。

(三) 防御功能

呼吸系统具有防御功能,可以阻挡空气中的灰尘、细菌、病毒等有害物质进入体内。鼻毛可以阻挡较大的颗粒物质,鼻腔和气管黏膜分泌的黏液可以黏附较小的颗粒物质和微生物,然后通过咳嗽、喷嚏等方式将其排出体外。此外,呼吸系统还含有丰富的免疫细胞,如巨噬细胞、淋巴细胞等,可以吞噬和消灭入侵的病原体。

(四) 发声功能

喉是发声器官,通过声带的振动产生声音。声带是位于喉腔中部的两条黏膜皱襞,当气流通过声带时,声带振动产生声音。声音的高低、强弱和音色取决于声带的紧张程度、长度和厚度以及气流的速度和压力等因素。

三、呼吸系统的调节

呼吸系统的活动受到神经和体液因素的调节。

(一) 神经调节

1. 自主神经系统　自主神经系统包括交感神经和副交感神经。交感神经兴奋时,可使支气管平滑肌舒张,呼吸道口径增大,呼吸频率和深度增加。副交感神经兴奋时,可使支气管平滑肌收缩,呼吸道口径减小,呼吸频率和深度降低(图3-1-8)。

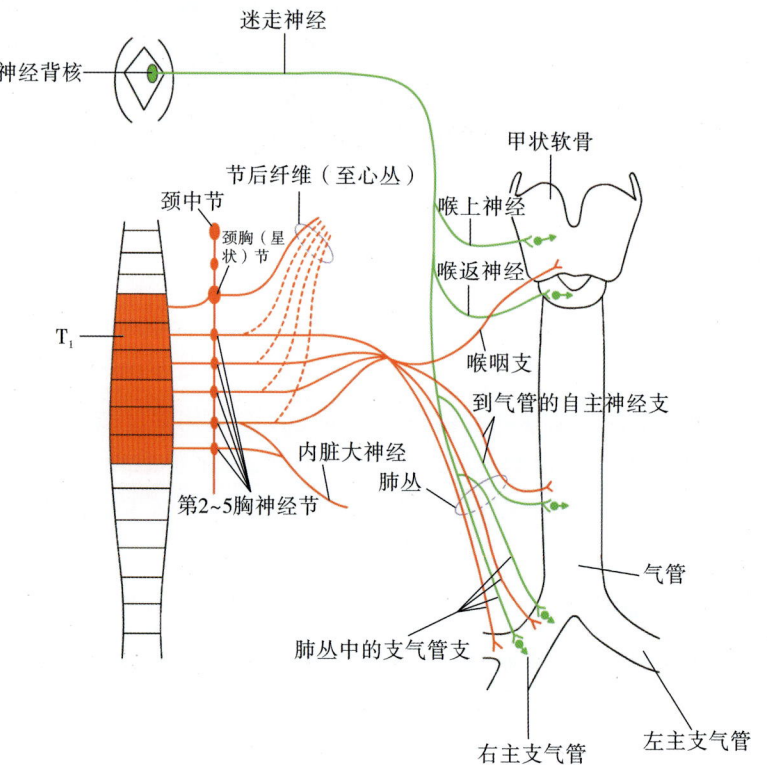

图3-1-8　气管神经

2. 呼吸中枢　呼吸中枢位于脑干,它可以根据体内氧气和二氧化碳的浓度、血液酸碱度等因素调节呼吸运动。当体内氧气不足或二氧化碳过多时,呼吸中枢兴奋,呼吸频率和深度增加。当体内氧气和二氧化碳浓度恢复正常时,呼吸中枢的兴奋程度降低,呼吸频率和深度恢复正常。

(二) 体液调节

1. 化学因素　血液中的氧气、二氧化碳和氢离子浓度等化学因素可以影响呼吸运动。当血液中氧分压降低、二氧化碳分压升高或氢离子浓度升高时,呼吸中枢兴奋,呼吸频率和深度增加。当血液中氧气分压升高、二氧化碳分压降低或氢离子浓度降低时,呼吸中枢的兴奋程度降低,呼吸频率和深度降低。

2. 激素　一些激素也可以影响呼吸运动。例如,肾上腺皮质激素可以增强呼吸中枢的兴奋性,促进呼吸运动。甲状腺激素可以提高基础代谢率,增加耗氧量,从而使呼吸频率和深度增加。

四、呼吸系统与健康

呼吸系统的健康对于维持人体正常的生命活动至关重要。不良的生活习惯、环境污染、感染等因素都可能影响呼吸系统的功能,导致呼吸系统疾病的发生。

(一) 保持良好的生活习惯

1. 戒烟　吸烟是导致呼吸系统疾病的主要危险因素之一。吸烟可引起慢性支气管炎、肺气肿、肺癌等疾病。戒烟可以降低患呼吸系统疾病的风险。

2. 适度运动　适度的运动可以增强呼吸系统的功能,提高肺活量。但要注意避免在污染严重的环境中运动。

3. 合理饮食　保持均衡的饮食,摄入足够的营养物质,有助于维持呼吸系统的健康。

(二) 避免环境污染

1. 空气污染　空气中的污染物如颗粒物、二氧化硫、氮氧化物等可对呼吸系统造成损害。应避免在污染严重的环境中停留,如工厂、交通要道等。在空气污染严重时,尽量减少户外活动,佩戴口罩。

2. 职业暴露　某些职业如矿工、建筑工人、化工工人等可能接触到有害物质,如粉尘、化学物质等,增加患呼吸系统疾病的风险。职业暴露的人群应采取有效的防护措施,如佩戴防护口罩、定期进行健康检查等。

(三)预防感染

1. 接种疫苗　接种流感疫苗、肺炎疫苗等可以预防呼吸道感染。

2. 注意个人卫生　勤洗手、保持室内通风、避免与患者密切接触等可以降低呼吸道感染的风险。

总之,呼吸系统的解剖结构和功能复杂而重要。了解呼吸系统的结构和功能,有助于我们更好地认识呼吸生理,预防和治疗呼吸系统疾病。保持良好的生活习惯、避免环境污染、预防感染等措施可以维护呼吸系统的健康,提高生活质量。

第二节　鼻的相关疾病

一、鼻炎

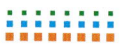

(一)定义

鼻炎即鼻腔炎性疾病,是病毒、细菌、变应原、各种理化因子以及某些全身性疾病引起的鼻腔黏膜的炎症。鼻炎的主要病理改变是鼻腔黏膜充血、肿胀、渗出、增生、萎缩或坏死等。

(二)病因

1. 病毒感染　急性鼻炎主要由病毒感染引起,如鼻病毒、冠状病毒、流感病毒等。

2. 细菌感染　病毒感染后继发细菌感染,常见的细菌有肺炎链球菌、流感嗜血杆菌等。

3. 吸入性变应原　如花粉、尘螨、动物皮毛、霉菌等。

4. 食物性变应原　某些人群对特定的食物过敏,如牛奶、鸡蛋、海鲜等,虽然食物过敏引起鼻炎的情况相对较少,但也可能发生。

5. 遗传因素　变应性鼻炎具有一定的遗传倾向。如果家族中有变应性鼻炎患者,个体患变应性鼻炎的风险会增加。

6. 空气污染　空气中的污染物如二氧化硫、氮氧化物、颗粒物等,可刺激鼻黏膜,引起鼻炎。

7.气候变化　气温骤变、寒冷刺激、干燥或潮湿的环境等都可能诱发鼻炎。

(三) 症状

1.鼻塞　鼻塞是鼻炎最常见的症状之一,可以是单侧或双侧鼻塞,呈间歇性、交替性或持续性。

2.流涕　可以是清水样涕、黏液性涕或脓性涕。

3.打喷嚏　频繁打喷嚏是鼻炎的常见表现,尤其在变应性鼻炎患者中更常见。

4.鼻痒　鼻内瘙痒感明显,患者常忍不住揉鼻。

5.嗅觉减退　由于鼻黏膜肿胀、分泌物增多等原因,影响嗅觉神经末梢,导致嗅觉减退。

6.头痛　部分鼻炎患者会出现头痛,通常为鼻窦区域的闷痛或胀痛。

7.咳嗽　鼻涕倒流至咽喉部,刺激喉部黏膜,可引起咳嗽。

8.耳鸣、耳闷　如果鼻炎累及咽鼓管,可导致咽鼓管功能障碍,出现耳鸣、耳闷等症状。

(四) 灸疗

1.基础取穴

迎香穴:在鼻翼外缘中点旁,鼻唇沟中(图3-2-1)。

印堂穴:在额部,两眉头的中间(图3-2-2)。

肺俞穴:在背部,第3胸椎棘突下,旁开1.5寸(图3-2-3)。

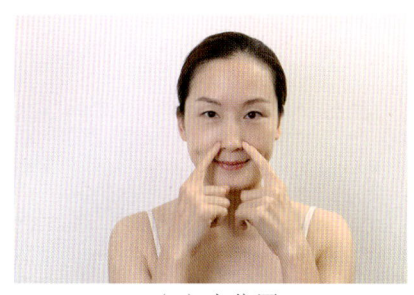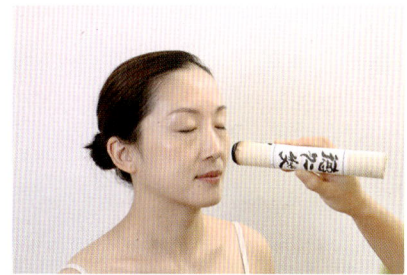

（a）定位图　　　　　　　（b）艾灸图

图3-2-1　迎香穴

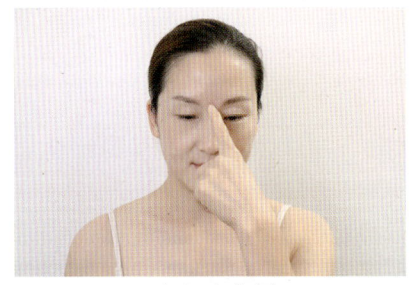 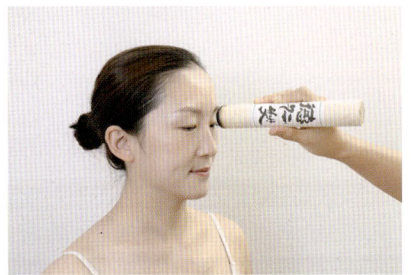

（a）定位图　　　　　　　　（b）艾灸图

图 3-2-2　印堂穴

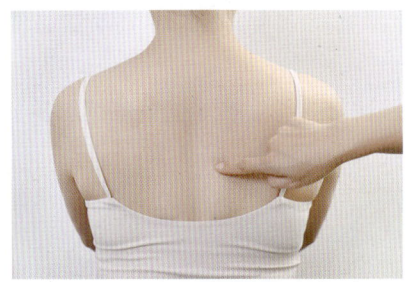 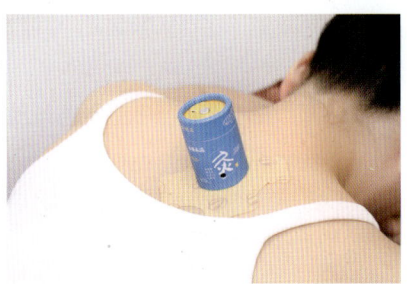

（a）定位图　　　　　　　　（b）艾灸图

图 3-2-3　肺俞穴

2. 随症取穴

(1) 若鼻塞严重选以下穴位。

上星穴：在头部，前发际正中直上 1 寸（图 3-2-4）。

通天穴：在头部，前发际正中直上 4 寸，旁开 1.5 寸（图 3-2-5）。

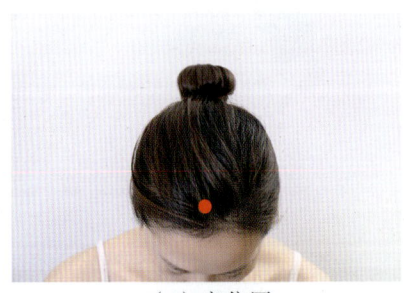 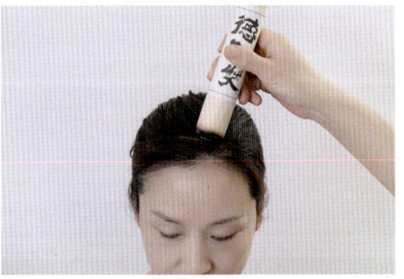

（a）定位图　　　　　　　　（b）艾灸图

图 3-2-4　上星穴

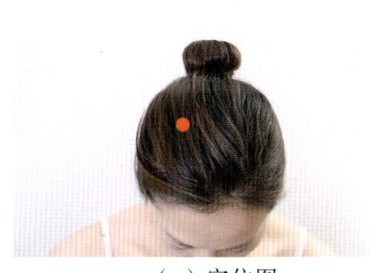 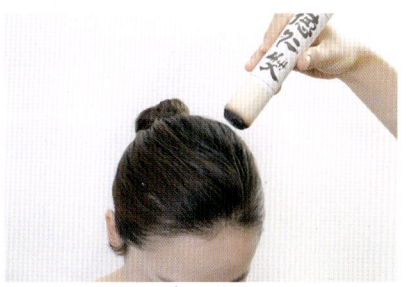

（a）定位图　　　　　　　（b）艾灸图

图 3-2-5　通天穴

（2）若流涕多选以下穴位。

合谷穴：在手背，第1、2掌骨间，第2掌骨桡侧的中点处（图3-2-6）。

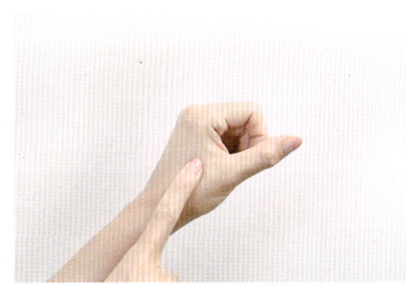 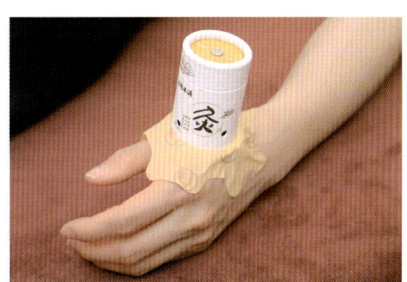

（a）定位图　　　　　　　（b）艾灸图

图 3-2-6　合谷穴

列缺穴：在前臂桡侧缘，桡骨茎突上方，腕横纹上1.5寸，肱桡肌与拇长伸肌腱之间（图3-2-7）。

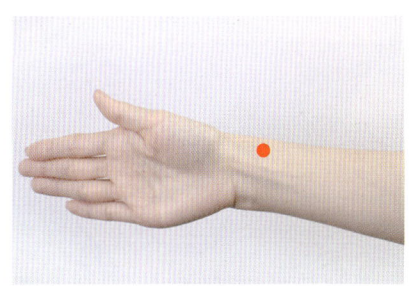 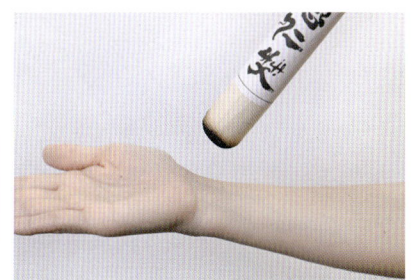

（a）定位图　　　　　　　（b）艾灸图

图 3-2-7　列缺穴

(3)若鼻痒、喷嚏多选以下穴位。

风池穴:在项部,枕骨之下,与风府相平,胸锁乳突肌与斜方肌上端之间的凹陷处(图3-2-8)。

足三里穴:在小腿前外侧,犊鼻下3寸,距胫骨前缘一横指(图3-2-9)。

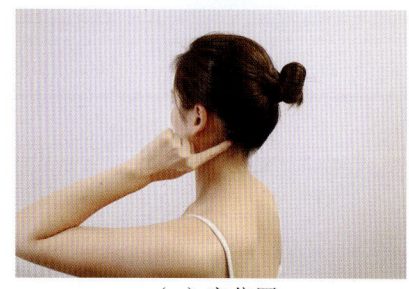 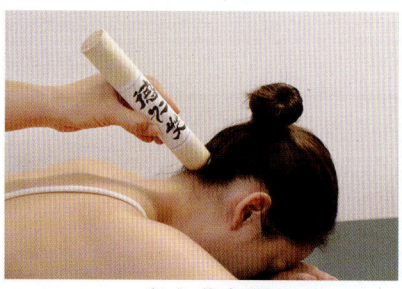

(a)定位图　　　　　　　　　　(b)艾灸图

图3-2-8　风池穴

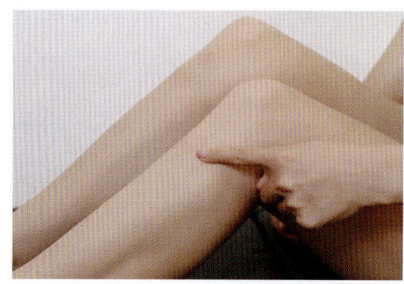 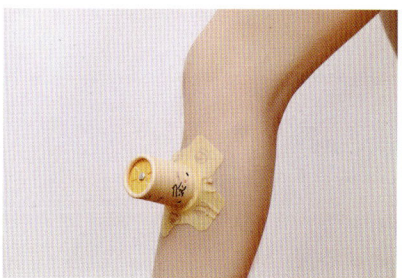

(a)定位图　　　　　　　　　　(b)艾灸图

图3-2-9　足三里穴

3.灸法　艾条温和灸,每次每穴位艾灸10~15 min,每日1~2次;艾炷隔姜灸,姜片中穿数孔,姜片上放艾炷施灸,每穴灸3~5壮,每日或隔日灸1次。

(五)预防

1.远离变应原　对于变应性鼻炎患者,明确并远离变应原至关重要。

2.保持室内清洁　定期清洗床上用品、窗帘等,以减少尘螨滋生。

3.适度运动　选择适合自己的运动方式,如散步、跑步、游泳、瑜伽等。

4.均衡饮食　保证摄入充足的营养,多吃新鲜蔬菜、水果、全谷类食物、含优质蛋白质的食物等。

5.避免寒冷刺激　注意保暖,尤其是在季节交替和寒冷天气时。

6.鼻腔冲洗　使用生理盐水进行鼻腔冲洗,可清除鼻腔内的分泌物、变应原和细菌等,减轻鼻腔黏膜的炎症。

二、鼻窦炎

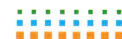

(一)定义

鼻窦炎是鼻窦黏膜的炎症性疾病。鼻窦是鼻腔周围颅骨内的含气空腔,左右成对,共四对,分别为上颌窦、筛窦、额窦和蝶窦。当鼻窦黏膜受到细菌、病毒、真菌等病原体感染,或因过敏反应、鼻腔结构异常、全身性疾病等因素影响时,可发生炎症,引起鼻窦炎。

(二)病因

1.病毒感染　如流感病毒、鼻病毒等引起的上呼吸道感染,可蔓延至鼻窦,引发鼻窦炎。

2.细菌感染　病毒感染后继发细菌感染,常见的细菌有肺炎链球菌、流感嗜血杆菌、金黄色葡萄球菌等。

3.真菌感染　在特定的环境下,如在长期使用抗生素、免疫功能低下等人群中,真菌可感染鼻窦,引起真菌性鼻窦炎。

4.鼻中隔偏曲　鼻中隔向一侧或两侧弯曲,可导致鼻腔通气不畅,影响鼻窦的引流,容易引发鼻窦炎。

5.鼻甲肥大　尤其是下鼻甲肥大,可阻塞鼻窦开口,使鼻窦内的分泌物排出受阻,增加鼻窦炎的发生风险。

6.鼻息肉　鼻腔内的息肉可堵塞鼻窦开口,阻碍鼻窦的正常引流,从而引发鼻窦炎。

(三)症状

1.鼻塞　多为患侧持续性鼻塞,如两侧鼻窦均有病变则可出现双侧鼻塞。

2.脓涕　鼻涕多为脓性或黏脓性,量可多可少。

3.头痛　疼痛的部位和性质因鼻窦病变的部位不同而有所差异。

4.急性上颌窦炎　疼痛多位于上颌窦前壁,即尖牙窝处,可呈持续性胀痛,有时呈上午轻、下午重。

5.急性筛窦炎　疼痛一般较轻,局限于内眦或鼻根部,也可放射至头顶部。

6.急性额窦炎　疼痛多在前额部,具有周期性。

7. 急性蝶窦炎　疼痛多在眼球后部或枕部,可放射至头顶和耳后。

8. 慢性鼻窦炎　头痛一般不明显,多为钝痛、闷痛,常伴有头部沉重感。

9. 嗅觉减退　由于鼻腔黏膜肿胀、脓性分泌物堵塞嗅裂等原因,可导致嗅觉减退。

10. 眶周肿胀、疼痛　严重的鼻窦炎可波及眼眶周围组织,引起眶周肿胀、疼痛,甚至出现视力下降等症状。

(四)灸疗

1. 基础取穴

迎香穴:在鼻翼外缘中点旁,鼻唇沟中(图3-2-10)。

印堂穴:在额部,两眉头的中间(图3-2-11)。

肺俞穴:在背部,第3胸椎棘突下,旁开1.5寸(图3-2-12)。

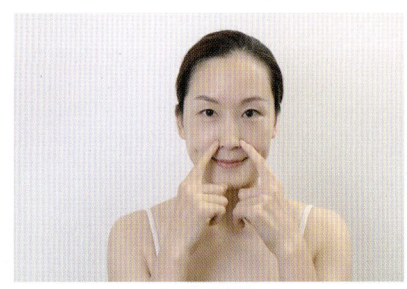 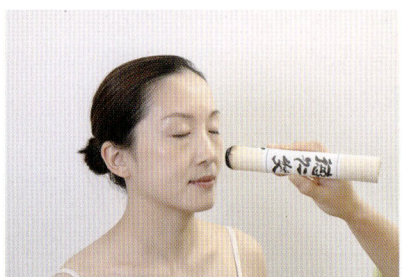

(a)定位图　　　　　　　　(b)艾灸图

图3-2-10　迎香穴

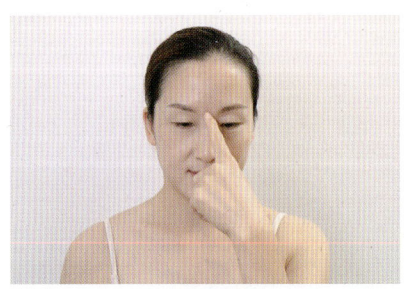 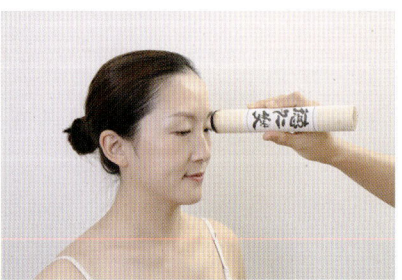

(a)定位图　　　　　　　　(b)艾灸图

图3-2-11　印堂穴

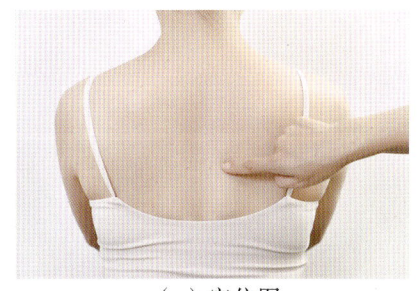
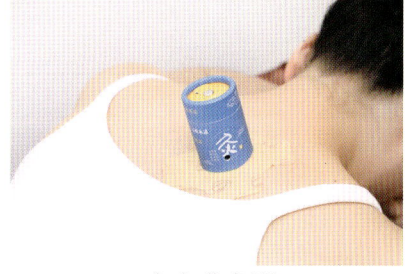

（a）定位图　　　　　　　　（b）艾灸图

图 3-2-12　肺俞穴

2. 随症取穴

（1）若鼻塞严重选以下穴位。

上星穴：在头部，前发际正中直上1寸（图3-2-13）。

通天穴：在头部，前发际正中直上4寸，旁开1.5寸（图3-2-14）。

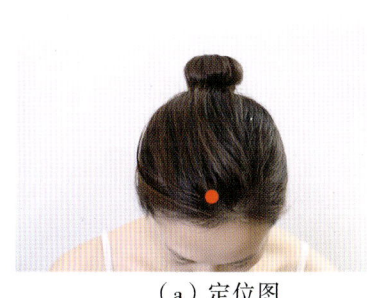
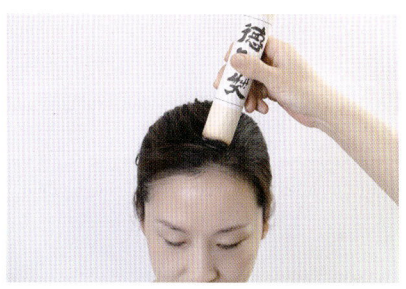

（a）定位图　　　　　　　　（b）艾灸图

图 3-2-13　上星穴

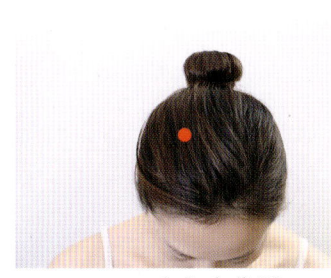
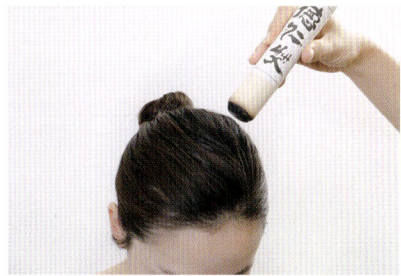

（a）定位图　　　　　　　　（b）艾灸图

图 3-2-14　通天穴

（2）若脓涕多选以下穴位。

合谷穴：在手背，第1、2掌骨间，第2掌骨桡侧的中点处（图3-2-15）。

列缺穴:在前臂桡侧缘,桡骨茎突上方,腕横纹上1.5寸,肱桡肌与拇长伸肌腱之间(图3-2-16)。

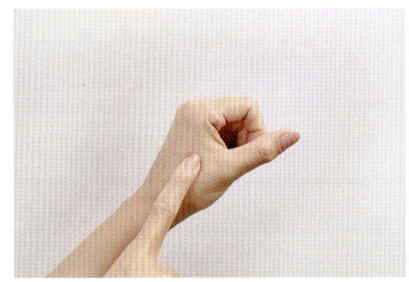
(a)定位图

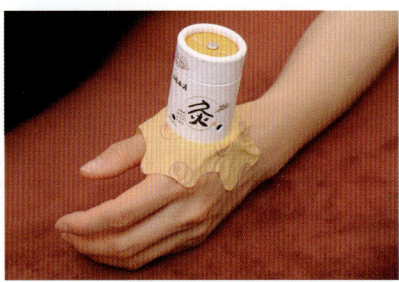
(b)艾灸图

图3-2-15　合谷穴

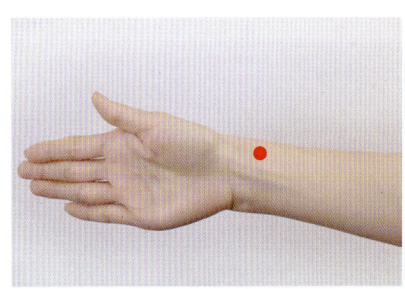
(a)定位图

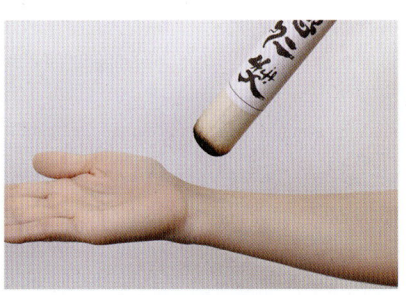
(b)艾灸图

图3-2-16　列缺穴

(3)若头痛明显选以下穴位。

风池穴:在项部,枕骨之下,与风府相平,胸锁乳突肌与斜方肌上端之间的凹陷处(图3-2-17)。

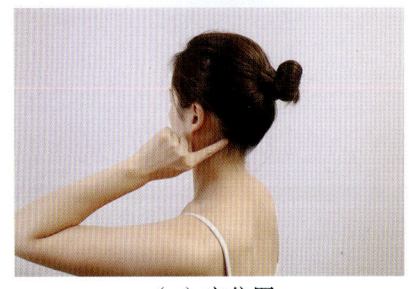
(a)定位图

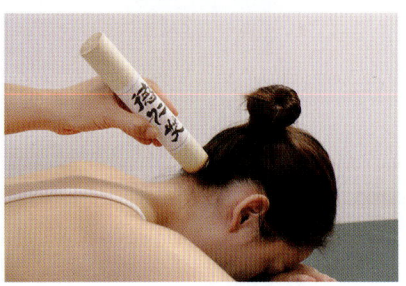
(b)艾灸图

图3-2-17　风池穴

太阳穴:在颞部,眉梢与目外眦之间,向后约 1 横指的凹陷处(图 3-2-18)。

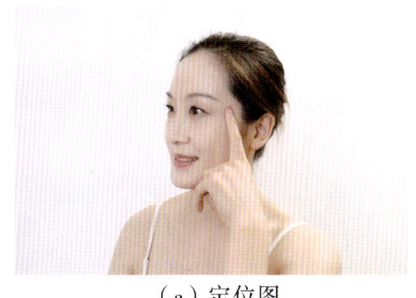
(a)定位图

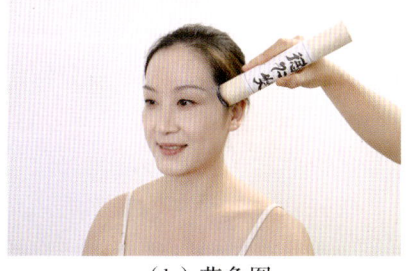
(b)艾灸图

图 3-2-18　太阳穴

3. 灸法　艾条温和灸,每次每穴位艾灸 10~15 min,每日 1~2 次;或者艾炷隔姜灸,姜片中穿数孔,姜片上放艾炷施灸,每穴灸 3~5 壮。

(五)预防

1. 合理饮食　保证营养均衡,多吃新鲜蔬菜、水果、全谷物、优质蛋白质等食物。

2. 适度运动　选择适合自己的运动方式,如散步、跑步、游泳、瑜伽等。

3. 预防感冒　感冒是引起鼻窦炎的常见原因之一,注意根据天气变化及时增减衣物,避免受寒。

4. 保持室内空气流通　经常开窗通风,保持室内空气新鲜。

5. 避免变应原　如果对花粉、尘螨、动物皮毛等过敏,应尽量避免接触这些变应原。

第三节　咽　炎

(一)定义

咽炎为咽部的非特异性炎症,是各种微生物感染咽部而产生炎症的统称,可单独存在,也可与鼻炎、扁桃体炎和喉炎并存,或为某些疾病的前驱症状。

(二)病因

1. 上呼吸道慢性炎症刺激　如慢性鼻炎、鼻窦炎等,其脓性分泌物经后鼻孔至咽部,刺激咽部黏膜,可引起咽炎。

2. 长期张口呼吸　尤其是在睡眠时张口呼吸,空气未经鼻腔过滤、湿润及加温,直接刺激咽部黏膜,容易引起咽炎。

3. 长期烟酒过度　烟酒中的有害物质会直接刺激咽部黏膜,导致黏膜充血、水肿,长此以往容易引发咽炎。

4. 受粉尘、有害气体等刺激　长期接触工业粉尘、化学气体等,会对咽部黏膜造成损伤,引发咽炎。

5. 免疫功能低下　某些疾病或药物治疗可能导致免疫功能低下,使机体容易感染病原体,从而引发咽炎。

6. 吸入性变应原　如花粉、尘螨、动物皮毛等,可引起咽部过敏反应,导致咽炎。

7. 气候因素　气候干燥、寒冷、高温等不良气候条件,会使咽部黏膜的防御功能降低,容易引发咽炎。

(三)症状

1. 咽痛　程度轻重不一,可为刺痛、钝痛、烧灼痛等。

2. 咽干　咽部干燥感明显,总觉得咽部有异物,需要频繁饮水来缓解。

3. 咽痒　感觉咽部瘙痒难耐,常引起咳嗽,咳嗽多为刺激性干咳。

4. 吞咽困难　在咽炎严重时,由于咽部黏膜充血、肿胀,会导致吞咽食物时有梗阻感,甚至疼痛,使吞咽变得困难。

5. 吞咽疼痛　特别是在吞咽粗糙、刺激性食物时,疼痛会更加明显。

6. 声音嘶哑　如果咽炎累及喉部,可引起声带充血、水肿,导致声音嘶哑。

(四)灸疗

1. 基础取穴

天突穴:位于颈部,前正中线上,胸骨上窝中央(图3-3-1)。

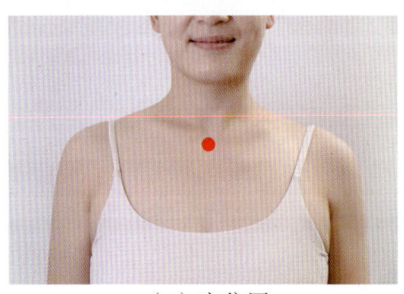
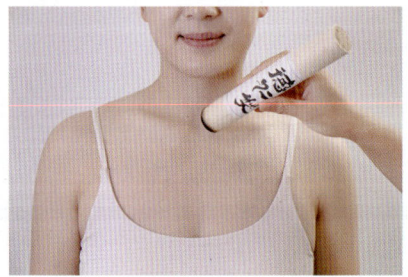

(a)定位图　　　　　　　(b)艾灸图

图3-3-1　天突穴

廉泉穴:在颈部,前正中线上,喉结上方,舌骨上缘凹陷处(图3-3-2)。
列缺穴:在前臂桡侧缘,桡骨茎突上方,腕横纹上1.5寸(图3-3-3)。
照海穴:在足内侧,内踝尖下方凹陷处(图3-3-4)。

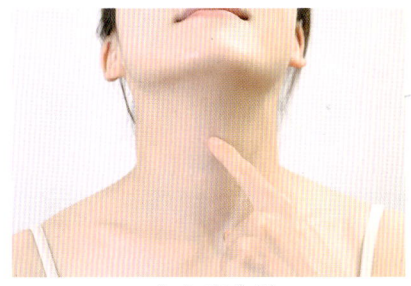
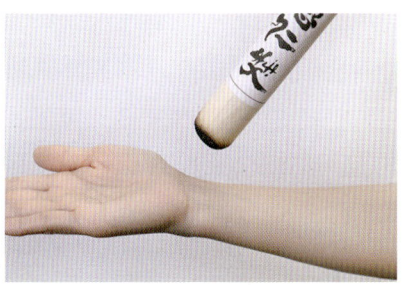

（a）定位图　　　　　　（b）艾灸图

图 3-3-2　廉泉穴

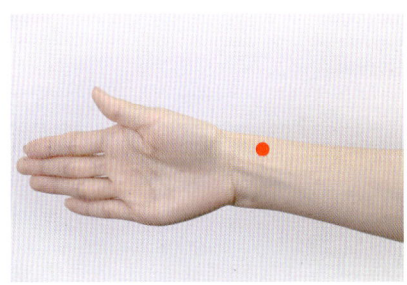
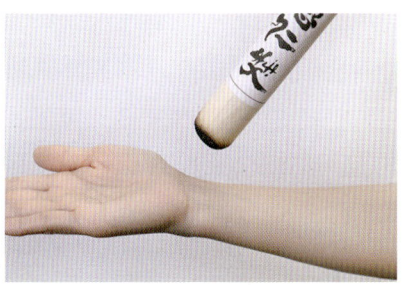

（a）定位图　　　　　　（b）艾灸图

图 3-3-3　列缺穴

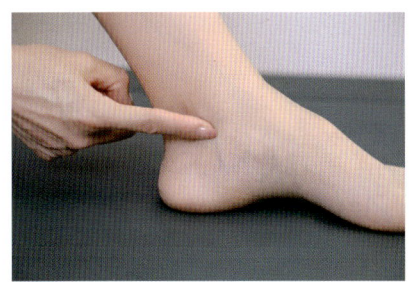
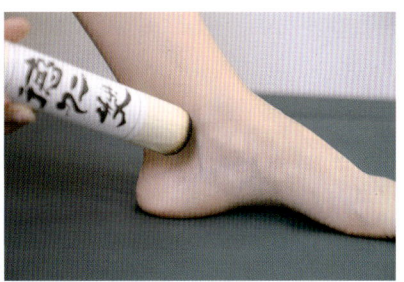

（a）定位图　　　　　　（b）艾灸图

图 3-3-4　照海穴

2. 随症加穴

(1) 若咽痛选以下穴位。

少商穴：在拇指末节桡侧，距指甲角0.1寸（图3-3-5）。

商阳穴：在示指末节桡侧，距指甲角0.1寸，点刺放血可缓解咽痛（图3-3-6）。

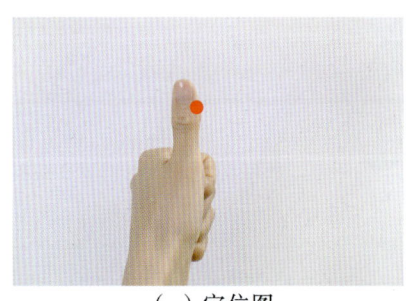 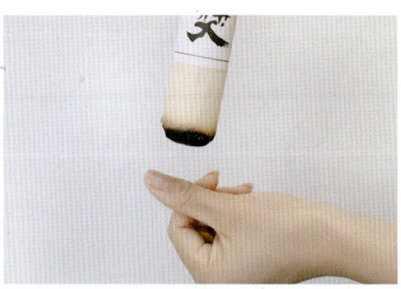

（a）定位图　　　　　　　　（b）艾灸图

图3-3-5　少商穴

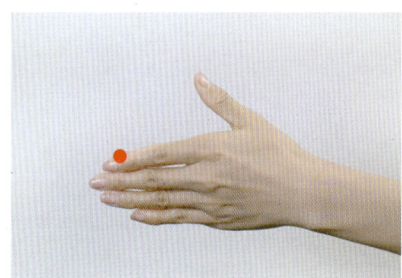 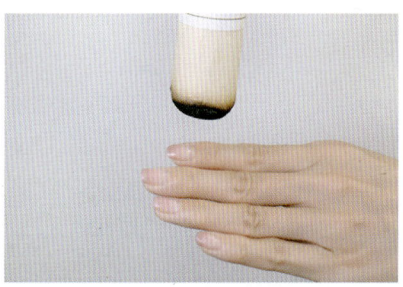

（a）定位图　　　　　　　　（b）艾灸图

图3-3-6　商阳穴

(2) 若咽干选太溪穴。

太溪穴：在足内侧，内踝后方，内踝尖与跟腱之间的凹陷处（图3-3-7）。

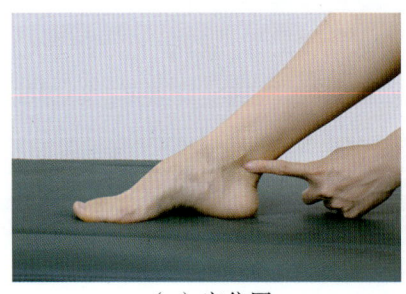 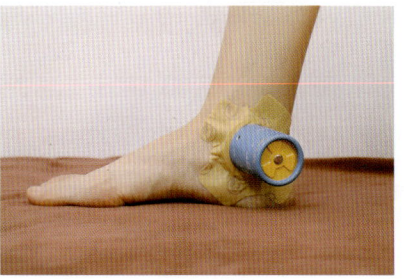

（a）定位图　　　　　　　　（b）艾灸图

图3-3-7　太溪穴

(3)若咳嗽选以下穴位。

肺俞穴:在背部,第3胸椎棘突下,旁开1.5寸(图3-3-8)。

尺泽穴:在肘横纹中,肱二头肌腱桡侧凹陷处(图3-3-9)。

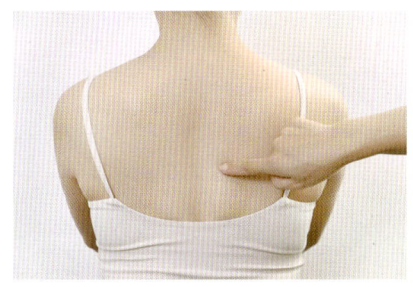 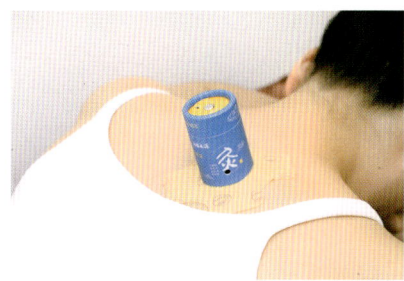

(a)定位图　　　　　　　　　(b)艾灸图

图3-3-8　肺俞穴

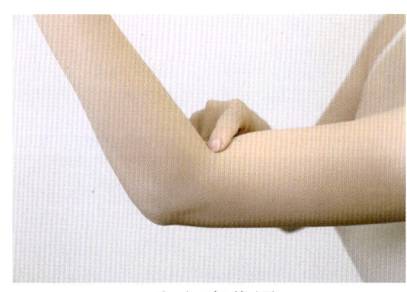 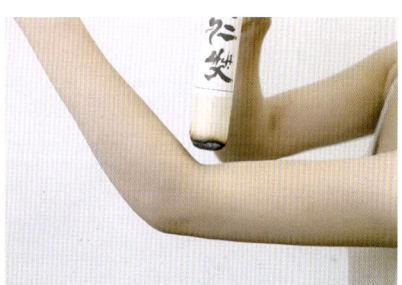

(a)定位图　　　　　　　　　(b)艾灸图

图3-3-9　尺泽穴

(4)若声音嘶哑选以下穴位。

哑门穴:在后发际正中直上0.5寸,第1颈椎下(图3-3-10)。

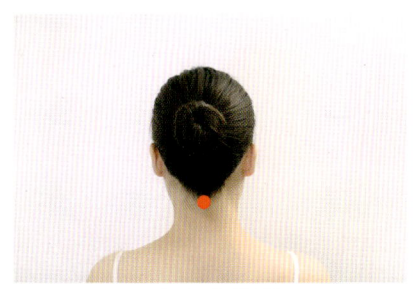 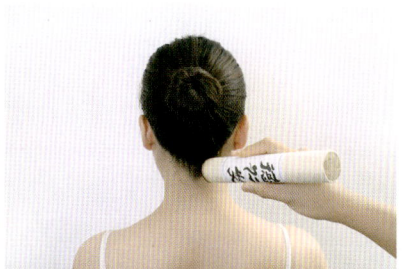

(a)定位图　　　　　　　　　(b)艾灸图

图3-3-10　哑门穴

鱼际穴:在手拇指本节(第1掌指关节)后凹陷处,约第1掌骨中点桡侧,赤白肉际处(图3-3-11)。

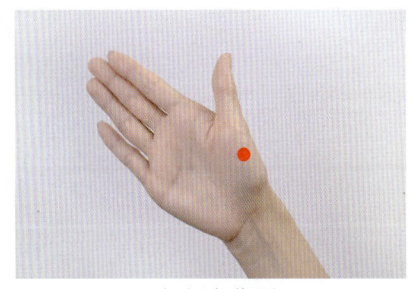

（a）定位图　　　　　　　（b）艾灸图

图3-3-11　鱼际穴

3.灸法　艾条温和灸,每次每穴位艾灸10~15 min,每日1~2次。

(五)预防

1.规律作息　保持充足的睡眠,每天保证7~8 h的睡眠时间。

2.适度运动　坚持适度的体育锻炼,如散步、慢跑、瑜伽、游泳等。

3.戒烟限酒　吸烟和过度饮酒会对咽喉部造成直接刺激,容易引发咽炎。

4.均衡饮食　保持饮食的均衡,摄入丰富的营养物质。

5.避免刺激性食物　减少辛辣、油腻、过热、过冷等刺激性食物的摄入。

第四节　喉　炎

(一)定义

喉炎是指喉部黏膜的炎症性疾病,主要由于病毒、细菌感染,过度用嗓,吸入有害气体、粉尘、烟雾等刺激性物质,过敏反应,胃食管反流等因素引起。

(二)病因

1.病毒感染　如流感病毒、副流感病毒、鼻病毒、腺病毒等,是引起急性喉炎的常见原因。

2. 细菌感染 常见的致病菌有金黄色葡萄球菌、溶血性链球菌、肺炎链球菌等。

3. 职业因素 教师、歌手、讲解员等职业人群,由于长期过度用嗓,容易引起喉部黏膜损伤,导致喉炎。

4. 吸入性变应原 如花粉、尘螨、动物皮毛等,吸入后可引起喉部过敏反应,导致喉炎。

5. 胃食管反流 胃酸反流至喉部,可刺激喉部黏膜,引起炎症。

(三)症状

1. 声音嘶哑 这是喉炎最常见的症状。轻者声音变粗、音调变低,重者可完全失声。

2. 喉部疼痛 通常表现为喉部的刺痛、钝痛或胀痛,在吞咽时疼痛加剧。

3. 咳嗽 多为刺激性干咳,有时可伴有少量痰液。

4. 呼吸困难 严重的喉炎可导致喉部黏膜肿胀,阻塞呼吸道,引起呼吸困难。

5. 喉部异物感 患者常感觉喉部有异物,咳不出又咽不下。

6. 吞咽困难 喉部疼痛和肿胀可导致吞咽困难,尤其是在进食固体食物时。

(四)灸疗

1. 基础取穴

天突穴:位于颈部,前正中线上,胸骨上窝中央(图3-4-1)。

廉泉穴:在颈部,前正中线上,喉结上方,舌骨上缘凹陷处(图3-4-2)。

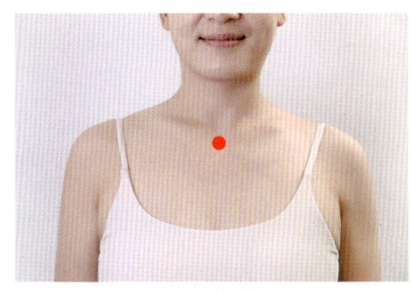 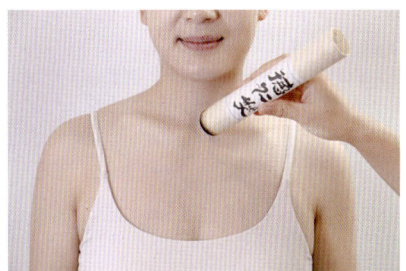

(a)定位图　　　　　　(b)艾灸图

图3-4-1　天突穴

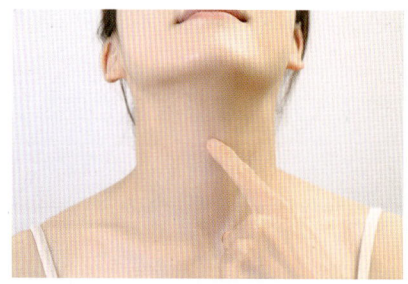
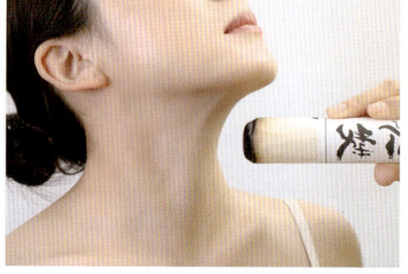

(a) 定位图　　　　　　　　(b) 艾灸图

图 3-4-2　廉泉穴

人迎穴：位于颈部，喉结旁，胸锁乳突肌的前缘，颈总动脉搏动处（图3-4-3）。

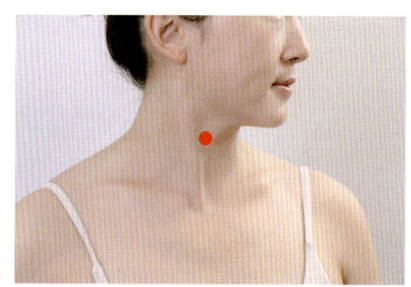
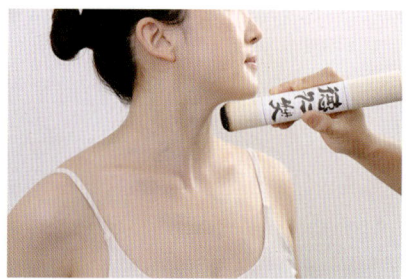

(a) 定位图　　　　　　　　(b) 艾灸图

图 3-4-3　人迎穴

2. 随症加穴

（1）若声音嘶哑严重选以下穴位。

扶突穴：在颈外侧部，喉结旁，胸锁乳突肌前、后缘之间（图3-4-4）。

哑门穴：在后发际正中直上0.5寸，第1颈椎下（图3-4-5）。

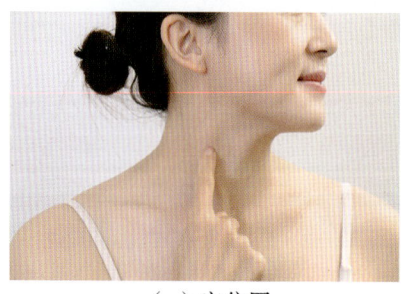
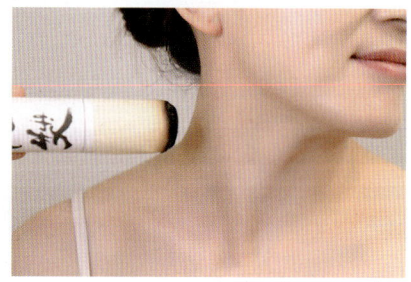

(a) 定位图　　　　　　　　(b) 艾灸图

图 3-4-4　扶突穴

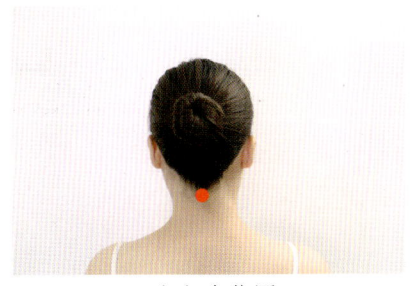 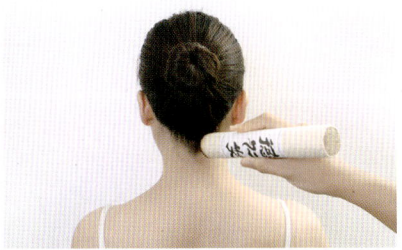

（a）定位图　　　　　　　　（b）艾灸图

图 3-4-5　哑门穴

（2）若喉部疼痛明显选以下穴位。

少商穴：在手拇指末节桡侧，距指甲角0.1寸（图3-4-6）。

商阳穴：在手示指末节桡侧，距指甲角0.1寸（图3-4-7）。

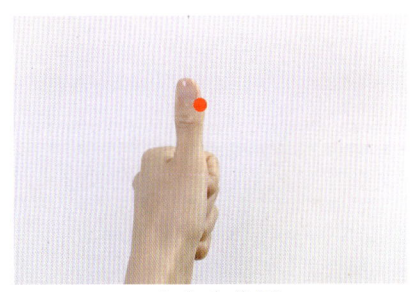 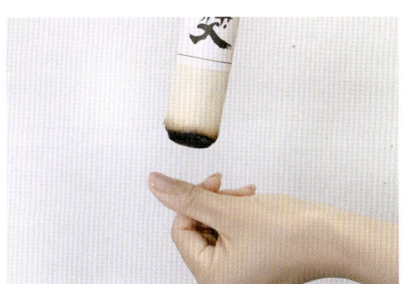

（a）定位图　　　　　　　　（b）艾灸图

图 3-4-6　少商穴

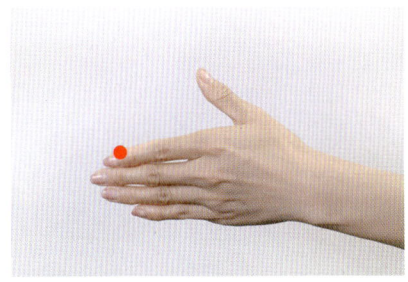 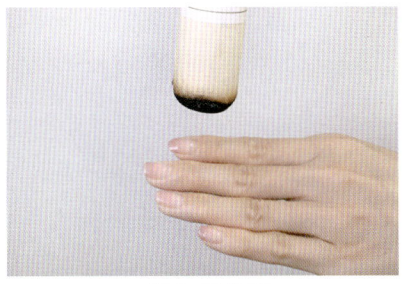

（a）定位图　　　　　　　　（b）艾灸图

图 3-4-7　商阳穴

（3）若咳嗽选以下穴位。

肺俞穴：在背部，第3胸椎棘突下，旁开1.5寸（图3-4-8）。

列缺穴：在前臂桡侧缘，桡骨茎突上方，腕横纹上 1.5 寸（图 3-4-9）。

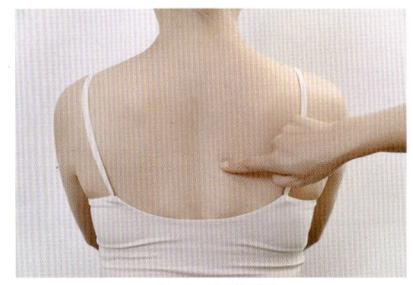
（a）定位图

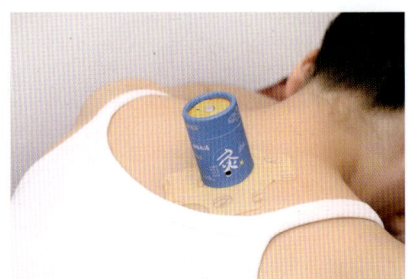
（b）艾灸图

图 3-4-8　肺俞穴

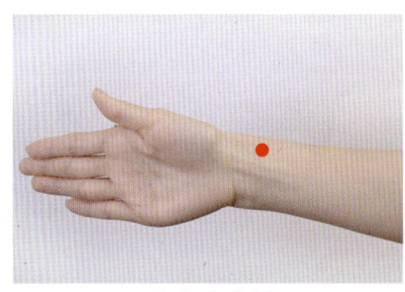
（a）定位图

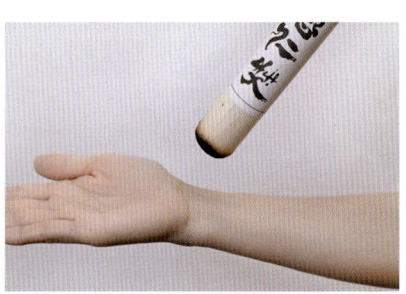
（b）艾灸图

图 3-4-9　列缺穴

3.灸法　艾条温和灸，每次每穴位艾灸 10～15 min；回旋灸，将艾条放在穴位上方 3 cm 左右处，做顺时针或逆时针方向的移动，范围可稍大一些，使穴位周围都能感受到温热，每个穴位灸 10～15 min。

（五）预防

1.规律作息　保证充足的睡眠，每天 7～8 h 为宜。

2.适度用嗓　避免长时间大声说话、喊叫或唱歌，给声带足够的休息时间。

3.避免过度劳累　过度劳累会使身体抵抗力下降，容易引发喉炎。

4.均衡饮食，避免刺激性食物　减少辛辣、油腻、过热、过冷等刺激性食物的摄入。

5.定期体检　定期进行喉部检查，及时发现和治疗喉部疾病，预防喉炎的发生。

第五节　慢性支气管炎

(一)定义

慢性支气管炎是气管、支气管黏膜及其周围组织的慢性非特异性炎症。主要特点是咳嗽、咳痰或伴有喘息,症状每年持续 3 个月以上,连续 2 年或 2 年以上发病。

(二)病因

1. 吸烟　长期吸烟是慢性支气管炎最重要的发病因素。

2. 空气污染　大气中的有害气体如二氧化硫、二氧化氮等,以及工业粉尘、烟雾等,可刺激呼吸道黏膜,引起炎症反应。

3. 感染因素　病毒、细菌、支原体等感染是慢性支气管炎急性发作的重要原因。

4. 过敏因素　部分患者可能对花粉、尘螨、动物皮毛等过敏,过敏反应可引起气道炎症。

5. 其他因素　如气候变化、免疫功能低下、营养状况不良、遗传因素等也可能与慢性支气管炎的发生有关。

(三)症状

1. 咳嗽　一般以晨间咳嗽为主,睡眠时有阵咳或排痰。咳嗽的程度和频率因人而异,可伴有咳痰。

2. 咳痰　通常为白色黏液或浆液泡沫性痰,偶可带血。

3. 喘息或气急　部分患者可出现喘息或气急,尤其是在活动后或呼吸道感染时加重。

4. 其他症状　病情严重者可出现乏力、消瘦、食欲减退等全身症状。

(四)灸疗

1. 基础取穴

肺俞穴:位于背部,第 3 胸椎棘突下,旁开 1.5 寸(图 3-5-1)。

脾俞穴:在背部,第 11 胸椎棘突下,旁开 1.5 寸(图 3-5-2)。

肾俞穴:在腰部,第 2 腰椎棘突下,旁开 1.5 寸(图 3-5-3)。

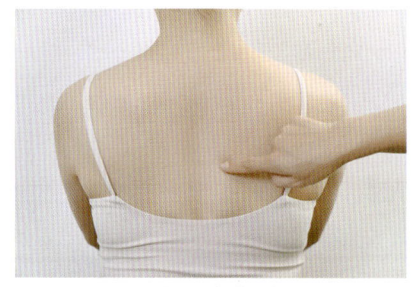
（a）定位图

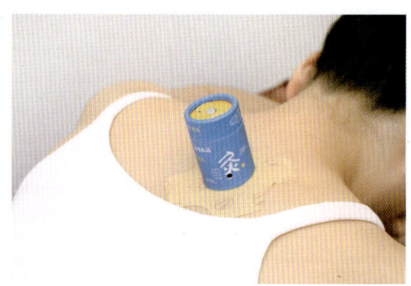
（b）艾灸图

图3-5-1　肺俞穴

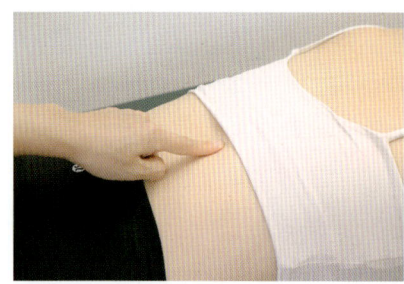
（a）定位图

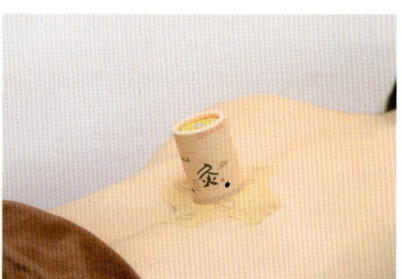
（b）艾灸图

图3-5-2　脾俞穴

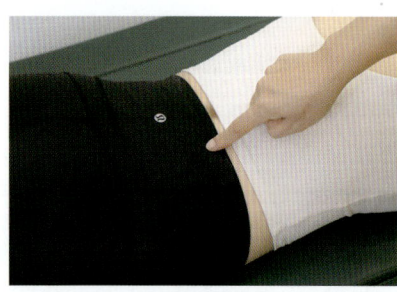
（a）定位图

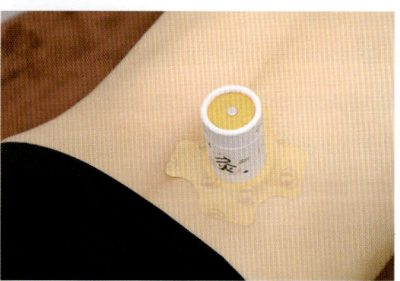
（b）艾灸图

图3-5-3　肾俞穴

2.随症加穴

（1）若咳嗽频繁选以下穴位。

太渊穴：在腕掌侧横纹桡侧，桡动脉搏动处（图3-5-4）。

列缺穴：在前臂桡侧缘，桡骨茎突上方，腕横纹上1.5寸（图3-5-5）。

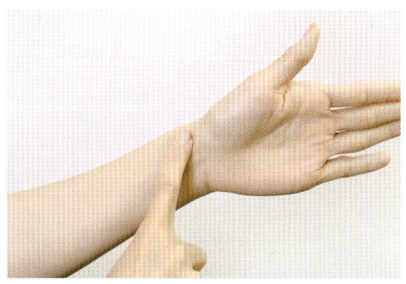 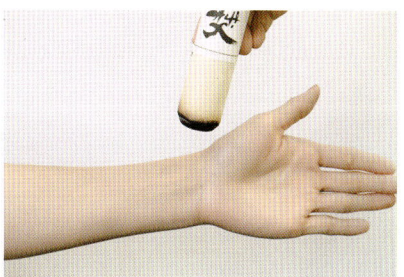

（a）定位图　　　　　　　　（b）艾灸图

图 3-5-4　太渊穴

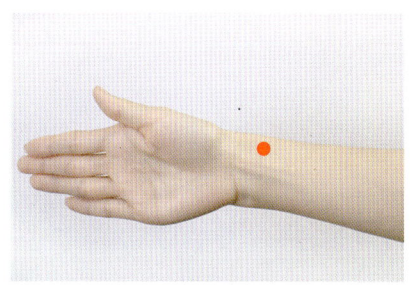 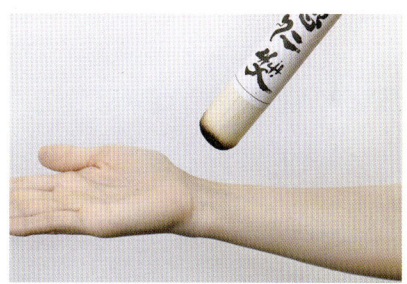

（a）定位图　　　　　　　　（b）艾灸图

图 3-5-5　列缺穴

（2）若痰多难咳出选以下穴位。

丰隆穴：在小腿前外侧，外踝尖上 8 寸，条口外，距胫骨前缘二横指（图 3-5-6）。

中脘穴：在上腹部，前正中线上，脐中上 4 寸（图 3-5-7）。

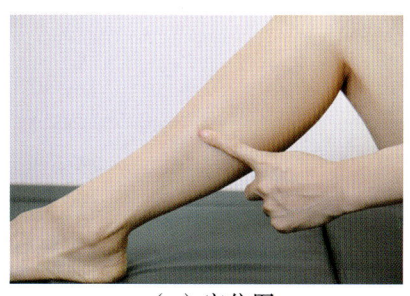 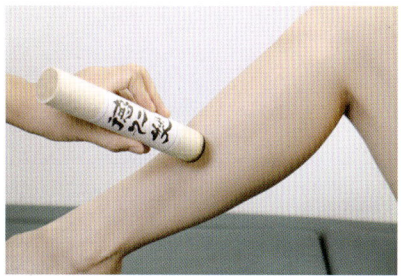

（a）定位图　　　　　　　　（b）艾灸图

图 3-5-6　丰隆穴

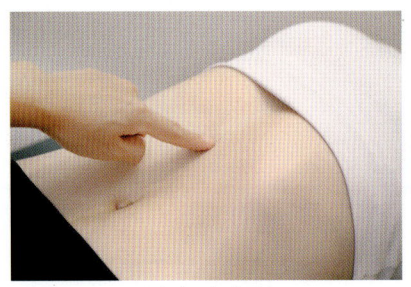

　　　(a) 定位图　　　　　　　(b) 艾灸图

图 3-5-7　中脘穴

(3) 若气喘明显选以下穴位。

定喘穴:在背部,第 7 颈椎棘突下,旁开 0.5 寸(图 3-5-8)。

天突穴:位于颈部,前正中线上,胸骨上窝中央(图 3-5-9)。

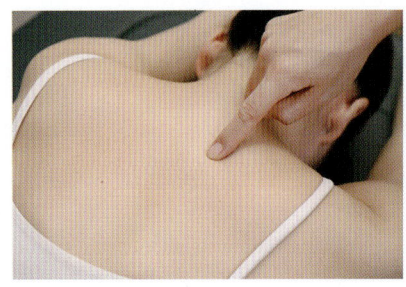 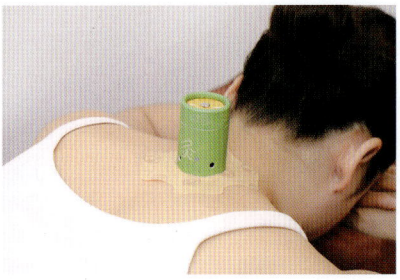

　　　(a) 定位图　　　　　　　(b) 艾灸图

图 3-5-8　定喘穴

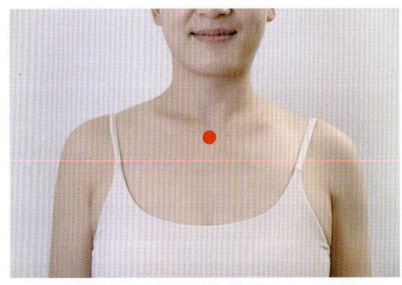 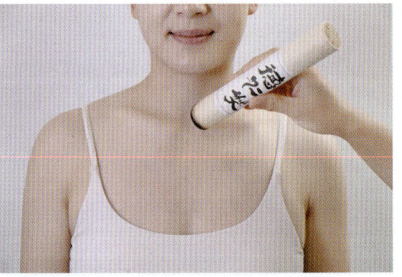

　　　(a) 定位图　　　　　　　(b) 艾灸图

图 3-5-9　天突穴

3.灸法 艾条温和灸,每次每穴位艾灸10～15 min,每日1～2次。

(五)预防

1.戒烟 吸烟是慢性支气管炎最重要的危险因素,戒烟可以显著降低患病风险。

2.适度运动 坚持适度的体育锻炼,如散步、慢跑、打太极拳等,可以增强体质,提高呼吸道的抵抗力。

3.规律作息 保持充足的睡眠,每天保证7～8 h的睡眠时间,让身体得到充分的休息,有助于维持免疫系统的正常功能。

4.均衡饮食,避免食用刺激性食物 保证摄入丰富的营养,提供身体所需的维生素、矿物质和蛋白质。

5.注意保暖 在寒冷的季节要注意保暖,避免受寒。

第六节 肺的相关疾病

一、肺炎

(一)定义

肺炎指终末气道、肺泡和肺间质(即支气管壁周围组织)的炎症,可由病原微生物、理化因素、免疫损伤、过敏及药物所致。临床症状主要为发热、寒战、咳嗽、咳痰,可伴有胸痛、呼吸困难等。

(二)病因

1.细菌感染 常见的致病菌有肺炎链球菌、金黄色葡萄球菌、流感嗜血杆菌、铜绿假单胞菌等。

2.病毒感染 如流感病毒、副流感病毒、呼吸道合胞病毒、腺病毒等。

3.真菌感染 主要由念珠菌、曲霉菌、隐球菌等真菌引起。

4.支原体、衣原体感染 支原体和衣原体主要通过空气飞沫传播,引起肺部的非典型感染。

5.误吸 如昏迷患者、吞咽困难患者,可能会将口腔或胃的内容物误吸入呼吸道,引起吸入性肺炎。

6.血行播散 身体其他部位的感染灶,如皮肤感染、泌尿系统感染等,细菌可以通过血液循环到达肺部,引起血行播散性肺炎。

(三)症状

1. 发热　发热的程度和持续时间与肺炎的严重程度和病原体种类有关。

2. 乏力　患者常感到全身无力、疲倦,精神萎靡。

3. 食欲缺乏　由于发热、咳嗽等症状影响了消化系统的功能,患者可能会出现食欲缺乏、恶心、呕吐等症状。

4. 头痛、肌肉酸痛　部分患者可能会出现头痛、肌肉酸痛等全身症状。

5. 咳嗽　咳嗽是肺炎最主要的症状之一,通常为刺激性干咳,随着病情的发展,可出现咳痰。

6. 咳痰　咳痰是肺炎的常见症状之一,痰液的性质和量因病原体不同而有所差异。

7. 胸痛　部分患者可能会出现胸痛,疼痛的性质多为刺痛或胀痛,可随咳嗽或呼吸加重。

8. 呼吸困难　严重的肺炎可导致呼吸困难,表现为呼吸急促、费力,甚至出现鼻翼扇动、三凹征(吸气时胸骨上窝、锁骨上窝、肋间隙明显凹陷)等。

(四)灸疗

1. 基础取穴

肺俞穴:在背部,第3胸椎棘突下,旁开1.5寸(图3-6-1)。

膻中穴:在胸部,前正中线上,平第4肋间,两乳头连线的中点(图3-6-2)。

尺泽穴:在肘横纹中,肱二头肌腱桡侧凹陷处(图3-6-3)。

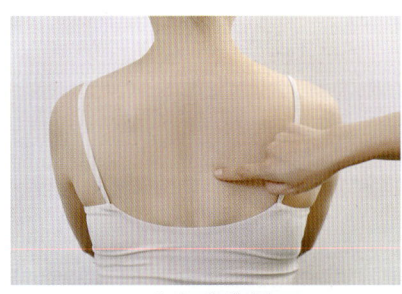　　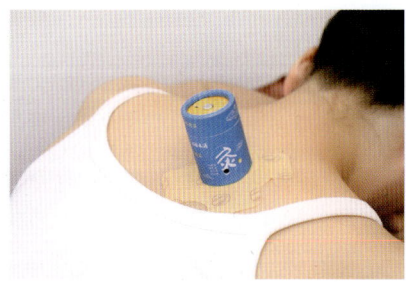

　　(a)定位图　　　　　　　　(b)艾灸图

图3-6-1　肺俞穴

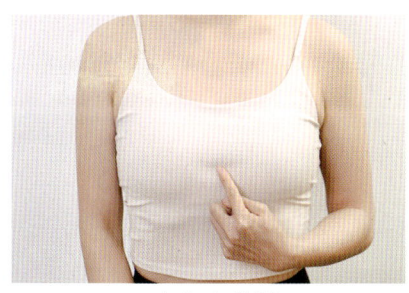 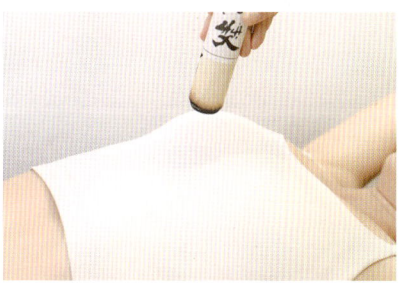

（a）定位图　　　　　　　　（b）艾灸图

图 3-6-2　膻中穴

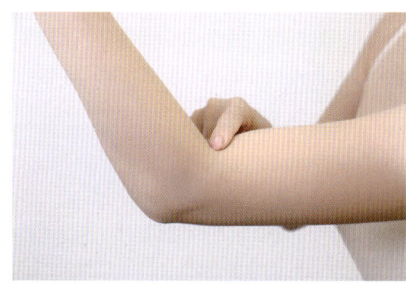 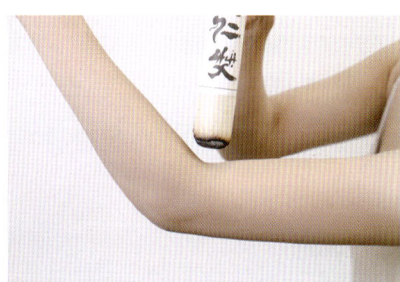

（a）定位图　　　　　　　　（b）艾灸图

图 3-6-3　尺泽穴

2. 随症取穴

（1）若发热选以下穴位。

大椎穴：在后正中线上，第 7 颈椎棘突下凹陷中（图 3-6-4）。

曲池穴：在肘横纹外侧端，屈肘，尺泽与肱骨外上髁连线中点（图 3-6-5）。

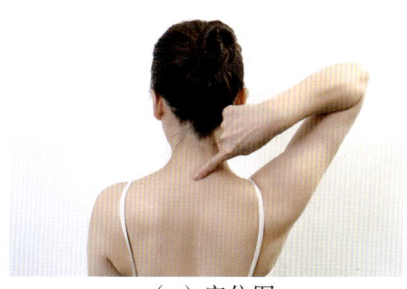 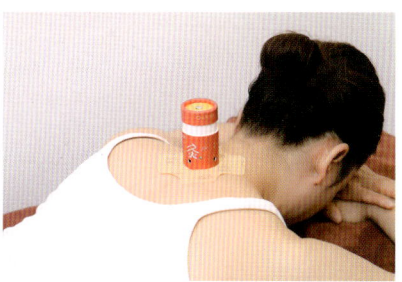

（a）定位图　　　　　　　　（b）艾灸图

图 3-6-4　大椎穴

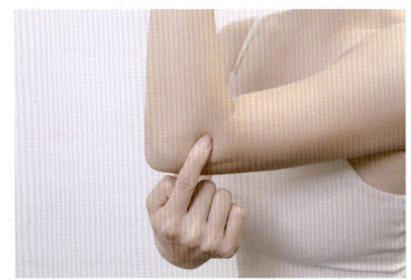 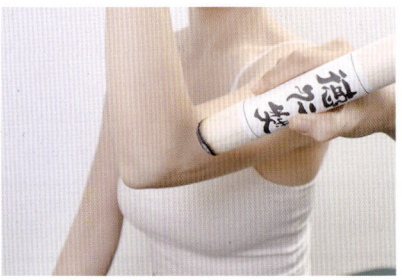

（a）定位图　　　　　　　　（b）艾灸图

图 3-6-5　曲池穴

（2）若咳嗽剧烈选以下穴位。

列缺穴：在前臂桡侧缘，桡骨茎突上方，腕横纹上 1.5 寸（图 3-6-6）。

太渊穴：在腕掌侧横纹桡侧，桡动脉搏动处（图 3-6-7）。

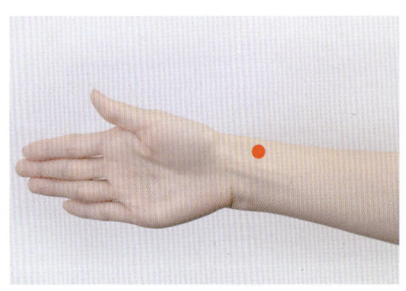 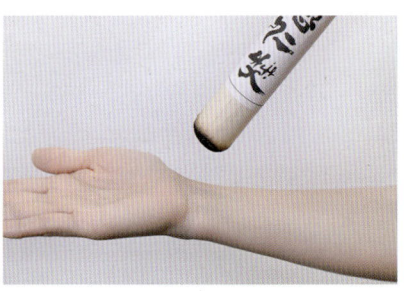

（a）定位图　　　　　　　　（b）艾灸图

图 3-6-6　列缺穴

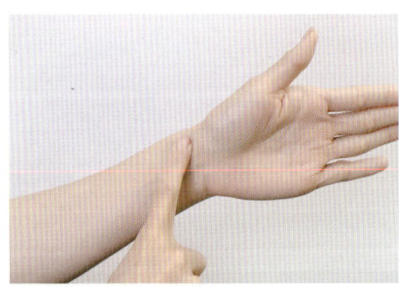 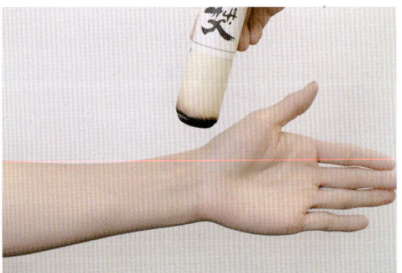

（a）定位图　　　　　　　　（b）艾灸图

图 3-6-7　太渊穴

(3) 若痰多选以下穴位。

丰隆穴:在小腿前外侧,外踝尖上 8 寸,条口外,距胫骨前缘二横指(图 3-6-8)。

中脘穴:在上腹部,前正中线上,脐中上 4 寸(图 3-6-9)。

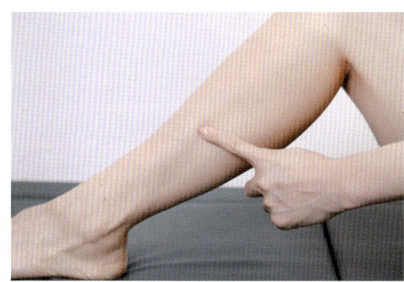

(a) 定位图　　　　　　(b) 艾灸图

图 3-6-8　丰隆穴

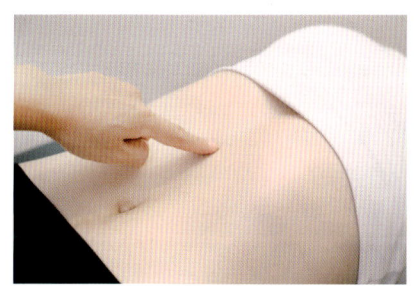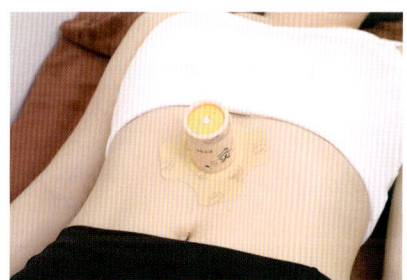

(a) 定位图　　　　　　(b) 艾灸图

图 3-6-9　中脘穴

(4) 若胸痛选以下穴位。

内关穴:在前臂掌侧,曲泽与大陵的连线上,腕横纹上 2 寸,掌长肌腱与桡侧腕屈肌腱之间(图 3-6-10)。

郄门穴:在前臂掌侧,曲泽与大陵的连线上,腕横纹上 5 寸(图 3-6-11)。

3. 灸法　艾条温和灸,每次每穴位艾灸 15~20 min,每日 1~2 次;或者艾炷隔姜灸,姜片中穿数孔,姜片上放艾炷施灸,每穴灸 3~5 壮,每日 1 次。

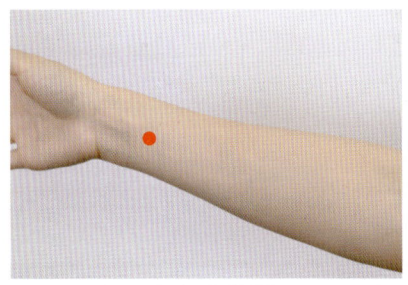
（a）定位图

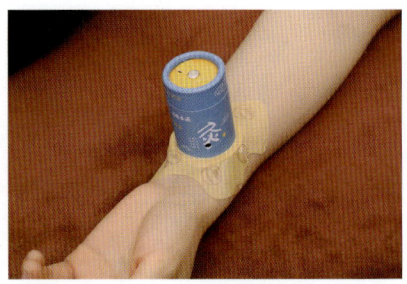
（b）艾灸图

图3-6-10　内关穴

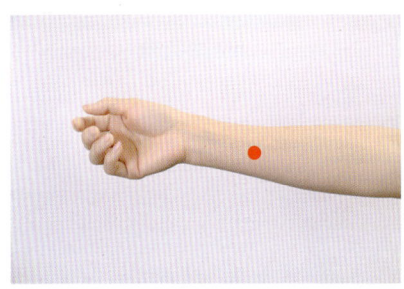
（a）定位图

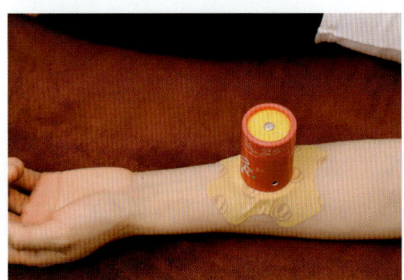
（b）艾灸图

图3-6-11　郄门穴

（五）预防

1.均衡饮食　保证摄入丰富的营养,包括蛋白质、碳水化合物、脂肪、维生素和矿物质等。

2.适度运动　坚持适度的体育锻炼,如散步、跑步、游泳、瑜伽等,可以增强心肺功能,提高身体的免疫力。

3.充足睡眠　保证每天7~8 h的充足睡眠,让身体得到充分的休息和恢复,有助于维持免疫系统的正常功能。

4.减少压力　长期的高压状态会影响免疫系统的功能,可通过冥想、深呼吸、瑜伽等方式减轻压力,保持良好的心态。

5.戒烟限酒　吸烟会损害呼吸道黏膜,增加肺炎的发病风险。

6.注意保暖　根据天气变化及时增减衣物,避免受寒。

二、慢性阻塞性肺疾病

(一)定义

慢性阻塞性肺疾病(chronic obstructive pulmonary disease,COPD)是一种具有气流阻塞特征的慢性支气管炎和/或肺气肿,可进一步发展为肺心病和呼吸衰竭的常见慢性疾病。

(二)病因

1. 吸烟　吸烟是导致COPD最重要的危险因素。香烟中的有害物质可损伤气道上皮细胞,使纤毛运动减弱,黏液分泌增多,导致气道净化功能下降;还可引起气道炎症反应,促使小气道狭窄和肺泡壁破坏,最终导致气流受限。

2. 室外空气污染　大气中的有害气体可刺激呼吸道黏膜,引起炎症反应,增加COPD的发病风险。

3. 呼吸道感染　病毒、细菌、支原体等感染是COPD急性加重的重要原因。

4. 年龄　随着年龄的增长,肺功能逐渐下降,患COPD的风险也相应增加。

5. 气候因素　寒冷、干燥的气候可能会刺激呼吸道,加重COPD的症状。冬季COPD患者的急性加重概率往往较高。

(三)症状

1. 发热　多为高热,体温可达到38℃甚至更高,呈稽留热或弛张热。

2. 乏力　感到疲倦、虚弱,精神不振,活动耐力明显下降。

3. 食欲减退　对食物缺乏兴趣,食量减少,甚至出现恶心、呕吐等消化系统症状。

4. 咳嗽　频繁而剧烈的咳嗽,初期可能为刺激性干咳,随着病情发展可出现咳痰。

5. 咳痰　痰液的性质因病原体不同而有所差异。

6. 胸痛　多为刺痛,随咳嗽或深呼吸加重。

7. 呼吸困难　呼吸急促、费力,严重时可出现鼻翼扇动、三凹征等表现。

(四)灸疗

1. 基础取穴

肺俞穴:在背部,第3胸椎棘突下,旁开1.5寸(图3-6-12)。

膻中穴:在胸部,前正中线上,平第4肋间,两乳头连线的中点(图3-6-13)。

脾俞穴:在背部,第11胸椎棘突下,旁开1.5寸(图3-6-14)。

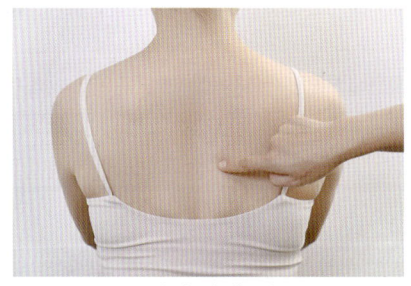
（a）定位图

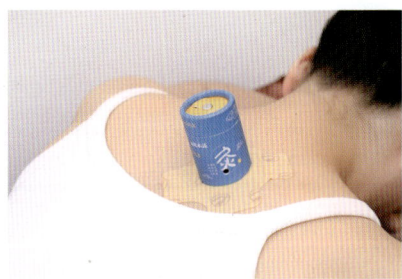
（b）艾灸图

图3-6-12　肺俞穴

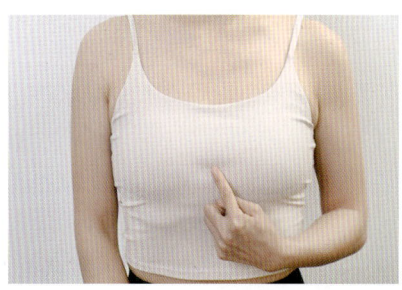
（a）定位图

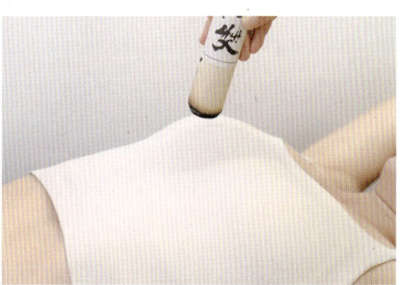
（b）艾灸图

图3-6-13　膻中穴

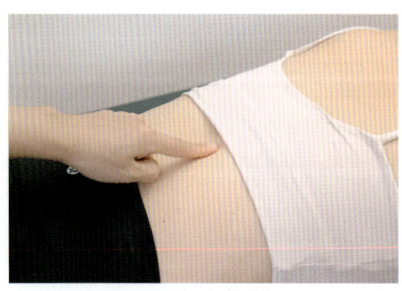
（a）定位图

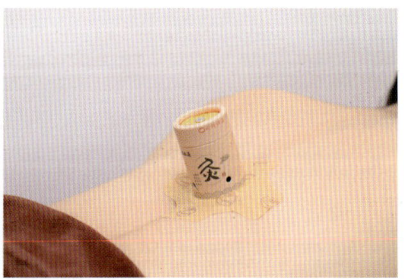
（b）艾灸图

图3-6-14　脾俞穴

2.随症取穴

(1)若咳嗽明显选以下穴位。

列缺穴：在前臂桡侧缘，桡骨茎突上方，腕横纹上1.5寸（图3-6-15）。

太渊穴：在腕掌侧横纹桡侧，桡动脉搏动处（图3-6-16）。

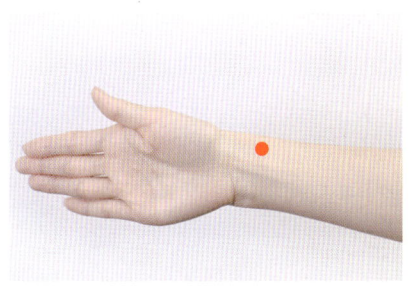 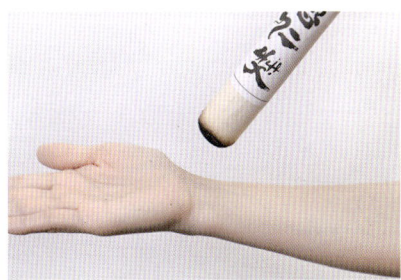

（a）定位图　　　　　　　　（b）艾灸图

图3-6-15　列缺穴

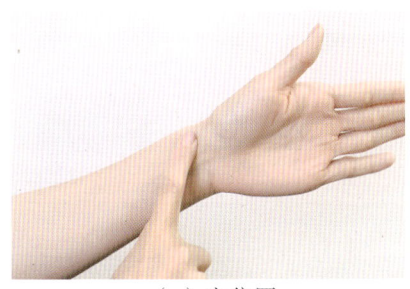 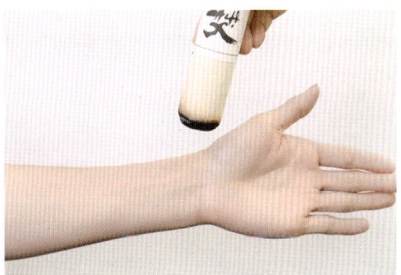

（a）定位图　　　　　　　　（b）艾灸图

图3-6-16　太渊穴

（2）若痰多难咳出选以下穴位。

丰隆穴：在小腿前外侧，外踝尖上8寸，条口外，距胫骨前缘二横指（图3-6-17）。

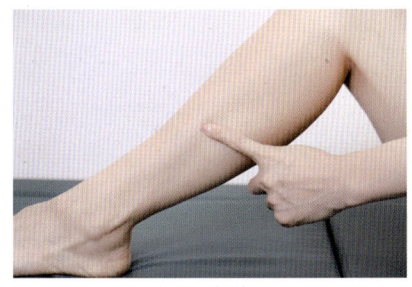 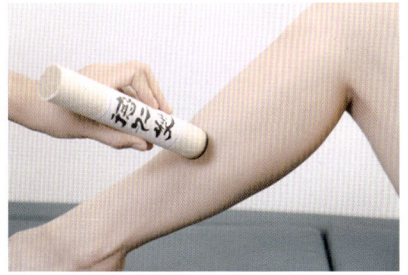

（a）定位图　　　　　　　　（b）艾灸图

图3-6-17　丰隆穴

中脘穴:在上腹部,前正中线上,脐中上4寸(图3-6-18)。

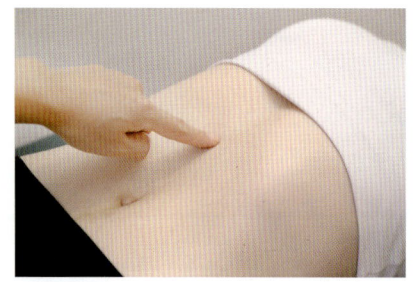

(a)定位图　　　　　　　　(b)艾灸图

图3-6-18　中脘穴

(3)若气喘严重选以下穴位。

定喘穴:在背部,第7颈椎棘突下,旁开0.5寸(图3-6-19)。

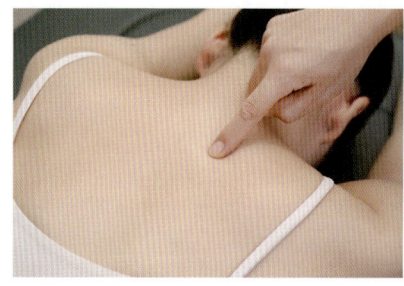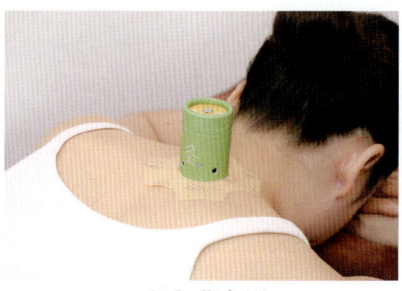

(a)定位图　　　　　　　　(b)艾灸图

图3-6-19　定喘穴

天突穴:位于颈部,前正中线上,胸骨上窝中央(图3-6-20)。

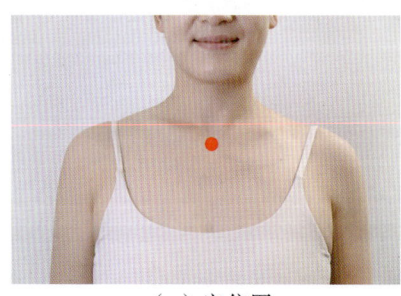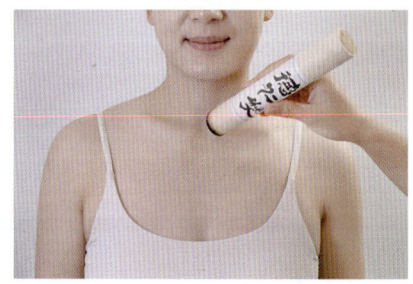

(a)定位图　　　　　　　　(b)艾灸图

图3-6-20　天突穴

3. 灸法　艾条温和灸,每次每穴位艾灸 10～15 min,每日 1～2 次;或者艾炷隔姜灸,姜片中穿数孔,姜片上放艾炷施灸,每穴灸 3～5 壮,每日 1 次。

(五)预防

1. 戒烟　吸烟是导致 COPD 的主要危险因素,戒烟可以显著降低患病风险。

2. 坚持适度的体育锻炼　如散步、慢跑、游泳、打太极拳等,可以增强体质,提高心肺功能。

3. 保证摄入充足的营养　多吃新鲜的蔬菜、水果、全谷物、瘦肉、鱼类等食物,提供身体所需的维生素、矿物质和蛋白质。

4. 控制体重　避免摄入过多的高脂肪、高糖、高盐食物,减少肥胖对肺部的负担。

三、哮喘

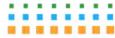

(一)定义

哮喘作为一种肺部疾病,其特征为可逆性气道阻塞、气道炎症以及对多种刺激的气道反应性增高。

(二)病因

1. 遗传因素　哮喘具有一定的遗传倾向。研究表明,如果家族中有哮喘患者,其亲属患哮喘的风险会增加。

2. 吸入性变应原　如花粉、尘螨、动物皮毛、霉菌等。这些变应原进入呼吸道后,可引发过敏反应,导致气道炎症和痉挛。

3. 食物性变应原　如牛奶、鸡蛋、鱼虾、花生等。某些人群对特定的食物过敏,摄入后可能诱发哮喘发作。

4. 病毒感染　如呼吸道合胞病毒、鼻病毒、流感病毒等,是儿童哮喘发作的常见诱因。

5. 细菌感染　某些细菌感染也可能与哮喘发作有关,但不如病毒感染常见。

6. 气温变化　寒冷的空气可刺激呼吸道,使气道收缩,增加哮喘发作的可能性。在季节交替时,气温变化较大,哮喘患者更容易发病。

(三)症状

1. 喘息　喘息是哮喘最主要的症状之一,表现为呼吸时发出哮鸣音,就像吹口哨的声音一样。
2. 气急　患者会感到呼吸急促、气短,好像空气不够用一样。
3. 胸闷　患者胸部有压迫感、憋闷感,就像被一块大石头压着一样。
4. 咳嗽　咳嗽是哮喘常见的症状之一,可为干咳或伴有痰液。

(四)灸疗

1. 基础取穴

肺俞穴:在背部,第 3 胸椎棘突下,旁开 1.5 寸(图 3-6-21)。

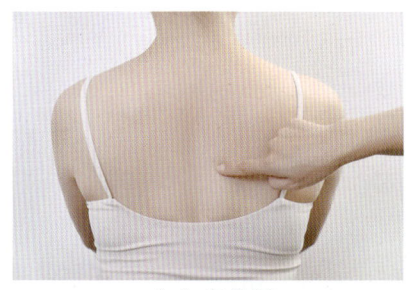
(a)定位图

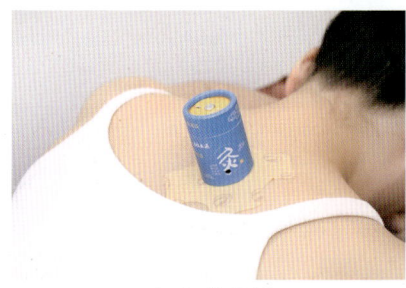
(b)艾灸图

图 3-6-21　肺俞穴

定喘穴:在背部,第 7 颈椎棘突下,旁开 0.5 寸(图 3-6-22)。

膻中穴:在胸部,前正中线上,平第 4 肋间,两乳头连线的中点(图 3-6-23)。

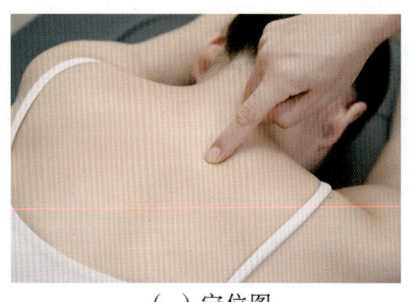
(a)定位图

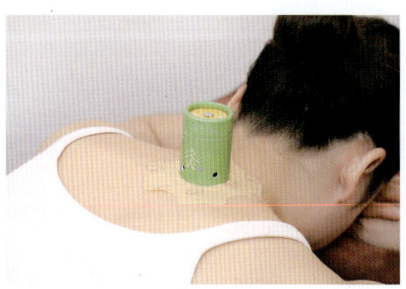
(b)艾灸图

图 3-6-22　定喘穴

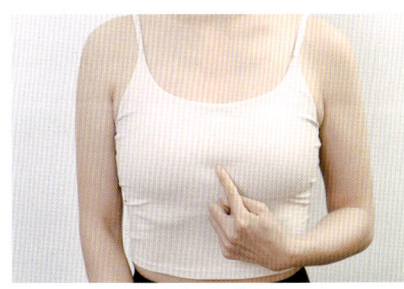
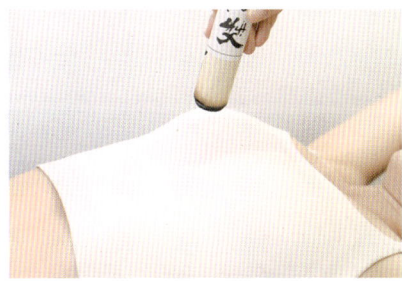

（a）定位图　　　　　　　　（b）艾灸图

图 3-6-23　膻中穴

2. 随症加穴

（1）若咳嗽明显选以下穴位。

列缺穴：在前臂桡侧缘,桡骨茎突上方,腕横纹上 1.5 寸（图 3-6-24）。

太渊穴：在腕掌侧横纹桡侧,桡动脉搏动处（图 3-6-25）。

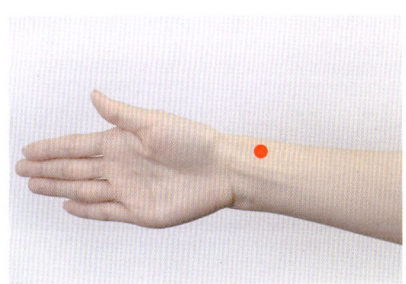
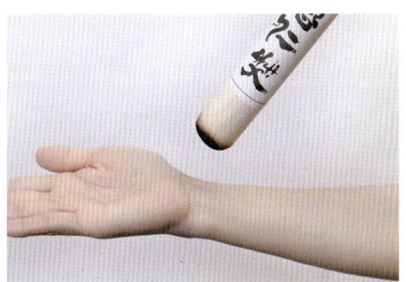

（a）定位图　　　　　　　　（b）艾灸图

图 3-6-24　列缺穴

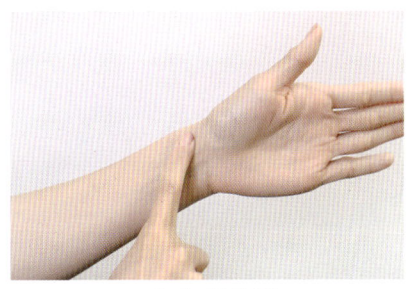
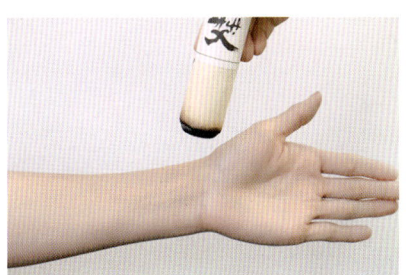

（a）定位图　　　　　　　　（b）艾灸图

图 3-6-25　太渊穴

(2)若痰多难咳出选以下穴位。

丰隆穴:在小腿前外侧,外踝尖上8寸,条口外,距胫骨前缘二横指(图3-6-26)。

中脘穴:在上腹部,前正中线上,脐中上4寸(图3-6-27)。

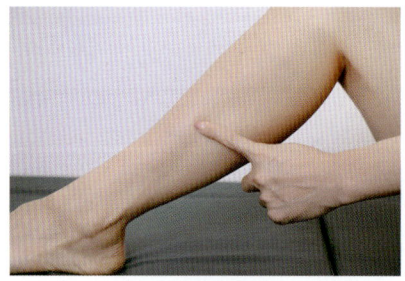 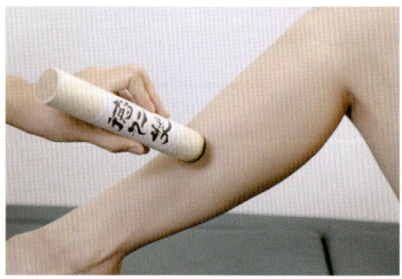

(a)定位图　　　　　　　　(b)艾灸图

图3-6-26　丰隆穴

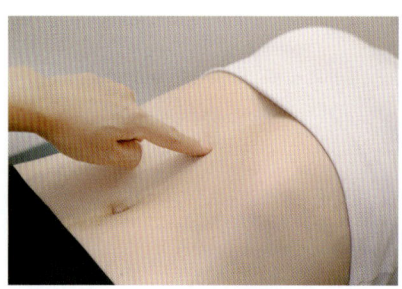 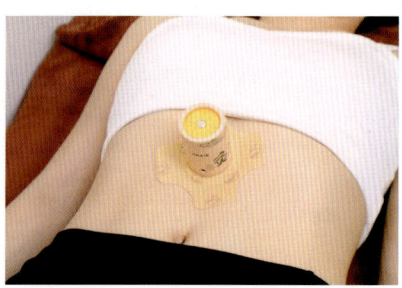

(a)定位图　　　　　　　　(b)艾灸图

图3-6-27　中脘穴

(3)若气喘严重选以下穴位。

天突穴:位于颈部,前正中线上,胸骨上窝中央(图3-6-28)。

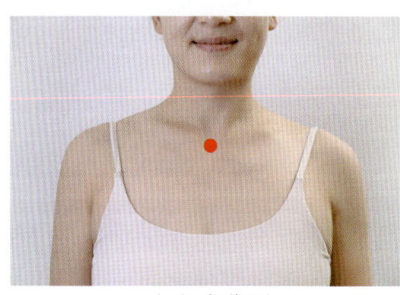 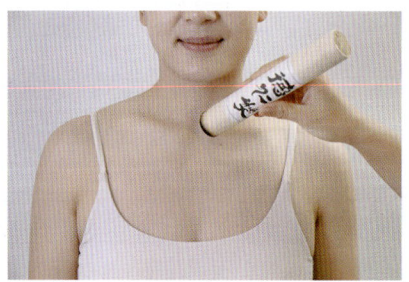

(a)定位图　　　　　　　　(b)艾灸图

图3-6-28　天突穴

气海穴:在下腹部,前正中线上,脐中下1.5寸(图3-6-29)。

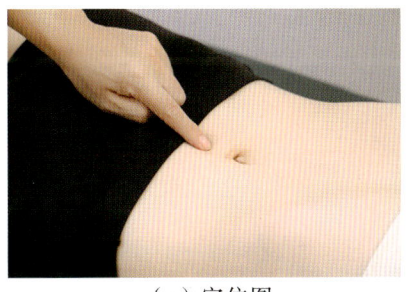 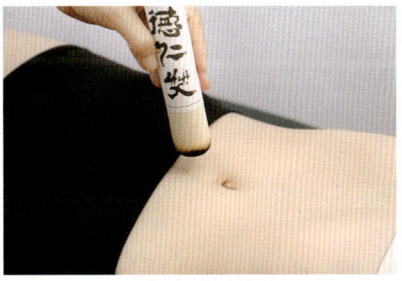

（a）定位图　　　　　　　　（b）艾灸图

图3-6-29　气海穴

3.灸法　艾条温和灸,每次每穴位艾灸10~15 min,每日1~2次;艾炷隔姜灸,姜片中穿数孔,姜片上放艾炷施灸,每穴灸3~5壮,每日1次。

(五)预防

1.避免接触变应原　通过变应原检测等方法确定引起哮喘发作的变应原,常见的变应原有花粉、尘螨、动物皮毛、霉菌等。

2.选择合适的运动　哮喘患者可以选择一些低强度、持续时间较长的运动,避免剧烈运动和在寒冷、干燥的环境中运动。

3.均衡饮食　保证摄入充足的营养,提供身体所需的维生素、矿物质和蛋白质。

4.控制体重　肥胖是哮喘的危险因素之一,保持适当的体重,可降低哮喘发作的风险。

第四章 泌尿系统疾病

第一节 泌尿系统解剖与功能

泌尿系统是人体重要的排泄系统,主要由肾、输尿管、膀胱和尿道组成。其功能是生成和排出尿液,从而清除体内的代谢废物和多余的水分、电解质等物质,维持机体内环境的稳定(图4-1-1)。

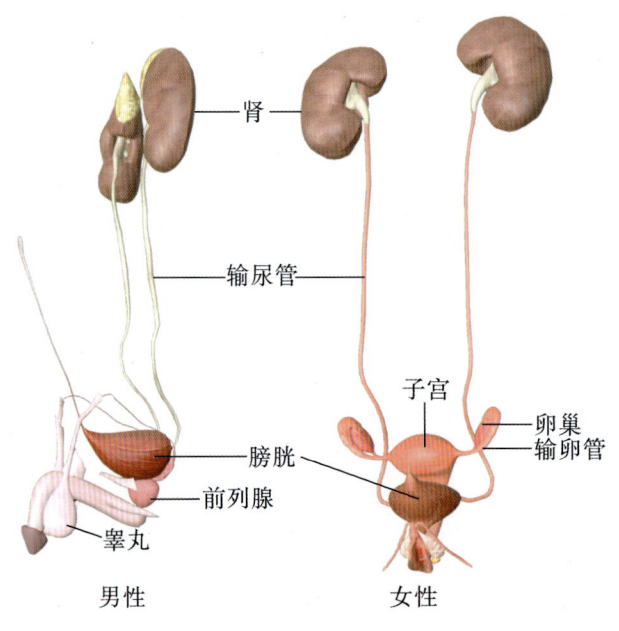

图4-1-1 泌尿生殖系统

一、肾

(一)肾的位置和形态

肾位于腹膜后脊柱两侧,左右各一。肾形如蚕豆,外侧缘隆凸,内侧缘中部凹陷,称为肾门,是肾血管、淋巴管、神经和肾盂出入的部位(图4-1-2)。

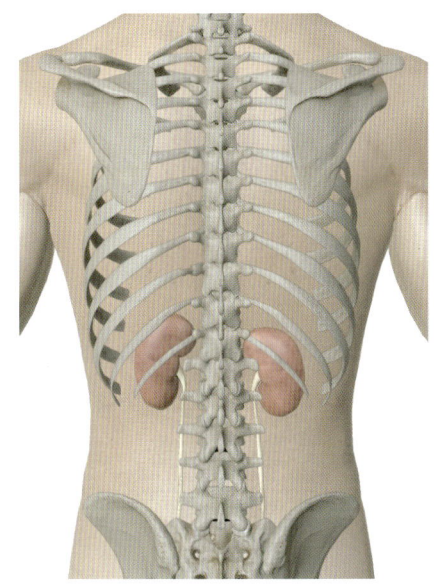

图4-1-2　肾的位置

(二)肾的结构

1.肾实质　分为皮质和髓质。皮质位于肾实质的外层,富含血管,颜色较深。髓质由多个肾锥体组成,锥体的尖端称为肾乳头,肾乳头伸入肾小盏(图4-1-3)。

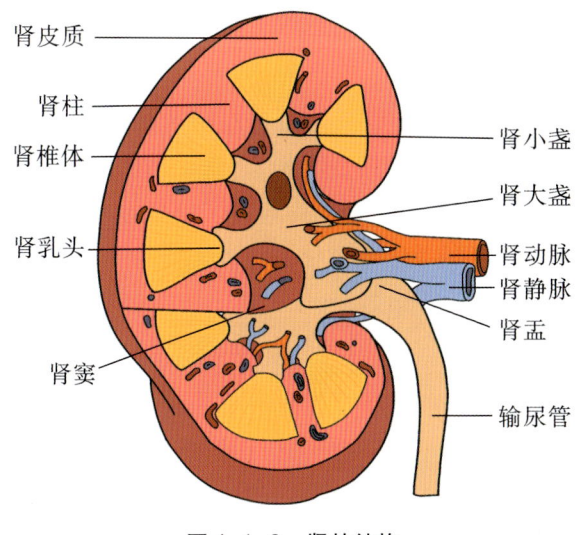

图4-1-3　肾的结构

2. 肾单位　是肾的基本结构和功能单位,每个肾约有 100 万个肾单位。肾单位由肾小体和肾小管组成。

(1)肾小体:包括肾小球和肾小囊。肾小球是一团毛细血管球,由入球小动脉分支形成,汇合成出球小动脉。肾小囊是肾小管起始部膨大凹陷而形成的双层囊,内层与肾小球紧贴,外层与肾小管相连。

(2)肾小管:分为近端小管、髓袢和远端小管。近端小管与肾小囊相连,远端小管汇入集合管。

(三)肾的血液供应

肾的血液供应非常丰富,主要来自肾动脉。肾动脉进入肾后分支形成叶间动脉、弓形动脉、小叶间动脉等,最终进入肾小球形成毛细血管网。血液在肾小球内经滤过作用形成原尿,然后流经肾小管,在肾小管内进行重吸收和分泌等过程,最终形成尿液排出体外(图 4-1-4)。

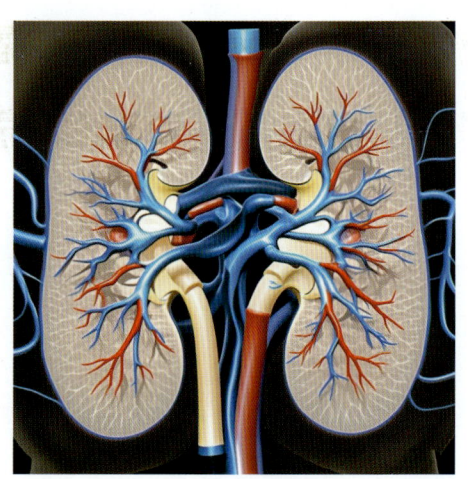

图 4-1-4　肾的血液供应

(四)肾的功能

1. 排泄功能　肾通过生成尿液,排出体内的代谢废物如尿素、肌酐、尿酸等,以及多余的水分和电解质,如钠、钾、氯等(图 4-1-5)。

2. 调节功能

(1)调节水、电解质平衡:肾通过对肾小球滤过液中水分和电解质的重吸收和分泌,维持体内水、电解质的平衡。例如,当体内水分过多时,肾会增加尿量,排出多余的水分;当体内钠、钾等离子浓度过高或过低时,肾会通过调节肾小管对这些离子的重吸收和分泌,使其浓度恢复正常。

(2)调节酸碱平衡:肾通过排泄氢离子和重吸收碳酸氢根离子等方式,维持体内酸碱平衡。当体内酸性物质过多时,肾会增加氢离子的排泄,同时重吸收更多的碳酸氢根离子,使血液 pH 值保持在相对稳定的范围内。

3. 内分泌功能

(1)分泌肾素:肾素是一种酶,由球旁细胞分泌。肾素可催化血管紧张

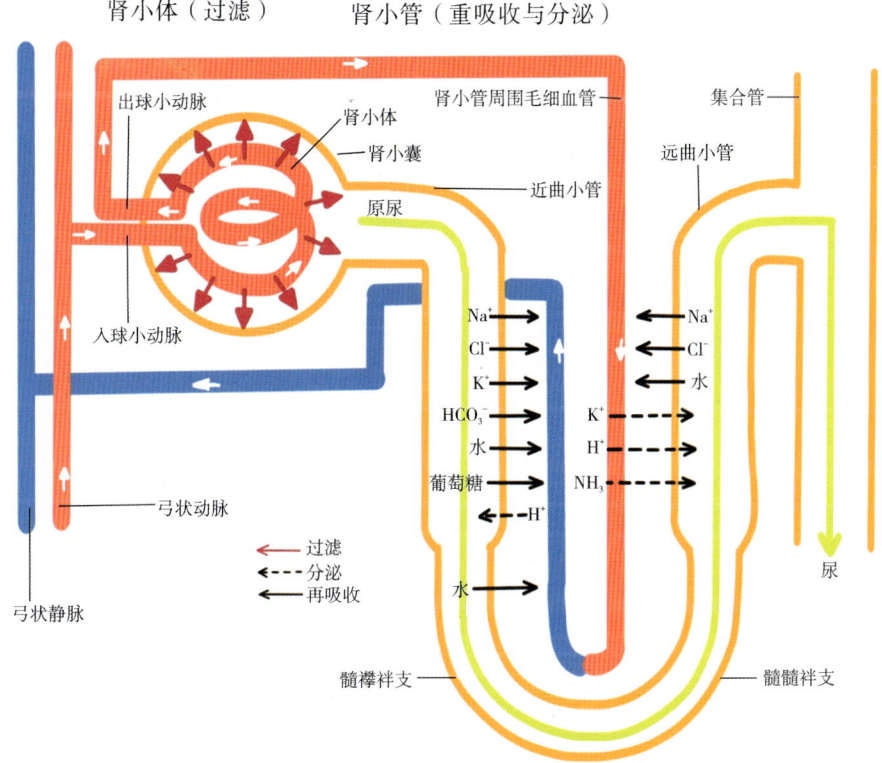

图 4-1-5 尿液的形成

素原转化为血管紧张素Ⅰ,血管紧张素Ⅰ在血管紧张素转换酶的作用下转化为血管紧张素Ⅱ。血管紧张素Ⅱ具有收缩血管、升高血压等作用。

(2)分泌促红细胞生成素:促红细胞生成素由肾间质细胞分泌,可促进骨髓中红细胞的生成。当肾功能受损时,促红细胞生成素分泌减少,可导致贫血。

(3)活化维生素D:肾可将维生素D的前体物质25-羟基维生素D转化为具有活性的1,25-二羟维生素D,后者可促进肠道对钙、磷的吸收,维持骨骼的正常代谢。

(五)肾的调节机制

肾的功能受到多种因素的调节,以维持机体内环境的稳定。

1.神经调节　肾受交感神经和副交感神经的支配。交感神经兴奋时,可使肾血管收缩,减少肾血流量,从而减少肾小球滤过率;副交感神经兴奋时,可使肾血管舒张,增加肾血流量,从而增加肾小球滤过率(图4-1-6)。

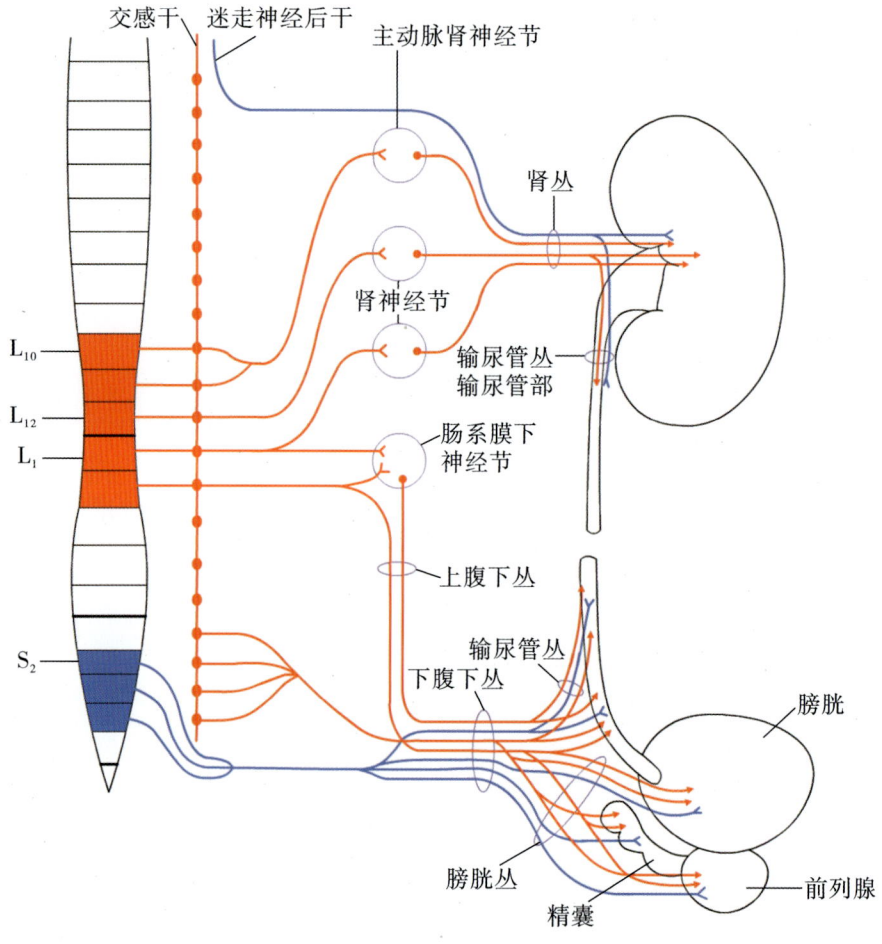

图4-1-6 肾的神经

2.体液调节

(1)肾素-血管紧张素-醛固酮系统:当肾血流量减少、血压降低或交感神经兴奋时,球旁细胞分泌肾素增加。肾素可催化血管紧张素原转化为血管紧张素Ⅰ,血管紧张素Ⅰ在血管紧张素转换酶的作用下转化为血管紧张素Ⅱ。血管紧张素Ⅱ可使全身小动脉收缩,升高血压;同时刺激肾上腺皮质球状带分泌醛固酮。醛固酮可促进肾小管对钠的重吸收和对钾的排泄,从而增加血容量和升高血压。

（2）抗利尿激素：抗利尿激素由下丘脑视上核和室旁核的神经细胞分泌，经垂体后叶释放进入血液。抗利尿激素可作用于肾小管和集合管，增加对水的重吸收，从而减少尿量。当体内缺水时，抗利尿激素分泌增加，尿量减少；当体内水过多时，抗利尿激素分泌减少，尿量增加。

二、输尿管

1. 输尿管的位置和形态　输尿管是一对细长的肌性管道，位于腹膜后，左右各一。输尿管上端起自肾盂，下端止于膀胱（图4-1-7）。

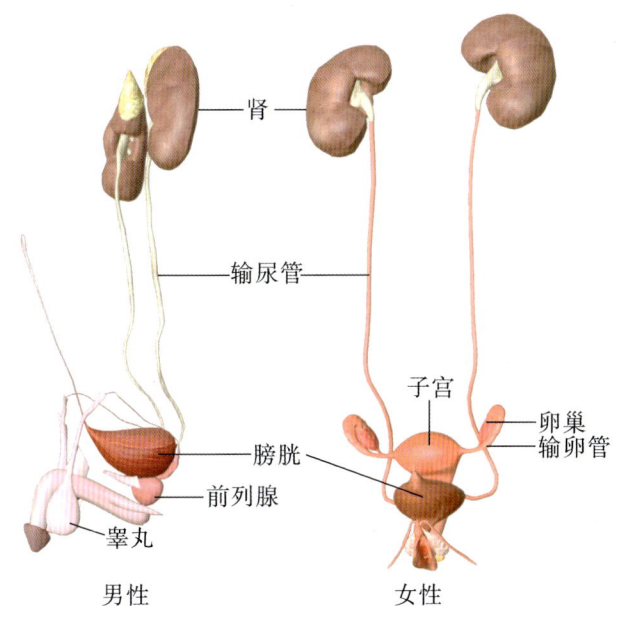

图4-1-7　输尿管

2. 输尿管的结构　输尿管由三层组织构成，即黏膜层、肌层和外膜层。黏膜层为移行上皮，具有较强的弹性和伸展性。肌层由内纵、中环、外纵三层平滑肌组成，可通过蠕动将尿液从肾输送至膀胱。

3. 输尿管的功能　输尿管的主要功能是将肾产生的尿液输送至膀胱。输尿管的蠕动是一种自主节律性运动，不受意识控制。当尿液从肾盂流入输尿管时，输尿管的蠕动会加强，将尿液推向膀胱。同时，输尿管与膀胱连接处的特殊结构可防止尿液反流（图4-1-8）。

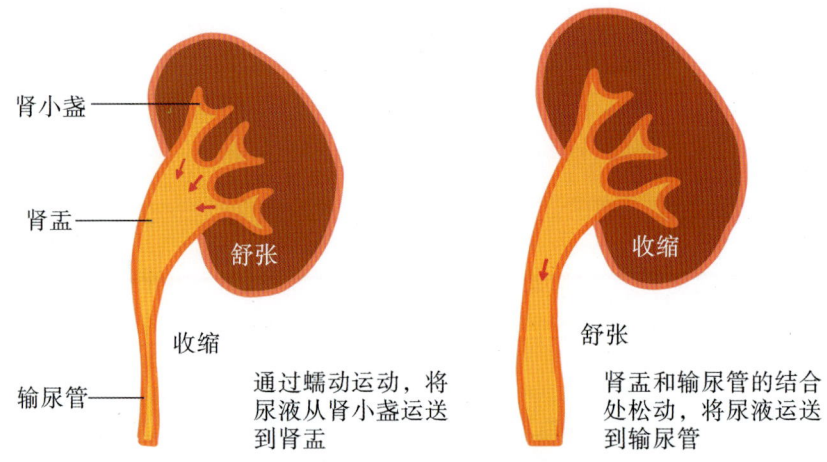

图 4-1-8　输尿管的功能

三、膀胱

1. 膀胱的位置和形态　膀胱是一个储尿器官，位于盆腔内。膀胱的形状、大小和位置随尿液的充盈程度而变化。空虚时，膀胱呈三棱锥体形；充盈时，膀胱变为卵圆形（图 4-1-9）。

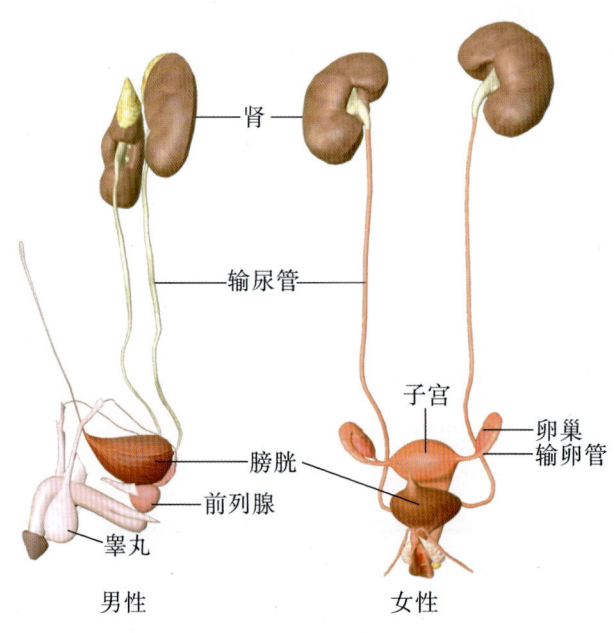

图 4-1-9　膀胱

第四章 泌尿系统疾病

2. 膀胱的结构 膀胱由黏膜层、肌层和外膜层组成。黏膜层为移行上皮,在膀胱空虚时皱缩,充盈时伸展。肌层由平滑肌组成,称为逼尿肌,具有较强的收缩能力。外膜层为纤维膜,主要由结缔组织构成。

3. 膀胱的功能 膀胱的主要功能是储存尿液。当膀胱内尿液达到一定量时,膀胱壁的牵张感受器受到刺激,产生尿意。在适宜的条件下,通过神经系统的调节,膀胱逼尿肌收缩,尿道内括约肌松弛,尿液经尿道排出体外(图4-1-10)。

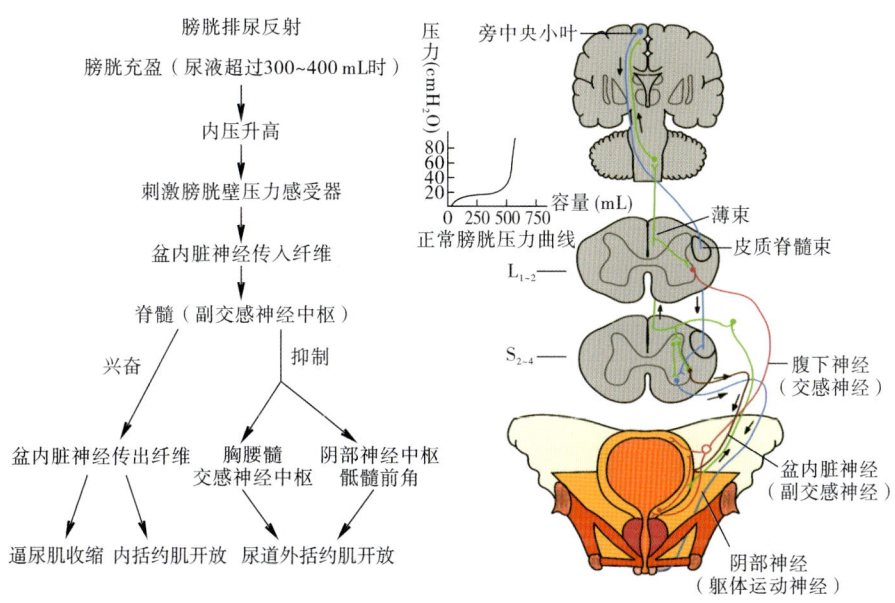

图4-1-10 膀胱的功能

4. 膀胱的调节机制 膀胱的功能受到神经系统的调节。交感神经和副交感神经:交感神经兴奋时,可使膀胱逼尿肌松弛,尿道内括约肌收缩,阻止尿液排出;副交感神经兴奋时,可使膀胱逼尿肌收缩,尿道内括约肌松弛,促进尿液排出(图4-1-11)。

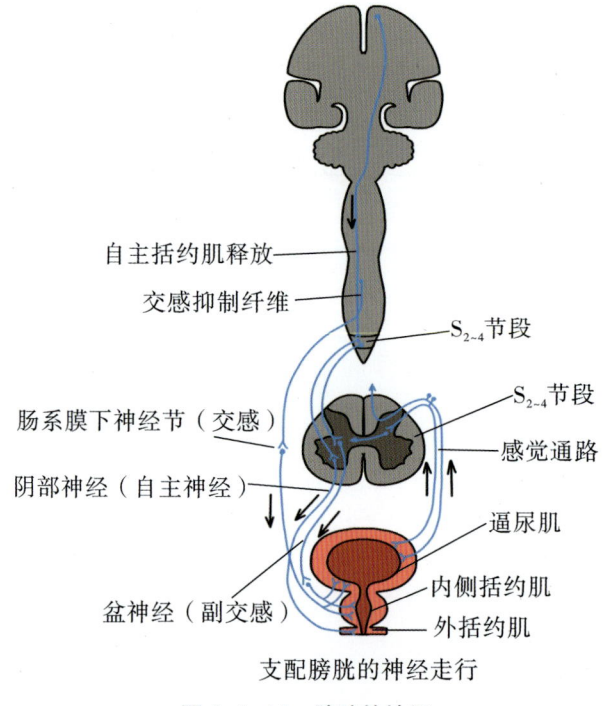

图 4-1-11 膀胱的神经

四、尿道

1.尿道的位置和形态　尿道是尿液排出体外的通道。男性尿道较长,起自膀胱的尿道内口,止于阴茎头的尿道外口。女性尿道较短,起自膀胱的尿道内口,止于阴道前庭的尿道外口(图4-1-12)。

2.尿道的结构　男性尿道分为前列腺部、膜部和海绵体部三部分。女性尿道由黏膜层和肌层组成,黏膜层为复层扁平上皮,肌层为平滑肌。

3.尿道的功能　尿道的主要功能是将膀胱内的尿液排出体外。男性尿道还兼有排精的功能。

总之,泌尿系统通过肾的滤过、重吸收和分泌功能,输尿管的输送功能,膀胱的储存功能以及尿道的排泄功能,共同完成排泄代谢废物和维持机体内环境稳定的重要任务。了解泌尿系统的解剖结构和功能以及其调节机制,对于预防和治疗泌尿系统疾病具有重要意义。

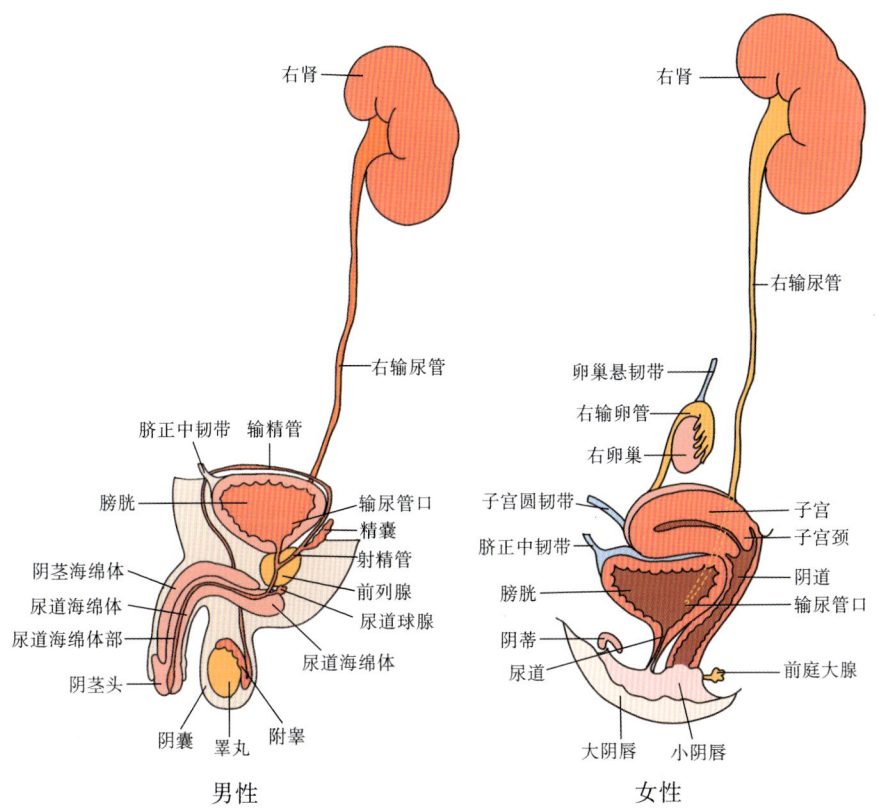

图4-1-12 尿道

第二节 肾的相关疾病

一、慢性肾炎

(一)定义

慢性肾炎即慢性肾小球肾炎,是一组以血尿、蛋白尿、高血压和水肿为基本临床表现的肾小球疾病。

(二)病因

1.免疫复合物沉积　免疫复合物在肾小球内沉积,激活补体系统,引起炎症反应,损伤肾小球滤过膜,导致蛋白尿、血尿等症状。

2. 自身免疫反应　某些情况下,机体的免疫系统错误地将自身的肾小球组织识别为"异物",产生自身抗体,攻击肾小球,引发自身免疫性肾小球肾炎。

3. 遗传因素　研究表明,某些遗传因素可能会增加个体患慢性肾炎的易感性。

4. 细菌感染　细菌感染后,机体产生的免疫反应可能累及肾,导致肾小球肾炎。

5. 病毒感染　病毒感染可直接损伤肾小球细胞,或者通过免疫机制引起肾脏病变。

(三)症状

1. 蛋白尿　患者可表现为尿液中泡沫增多,且泡沫细小、持久不易消散。

2. 血尿　可为肉眼血尿或镜下血尿。肉眼血尿时,尿液呈洗肉水样或浓茶色;镜下血尿则需要通过显微镜检查才能发现红细胞增多。

3. 水肿　早期多为眼睑和/或颜面部水肿,早晨起床时较为明显。

4. 高血压　患者可能出现头痛、头晕、心悸等症状。

5. 腰部酸痛　部分患者可出现腰部酸痛或隐痛,可能与肾脏炎症、水肿等因素有关。

6. 夜尿增多　由于肾小管功能受损,患者夜间尿量增多,夜间排尿次数可超过3次。

(四)灸疗

1. 基础取穴

肾俞穴:在腰部,第2腰椎棘突下,旁开1.5寸(图4-2-1)。

脾俞穴:在背部,第11胸椎棘突下,旁开1.5寸(图4-2-2)。

足三里穴:在小腿前外侧,犊鼻下3寸,距胫骨前缘一横指(图4-2-3)。

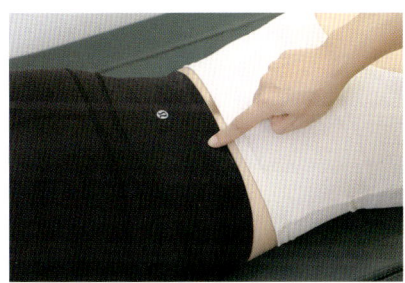 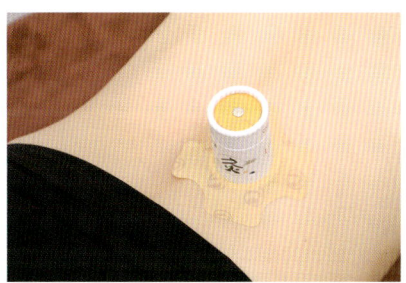

（a）定位图　　　　　　　　（b）艾灸图

图 4-2-1　肾俞穴

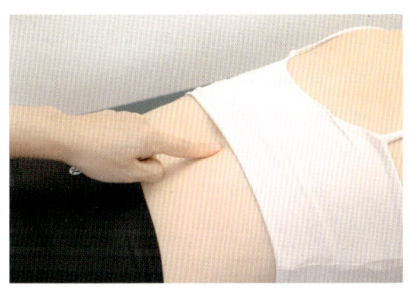 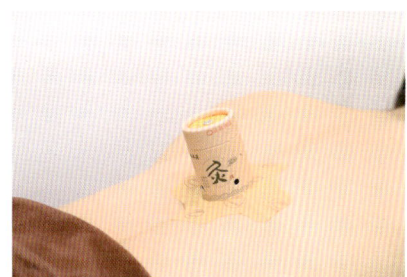

（a）定位图　　　　　　　　（b）艾灸图

图 4-2-2　脾俞穴

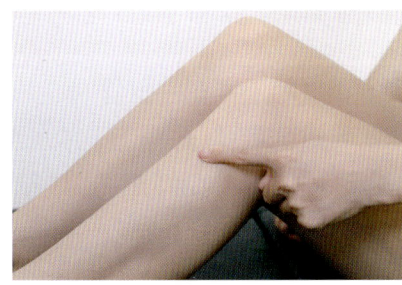 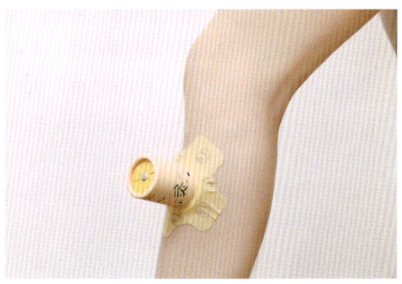

（a）定位图　　　　　　　　（b）艾灸图

图 4-2-3　足三里穴

2.随症取穴

（1）若水肿明显选以下穴位。

阴陵泉穴：在小腿内侧，胫骨内侧髁后下方凹陷处（图 4-2-4）。

水分穴:在上腹部,前正中线上,脐中上1寸(图4-2-5)。

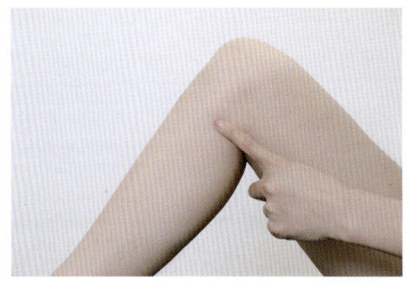 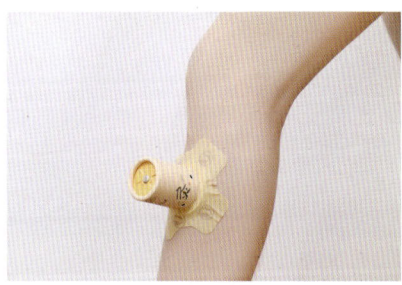

(a)定位图　　　　　　　　(b)艾灸图

图4-2-4　阴陵泉穴

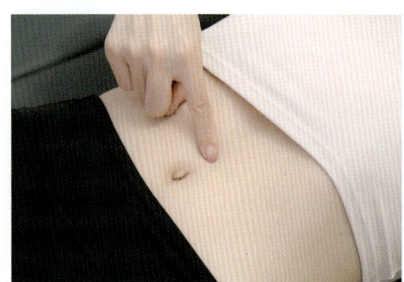 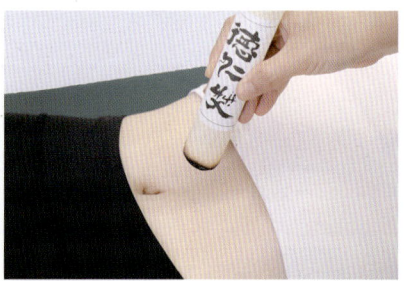

(a)定位图　　　　　　　　(b)艾灸图

图4-2-5　水分穴

(2)若有蛋白尿选以下穴位。

太溪穴:在足内侧,内踝后方,内踝尖与跟腱之间的凹陷处(图4-2-6)。

复溜穴:在小腿内侧,太溪直上2寸,跟腱的前方(图4-2-7)。

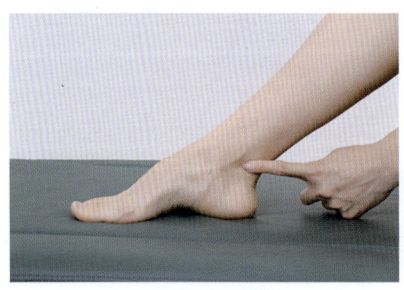 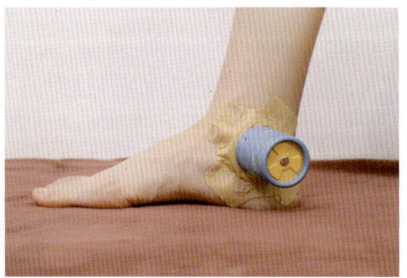

(a)定位图　　　　　　　　(b)艾灸图

图4-2-6　太溪穴

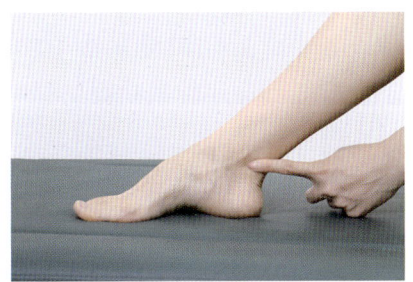 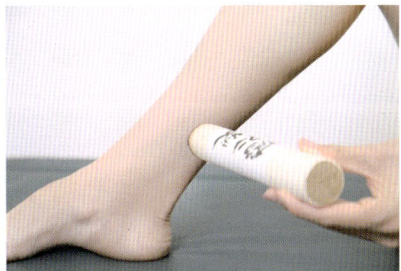

（a）定位图　　　　　　　　（b）艾灸图

图 4-2-7　复溜穴

（3）若有高血压选以下穴位。

曲池穴：在肘横纹外侧端，屈肘，尺泽与肱骨外上髁连线中点（图 4-2-8）。

太冲穴：在足背侧，第 1 跖骨间隙的后方凹陷处（图 4-2-9）。

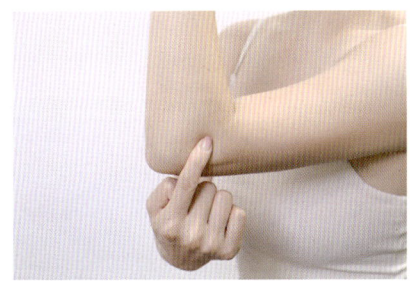 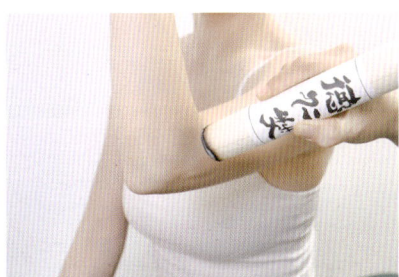

（a）定位图　　　　　　　　（b）艾灸图

图 4-2-8　曲池穴

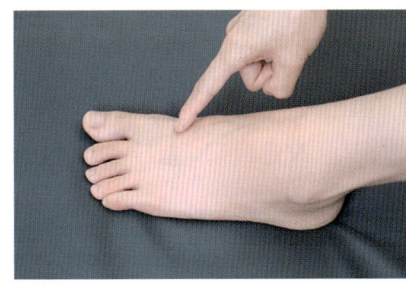 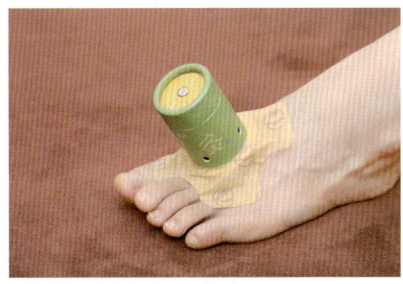

（a）定位图　　　　　　　　（b）艾灸图

图 4-2-9　太冲穴

(4)若腰膝酸软选以下穴位。

委中穴:在腘横纹中点,股二头肌腱与半腱肌腱的中间(图4-2-10)。

承山穴:在小腿后面正中,委中与昆仑之间,伸直小腿或足跟上提时腓肠肌肌腹下出现尖角凹陷处(图4-2-11)。

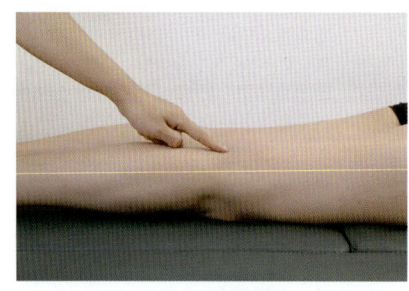

(a)定位图　　　　　　　(b)艾灸图

图4-2-10　委中穴

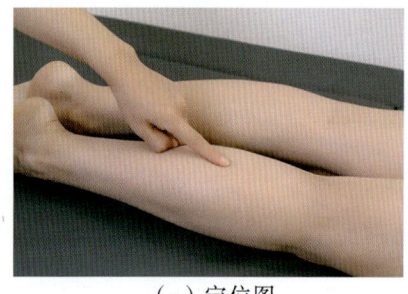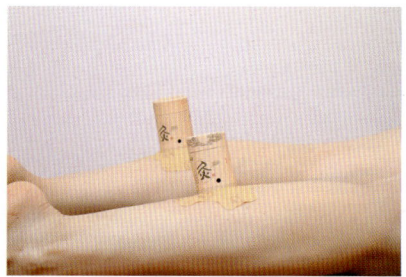

(a)定位图　　　　　　　(b)艾灸图

图4-2-11　承山穴

3.灸法　艾条温和灸,每次每穴位艾灸10~15 min,每日1次;或者艾炷隔姜灸,姜片中穿数孔,姜片上放艾炷施灸,每穴灸3~5壮,每日1次。

(五)预防

1.增强免疫力　通过均衡饮食、适度运动、充足睡眠等方式提高身体免疫力,降低感染风险。

2.饮食均衡　减少高蛋白、高盐、高脂肪食物的摄入,多吃新鲜蔬菜、水果、全谷物等富含维生素和膳食纤维的食物。

3.适度运动　坚持适度的体育锻炼,如散步、慢跑、游泳、瑜伽等,增强体质,提高身体的抵抗力。

4.戒烟限酒　吸烟和过量饮酒会对肾造成损害,应戒烟限酒。

5. 控制体重　肥胖是慢性肾炎的危险因素之一,应通过合理饮食和运动控制体重,使体重保持在正常范围内。

二、慢性肾盂肾炎

(一)定义

慢性肾盂肾炎是一种由细菌感染引起的肾脏疾病,主要累及肾盂和肾间质。通常是由于急性肾盂肾炎治疗不彻底或反复发作,导致细菌持续存在于肾内,引起慢性炎症反应(图4-2-12)。

(二)病因

1. 上行感染　细菌由尿道上行进入膀胱,再经输尿管蔓延至肾盂及肾实质,引起感染。

2. 血行感染　细菌从身体其他部位的感染灶(如皮肤疖肿、扁桃体炎等)侵入血流,随血液循环到达肾,引起肾盂肾炎。

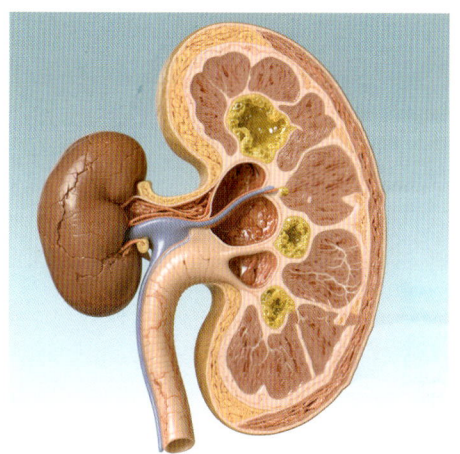

图4-2-12　慢性肾盂肾炎

3. 淋巴道感染　盆腔和下腹部的器官感染时,细菌可通过淋巴道感染肾。

4. 机械性梗阻　如肾结石、输尿管结石、前列腺增生、尿道狭窄等,可导致尿液排出不畅,细菌容易在尿路中滋生繁殖,引起感染。

5. 长期留置导尿管　长期留置导尿管容易导致细菌在尿路中滋生繁殖,引起感染。

(三)症状

1. 尿频、尿急、尿痛　膀胱刺激症状较为常见,程度一般较轻,可间歇性出现。

2. 腰痛　通常为钝痛或酸痛,可单侧或双侧,多为隐痛,也可呈胀痛或绞痛。

3. 排尿异常　可出现尿液混浊,有时可见肉眼血尿,也可伴有低热、乏力等全身症状。

4. 乏力、疲倦　患者常感到全身乏力、精神不振、容易疲劳,休息后也难以缓解。

5. 食欲减退 可出现食欲缺乏、恶心、呕吐等消化系统症状,尤其是在病情较重或伴有肾功能损害时更为明显。

(四)灸疗

1. 基础取穴

肾俞穴:在腰部,第 2 腰椎棘突下,旁开 1.5 寸(图 4-2-13)。

膀胱俞穴:在骶部,骶正中嵴旁 1.5 寸,平第 2 骶后孔(图 4-2-14)。

三阴交穴:在小腿内侧,足内踝尖上 3 寸,胫骨内侧缘后方(图 4-2-15)。

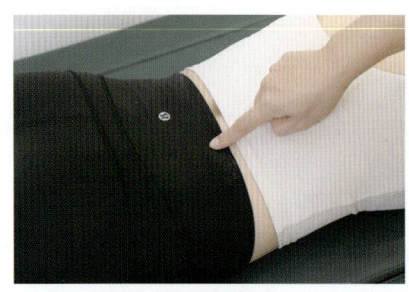 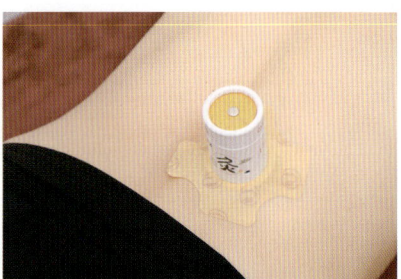

(a)定位图　　　　　　　　(b)艾灸图

图 4-2-13　肾俞穴

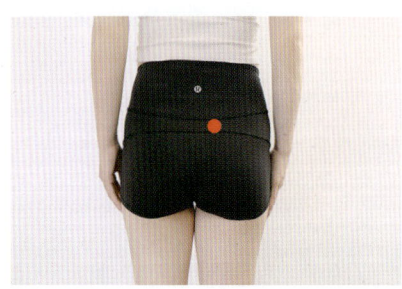 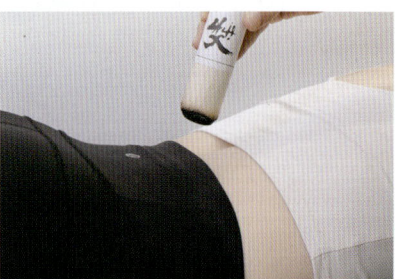

(a)定位图　　　　　　　　(b)艾灸图

图 4-2-14　膀胱俞穴

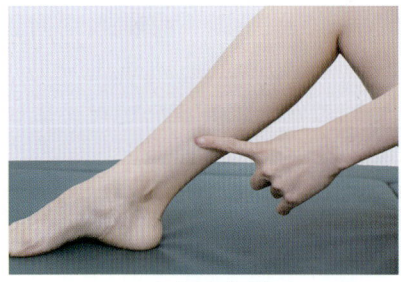 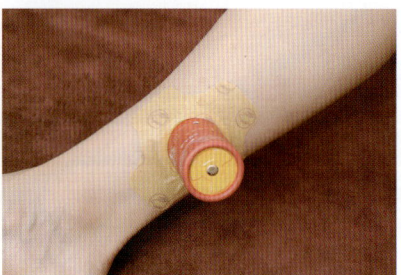

(a)定位图　　　　　　　　(b)艾灸图

图 4-2-15　三阴交穴

2. 随症取穴

（1）若尿频、尿急明显选以下穴位。

中极穴：在下腹部，前正中线上，脐中下 4 寸（图 4-2-16）。

关元穴：在下腹部，前正中线上，脐中下 3 寸（图 4-2-17）。

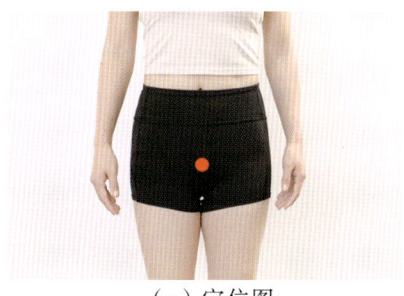 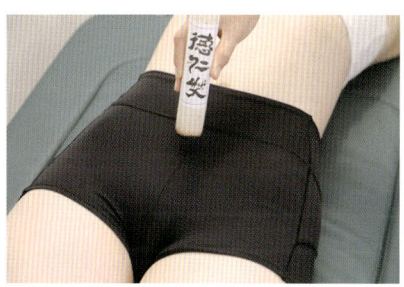

（a）定位图　　　　　　　　（b）艾灸图

图 4-2-16　中极穴

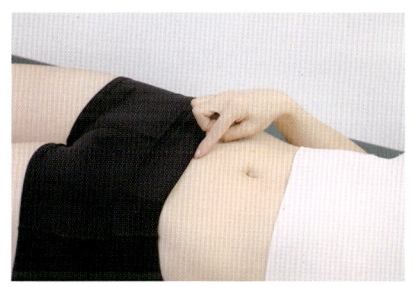 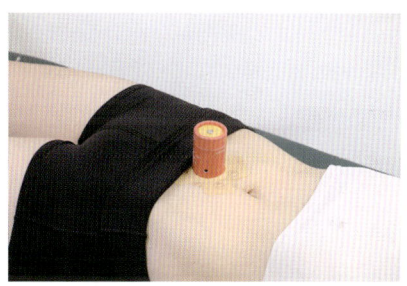

（a）定位图　　　　　　　　（b）艾灸图

图 4-2-17　关元穴

（2）若腰痛严重选以下穴位。

委中穴：在腘横纹中点，股二头肌腱与半腱肌腱的中间（图 4-2-18）。

命门穴：在腰部，后正中线上，第 2 腰椎棘突下凹陷中（图 4-2-19）。

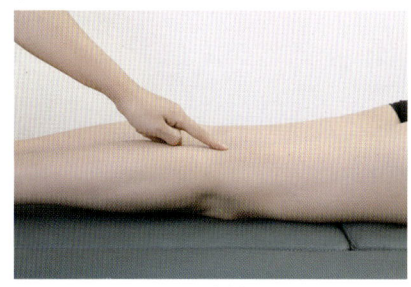 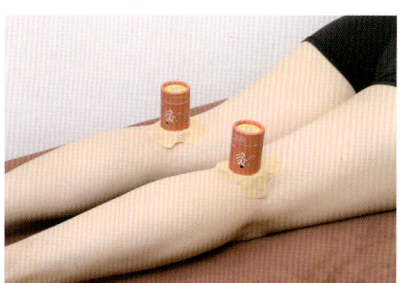

（a）定位图　　　　　　　　（b）艾灸图

图 4-2-18　委中穴

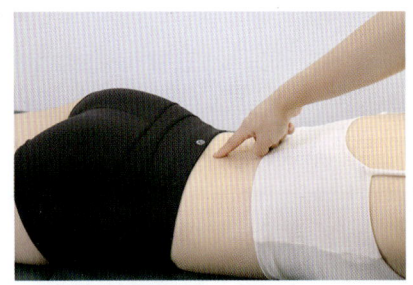
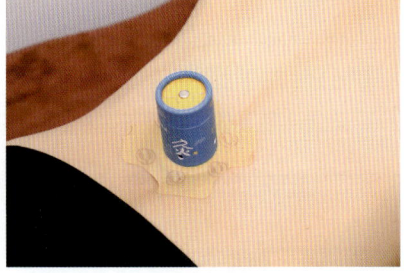

（a）定位图　　　　　　　　　（b）艾灸图

图 4-2-19　命门穴

（3）若发热选以下穴位。

大椎穴：在后正中线上，第 7 颈椎棘突下凹陷中（图 4-2-20）。

曲池穴：在肘横纹外侧端，屈肘，尺泽与肱骨外上髁连线中点（图 4-2-21）。

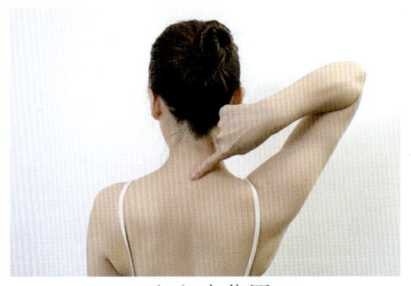
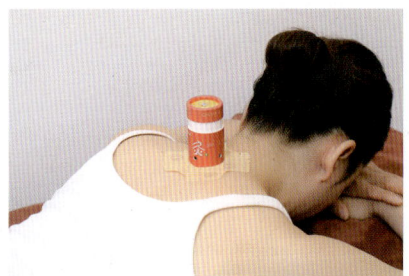

（a）定位图　　　　　　　　　（b）艾灸图

图 4-2-20　大椎穴

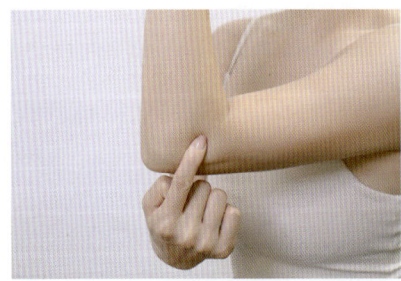
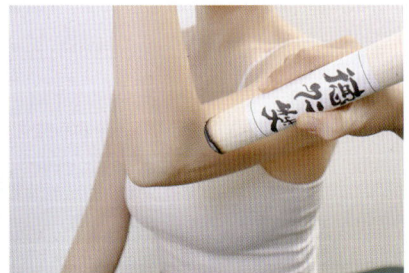

（a）定位图　　　　　　　　　（b）艾灸图

图 4-2-21　曲池穴

3. 灸法　艾条温和灸,每次每穴位艾灸 10～15 min,每日 1 次;或者艾炷隔姜灸,姜片中穿数孔,姜片上放艾炷施灸,每穴灸 3～5 壮,每日 1 次。

(五)预防

1. 多饮水　多饮水可以增加尿量,起到冲洗尿路的作用,减少细菌在尿路中的停留时间。

2. 勤排尿　憋尿会使尿液在膀胱内停留时间过长,容易滋生细菌,增加感染的风险。

3. 合理饮食　均衡饮食,多吃新鲜蔬菜、水果、全谷物等富含维生素和膳食纤维的食物,适量摄入优质蛋白质,如瘦肉、鱼类、豆类等。

4. 适度运动　坚持适度的体育锻炼,如散步、慢跑、游泳、瑜伽等,增强体质,提高身体的抵抗力。

5. 充足睡眠　良好的睡眠有助于身体恢复和维持免疫系统的正常功能。

6. 减少压力　长期的精神压力可导致免疫力下降,应通过适当的方式缓解压力,如冥想、深呼吸、听音乐等。

三、肾结石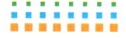

(一)定义

肾结石是一些晶体物质在肾脏的异常聚积所致。肾结石多发生于肾盂、肾盏等部位。通常由尿液中的成分在肾内结晶形成,这些结晶逐渐增大,就形成了结石。

(二)病因

1. 高钙血症　甲状旁腺功能亢进、维生素 D 过量等可导致血钙升高,使尿钙排出增加,易形成含钙结石。

2. 高草酸尿症　摄入过多富含草酸的食物,肠道吸收草酸增加或肾脏排泄草酸减少也可导致高草酸尿症。

3. 高尿酸尿症　痛风、高嘌呤饮食等可使血尿酸升高,尿中尿酸排出增加,易形成尿酸结石。

4. 尿路梗阻　如肾盂输尿管连接部狭窄、输尿管结石、前列腺增生等可导致尿液排出不畅,形成结石。

5. 尿路感染　某些细菌能分解尿素产生氨,使尿液碱化,有利于磷酸镁铵等晶体的形成,从而导致感染性结石的产生。

6. 低水分摄入　饮水过少可使尿液浓缩,晶体物质容易析出形成结石。

(三)症状

1. 肾绞痛　是肾结石的典型症状,疼痛突然发作,呈剧烈的刀割样痛。

2. 血尿　约80%的患者可出现肉眼血尿,血尿的颜色可呈淡红色、鲜红色或洗肉水样。

3. 尿频、尿急、尿痛　当结石合并尿路感染时,可出现尿频、尿急、尿痛等膀胱刺激症状。

4. 排尿困难　如果结石位于输尿管膀胱壁段或尿道内,可引起排尿困难,甚至尿潴留。

(四)灸疗

1. 基础取穴

肾俞穴:在腰部,第2腰椎棘突下,旁开1.5寸(图4-2-22)。

膀胱俞穴:在骶部,骶正中嵴旁1.5寸,平第2骶后孔(图4-2-23)。

中极穴:在下腹部,前正中线上,脐中下4寸(图4-2-24)。

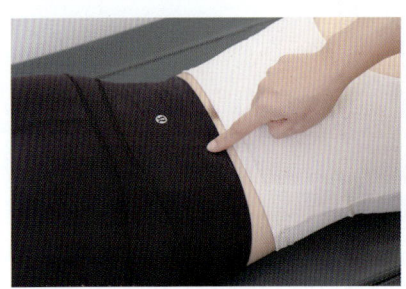 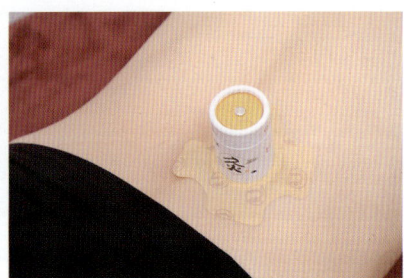

(a)定位图　　　　　　　(b)艾灸图

图4-2-22　肾俞穴

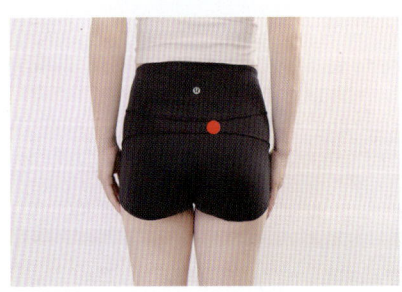 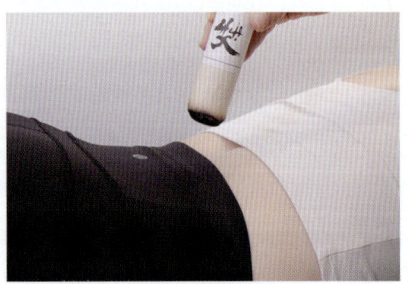

(a)定位图　　　　　　　(b)艾灸图

图4-2-23　膀胱俞穴

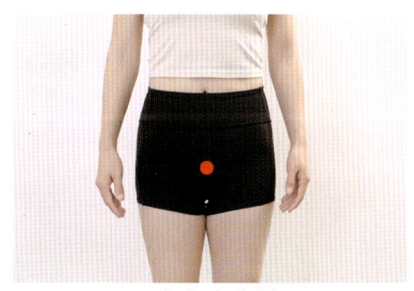
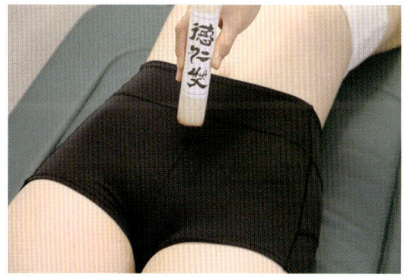

（a）定位图　　　　　　　　（b）艾灸图

图 4-2-24　中极穴

2. 随症取穴

(1) 若疼痛明显选以下穴位。

阿是穴：即疼痛部位附近的压痛点，可在疼痛局部周围寻找敏感点进行艾灸或按摩，以缓解疼痛（图4-2-25）。

委中穴：在腘横纹中点，股二头肌腱与半腱肌腱的中间（图4-2-26）。

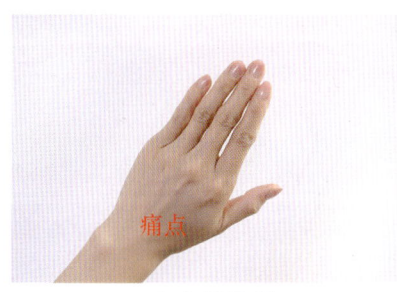
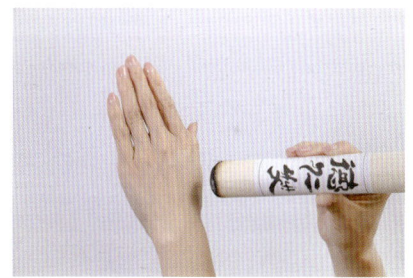

（a）定位图　　　　　　　　（b）艾灸图

图 4-2-25　阿是穴

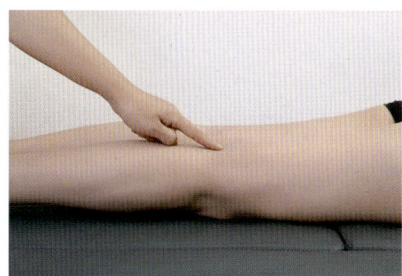
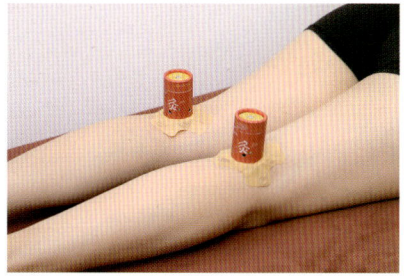

（a）定位图　　　　　　　　（b）艾灸图

图 4-2-26　委中穴

(2)若出现血尿选以下穴位。

血海穴:屈膝,在大腿内侧,髌底内侧端上2寸,股四头肌内侧头的隆起处(图4-2-27)。

三阴交穴:在小腿内侧,足内踝尖上3寸,胫骨内侧缘后方(图4-2-28)。

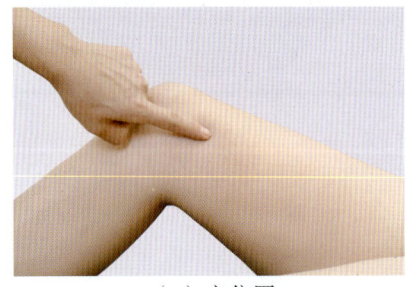 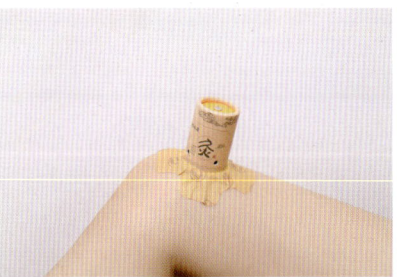

(a)定位图　　　　　　　　　　(b)艾灸图

图4-2-27　血海穴

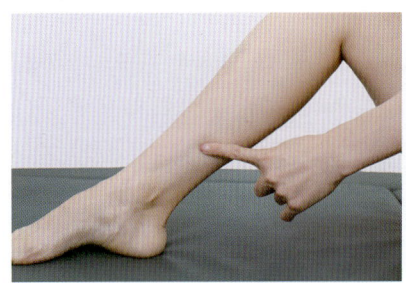 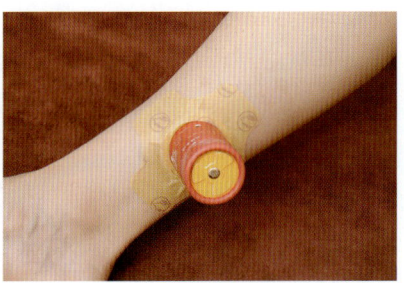

(a)定位图　　　　　　　　　　(b)艾灸图

图4-2-28　三阴交穴

(3)若排尿困难选以下穴位。

关元穴:在下腹部,前正中线上,脐中下3寸(图4-2-29)。

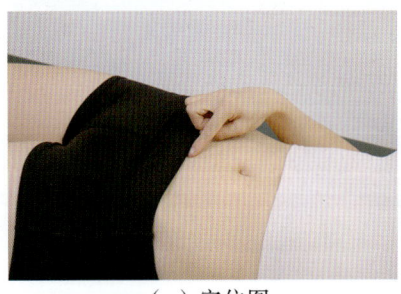 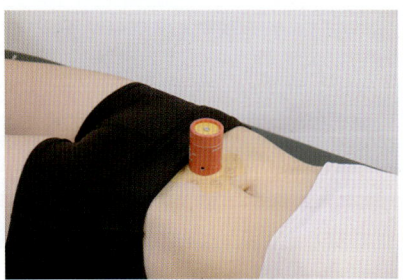

(a)定位图　　　　　　　　　　(b)艾灸图

图4-2-29　关元穴

水道穴:在下腹部,脐中下3寸,距前正中线2寸(图4-2-30)。

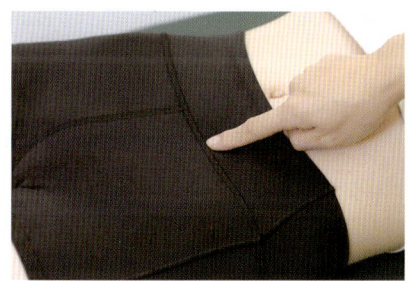 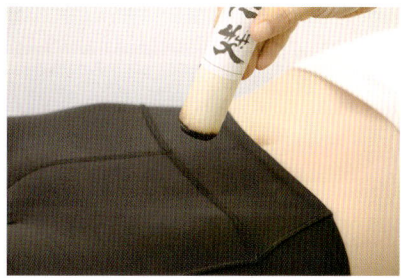

（a）定位图　　　　　　　　（b）艾灸图

图4-2-30　水道穴

3.灸法　艾条温和灸,每次每穴位艾灸10~15 min,每日1次;或者艾炷隔姜灸,姜片中穿数孔,姜片上放艾炷施灸,每穴灸3~5壮,每日1次。

(五)预防

1.多饮水　大量饮水可以增加尿量,稀释尿液中的晶体物质,减少结石形成的风险。

2.控制高草酸食物摄入　可以适当减少高草酸食物的摄入。

3.减少高嘌呤食物摄入　应控制高嘌呤食物的摄入量,尤其是对于有痛风或高尿酸血症的患者。

4.适量摄入蛋白质　过多摄入动物蛋白可能增加尿钙、尿酸和草酸的排泄,增加结石形成的风险。

5.增加膳食纤维摄入　膳食纤维可以吸附肠道中的草酸,减少草酸的吸收。

6.规律运动　适度的运动可以促进新陈代谢,有助于预防肾结石。

第三节　输尿管炎

(一)定义

输尿管炎是指由细菌、真菌、病毒等病原体感染输尿管所引起的炎症性疾病。

(二)病因

1. 上行感染　细菌从尿道上行进入膀胱,再经输尿管蔓延至肾盂及肾实质,引起感染。

2. 血行感染　细菌从身体其他部位的感染灶侵入血流,随血液循环到达输尿管,引起感染。

3. 输尿管结石　结石可导致输尿管梗阻,使尿液排出不畅,容易滋生细菌,引起感染。

4. 导尿　导尿过程中,如果操作不规范或消毒不严格,可将细菌带入尿路,引起感染。

5. 免疫力低下　患有糖尿病、慢性肾病以及长期使用免疫抑制剂的人群,免疫力低下,容易发生感染。

6. 不良生活习惯　如长期憋尿、饮水过少、不注意个人卫生等,可增加输尿管炎的发生风险。

(三)症状

1. 腰痛　多为钝痛或酸痛,可单侧或双侧,疼痛程度与炎症的严重程度有关。疼痛可放射至下腹部、腹股沟区或会阴部。

2. 尿频、尿急、尿痛　膀胱刺激症状较为常见,是由于炎症刺激膀胱三角区和膀胱颈部引起。患者可频繁排尿,每次尿量较少,排尿时伴有疼痛或灼热感。

3. 血尿　部分患者可出现肉眼血尿或镜下血尿,这是由于炎症导致输尿管黏膜充血、水肿,血管破裂出血所致。

4. 脓尿　严重的输尿管炎可出现脓尿,尿液中含有大量的白细胞和细菌,可呈混浊状。

5. 发热　多为低热或中等度热。

(四)灸疗

1. 基础取穴

肾俞穴:在腰部,第 2 腰椎棘突下,旁开 1.5 寸(图 4-3-1)。

膀胱俞穴:在骶部,骶正中嵴旁 1.5 寸,平第 2 骶后孔(图 4-3-2)。

三阴交穴:在小腿内侧,足内踝尖上 3 寸,胫骨内侧缘后方(图 4-3-3)。

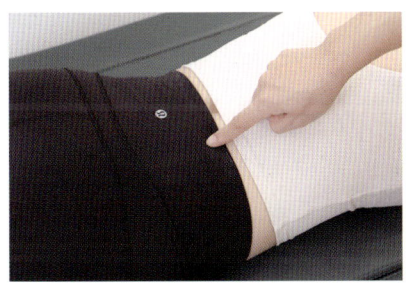 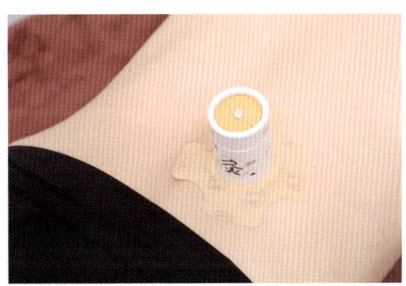

（a）定位图　　　　　　　　（b）艾灸图

图 4-3-1　肾俞穴

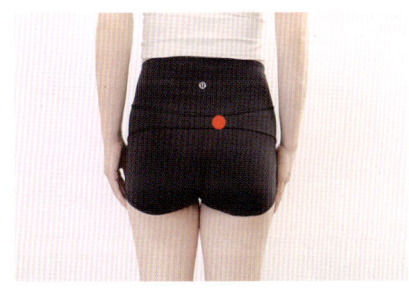 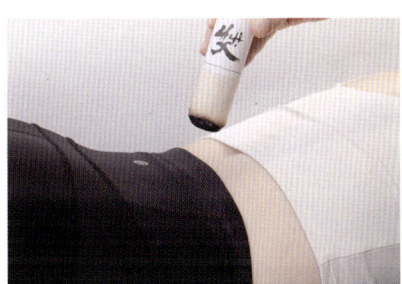

（a）定位图　　　　　　　　（b）艾灸图

图 4-3-2　膀胱俞穴

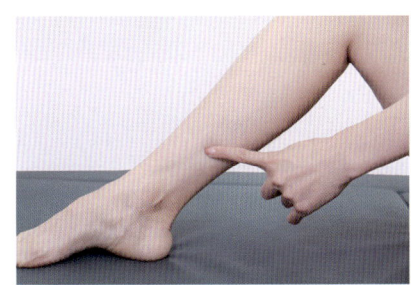 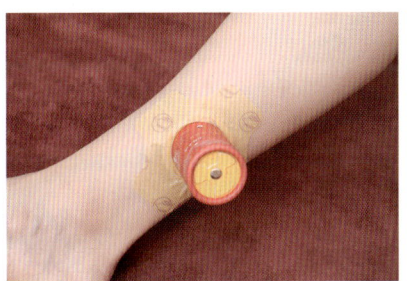

（a）定位图　　　　　　　　（b）艾灸图

图 4-3-3　三阴交穴

2. 随症取穴

（1）若腰痛明显选以下穴位。

委中穴：在腘横纹中点，股二头肌腱与半腱肌腱的中间（图 4-3-4）。

命门穴:在腰部,后正中线上,第2腰椎棘突下凹陷中(图4-3-5)。

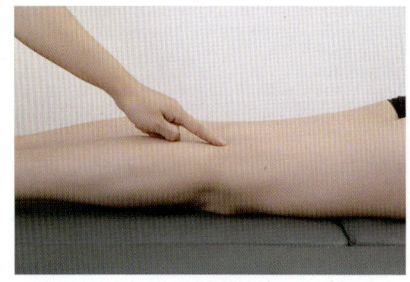
（a）定位图

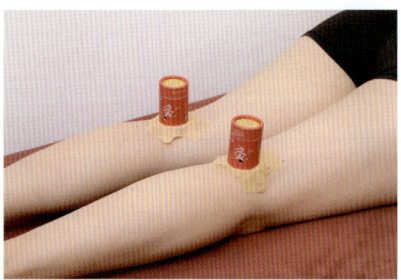
（b）艾灸图

图4-3-4　委中穴

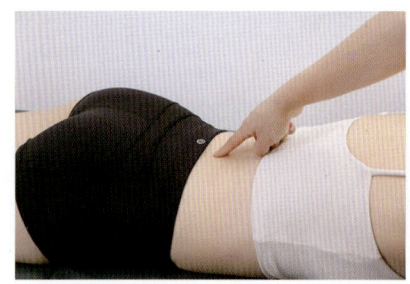
（a）定位图

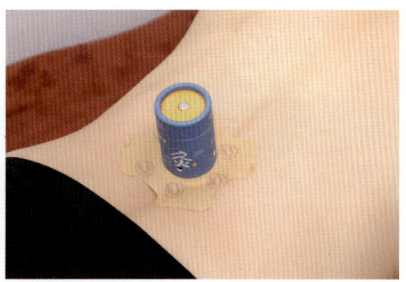
（b）艾灸图

图4-3-5　命门穴

(2)若尿频、尿急、尿痛明显选以下穴位。

中极穴:在下腹部,前正中线上,脐中下4寸(图4-3-6)。

关元穴:在下腹部,前正中线上,脐中下3寸(图4-3-7)。

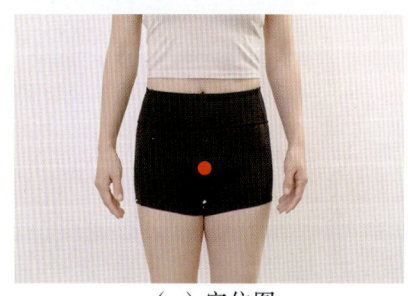
（a）定位图

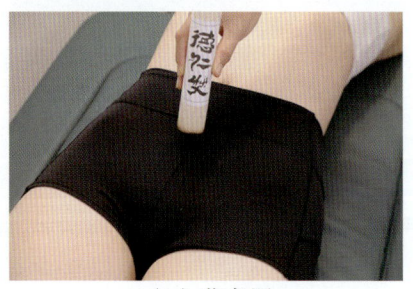
（b）艾灸图

图4-3-6　中极穴

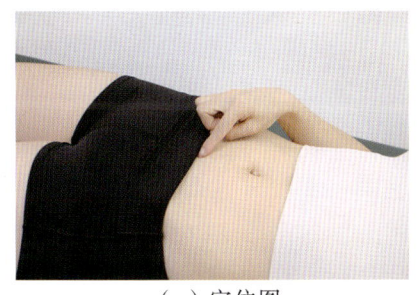 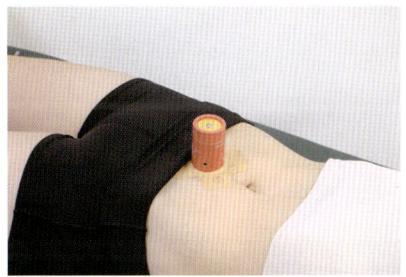

（a）定位图　　　　　　　　（b）艾灸图

图 4-3-7　关元穴

3. 灸法　艾条温和灸，每次每穴位艾灸 10~15 min，每日 1 次；或者艾炷隔姜灸，姜片中穿数孔，姜片上放艾炷施灸，每穴灸 3~5 壮，每日 1 次。

（五）预防

1. 勤换内裤　选择棉质、透气的内裤，每天更换，避免穿紧身裤。

2. 多饮水　多饮水可以增加尿量，起到冲洗尿路的作用，减少细菌在尿路中的停留时间。

3. 勤排尿　憋尿会使尿液在膀胱内停留时间过长，容易滋生细菌，增加感染的风险。

4. 合理饮食　均衡饮食，多吃新鲜蔬菜、水果、全谷物等富含维生素和膳食纤维的食物，适量摄入优质蛋白质，如瘦肉、鱼类、豆类等。

5. 适度运动　坚持适度的体育锻炼，如散步、慢跑、游泳、练瑜伽等，增强体质，提高身体的抵抗力。

6. 充足睡眠　良好的睡眠有助于身体恢复和维持免疫系统的正常功能。

7. 减少压力　长期的精神压力可导致免疫力下降，应通过适当的方式缓解压力，如冥想、深呼吸、听音乐等。

第四节 膀胱的相关疾病

一、膀胱炎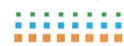

(一)定义

膀胱炎是膀胱黏膜发生的感染,常伴有尿道炎,统称为下尿路感染。

(二)病因

1. 上行感染　细菌从尿道上行进入膀胱,引起膀胱炎。女性由于尿道短而直,且靠近肛门和阴道,容易发生上行感染。

2. 血行感染　细菌从身体其他部位的感染灶侵入血流,随血液循环到达膀胱,引起膀胱炎。

3. 淋巴道感染　盆腔和下腹部的器官感染时,细菌可通过淋巴道感染膀胱。

4. 膀胱内异物　长期留置导尿管、膀胱结石等膀胱内异物可刺激膀胱黏膜,引起膀胱炎。

(三)症状

1. 尿频　排尿次数明显增多,严重时几分钟就要排尿一次。

2. 尿急　一有尿意就迫不及待地需要排尿,难以控制。

3. 尿痛　排尿时尿道或膀胱区域疼痛,疼痛程度可从轻微的灼热感到剧烈的刺痛。

4. 血尿　可表现为肉眼血尿或镜下血尿。

5. 脓尿　尿液中含有大量的白细胞和细菌,可呈混浊状,有时还可伴有异味。

6. 乏力、食欲缺乏　患者常感到全身乏力、精神不振、食欲减退,这是由于炎症引起的全身反应所致。

(四)灸疗

1. 基础取穴

中极穴:在下腹部,前正中线上,脐中下4寸(图4-4-1)。

膀胱俞穴:在骶部,骶正中嵴旁1.5寸,平第2骶后孔(图4-4-2)。

三阴交穴：在小腿内侧，足内踝尖上3寸，胫骨内侧缘后方（图4-4-3）。

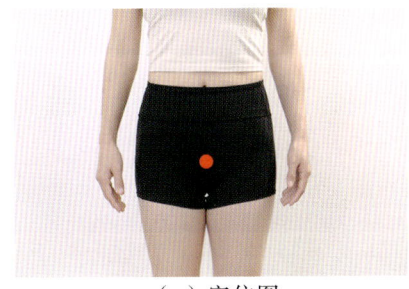 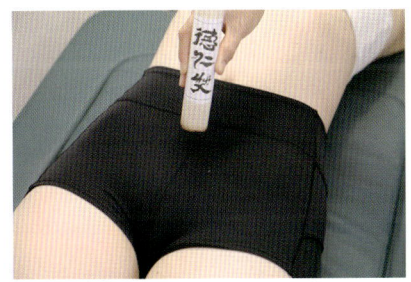

（a）定位图　　　　　　　　（b）艾灸图

图4-4-1　中极穴

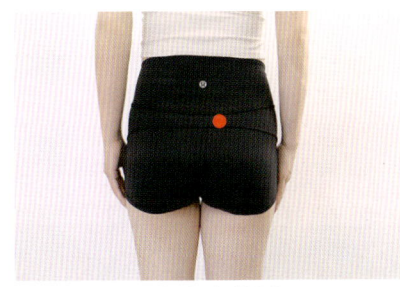 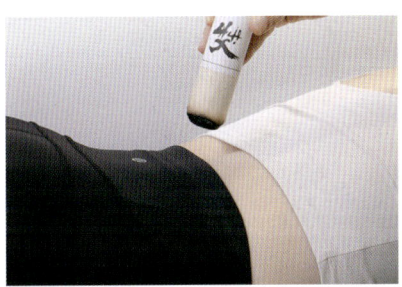

（a）定位图　　　　　　　　（b）艾灸图

图4-4-2　膀胱俞穴

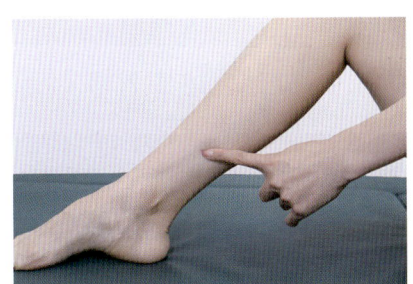 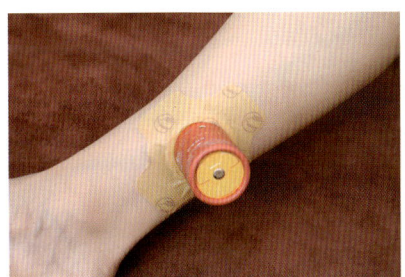

（a）定位图　　　　　　　　（b）艾灸图

图4-4-3　三阴交穴

2.随症取穴

(1)若尿频、尿急、尿痛明显选以下穴位。

关元穴：在下腹部，前正中线上，脐中下3寸（图4-4-4）。

水道穴:在下腹部,距前正中线2寸,脐中下3寸(图4-4-5)。

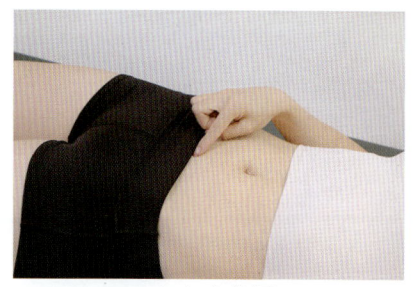
(a)定位图

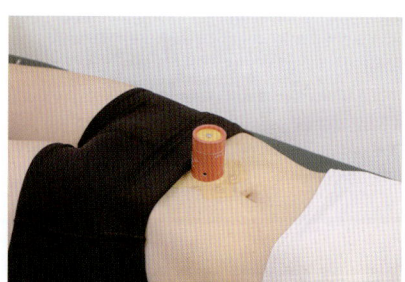
(b)艾灸图

图4-4-4 关元穴

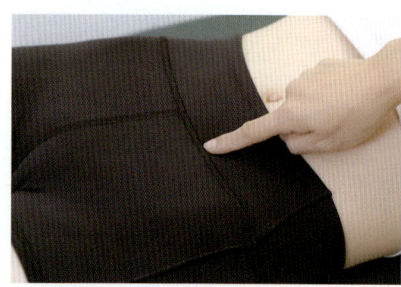
(a)定位图

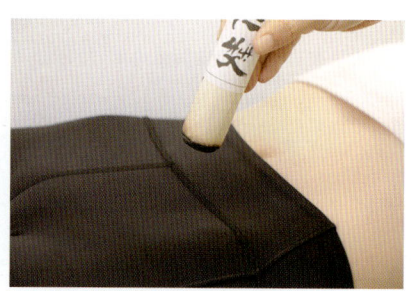
(b)艾灸图

图4-4-5 水道穴

(2)若血尿选以下穴位。

血海穴:屈膝,在大腿内侧,髌底内侧端上2寸,股四头肌内侧头的隆起处(图4-4-6)。

地机穴:在小腿内侧,内踝尖与阴陵泉的连线上,阴陵泉下3寸(图4-4-7)。

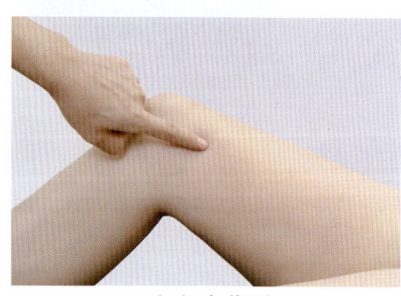
(a)定位图

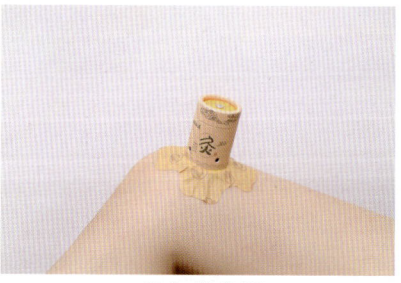
(b)艾灸图

图4-4-6 血海穴

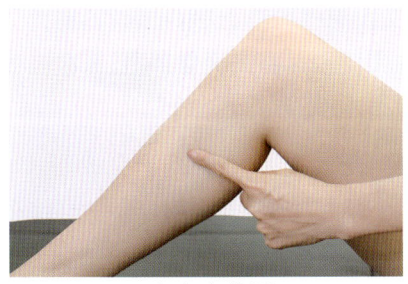
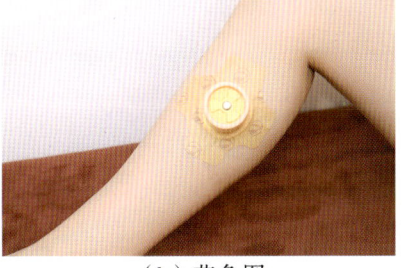

（a）定位图　　　　　　　　（b）艾灸图

图 4-4-7　地机穴

(3) 若下腹部疼痛选以下穴位。

气海穴：在下腹部，前正中线上，脐中下 1.5 寸（图 4-4-8）。

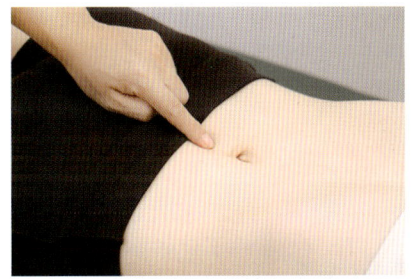
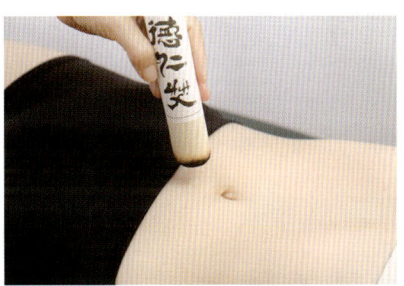

（a）定位图　　　　　　　　（b）艾灸图

图 4-4-8　气海穴

归来穴：在下腹部，距前正中线 2 寸，脐中下 4 寸（图 4-4-9）。

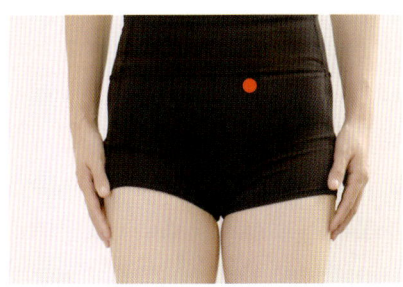
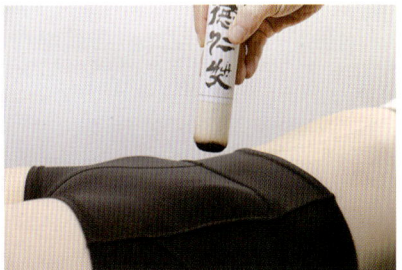

（a）定位图　　　　　　　　（b）艾灸图

图 4-4-9　归来穴

3. 灸法 艾条温和灸,每次每穴位艾灸 10~15 min,每日 1 次;或者艾炷隔姜灸,姜片中穿数孔,姜片上放艾炷施灸,每穴灸 3~5 壮,每日 1 次。

(五)预防

1. **勤换内裤** 选择棉质、透气的内裤,每天更换,避免穿紧身裤。

2. **多饮水** 多饮水可以增加尿量,起到冲洗尿路的作用,减少细菌在尿路中的停留时间。

3. **勤排尿** 憋尿会使尿液在膀胱内停留时间过长,容易滋生细菌,增加感染的风险。

4. **合理饮食** 均衡饮食,多吃新鲜蔬菜、水果、全谷物等富含维生素和膳食纤维的食物,适量摄入优质蛋白质,如瘦肉、鱼类、豆类等。

5. **适度运动** 坚持适度的体育锻炼,如散步、慢跑、游泳、瑜伽等,增强体质,提高身体的抵抗力。

6. **充足睡眠** 良好的睡眠有助于身体恢复和维持免疫系统的正常功能。

7. **减少压力** 长期的精神压力可导致免疫力下降,应通过适当的方式缓解压力,如冥想、深呼吸、听音乐等。

二、膀胱结石

(一)定义

膀胱结石是指在膀胱内形成的结石。膀胱结石主要由尿液中的晶体物质在膀胱内积聚形成。结石的大小、形状和成分各不相同,可以是单个结石,也可以是多个结石。

(二)病因

1. **前列腺增生** 可导致膀胱出口梗阻,引起尿潴留,使尿液中的晶体物质在膀胱内沉淀、积聚而形成结石。

2. **尿道狭窄** 会使尿液排出不畅,膀胱内残余尿量增加,容易形成膀胱结石。

3. **长期留置导尿管** 导尿管表面可逐渐形成结石核心,尿液中的晶体物质附着其上而形成结石。

4. **高草酸饮食** 如菠菜、巧克力等,可增加尿液中草酸的含量,增加草酸钙结石形成的风险。

(三)症状

1. 排尿困难　结石可阻塞膀胱出口或尿道内口,导致尿液排出不畅。有时需要改变体位才能继续排尿,如站立位改为蹲位或卧位。

2. 血尿　结石在膀胱内移动时,可损伤膀胱黏膜,引起出血。

3. 膀胱刺激症状　结石刺激膀胱黏膜,可引起尿频、尿急、尿痛等症状。

4. 下腹部疼痛　结石可引起膀胱区疼痛,疼痛程度因人而异,可为隐痛、胀痛或绞痛。

(四)灸疗

1. 基础取穴

中极穴:在下腹部,前正中线上,脐中下4寸(图4-4-10)。

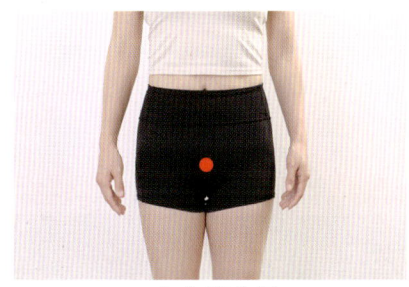 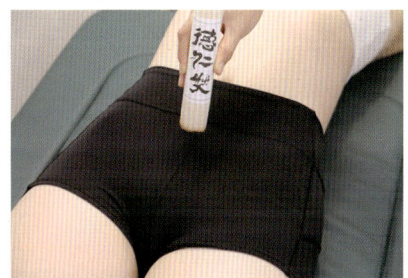

(a)定位图　　　　　　　　(b)艾灸图

图4-4-10　中极穴

膀胱俞穴:在骶部,骶正中嵴旁1.5寸,平第2骶后孔(图4-4-11)。

三阴交穴:在小腿内侧,足内踝尖上3寸,胫骨内侧缘后方(图4-4-12)。

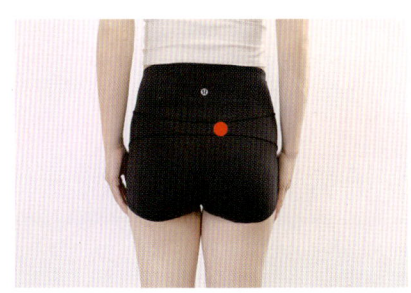 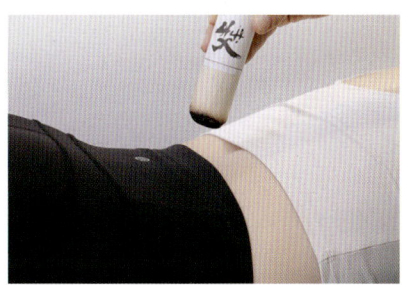

(a)定位图　　　　　　　　(b)艾灸图

图4-4-11　膀胱俞穴

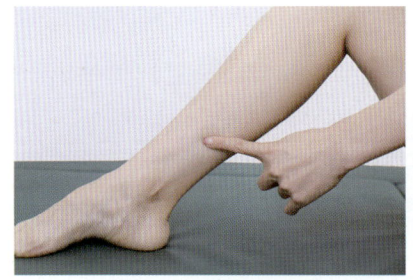
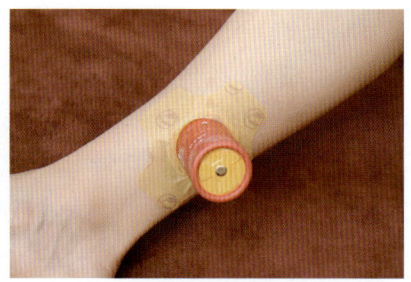

(a)定位图　　　　　　　　(b)艾灸图

图 4-4-12　三阴交穴

2. 随症取穴

(1)若排尿困难选以下穴位。

关元穴:在下腹部,前正中线上,脐中下 3 寸(图 4-4-13)。

水道穴:在下腹部,距前正中线 2 寸,脐中下 3 寸(图 4-4-14)。

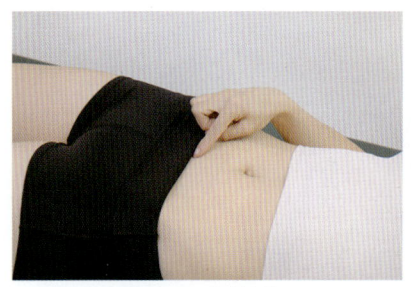
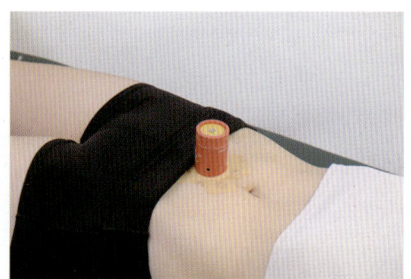

(a)定位图　　　　　　　　(b)艾灸图

图 4-4-13　关元穴

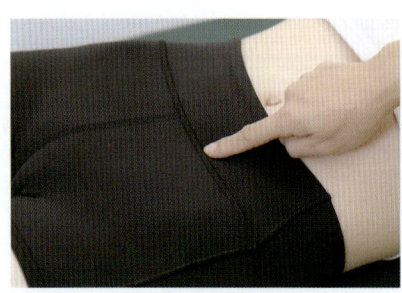
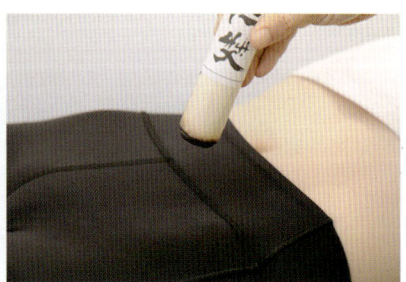

(a)定位图　　　　　　　　(b)艾灸图

图 4-4-14　水道穴

(2)若血尿选以下穴位。

血海穴:屈膝,在大腿内侧,髌底内侧端上 2 寸,股四头肌内侧头的隆起处(图4-4-15)。

地机穴:在小腿内侧,内踝尖与阴陵泉的连线上,阴陵泉下3寸(图4-4-16)。

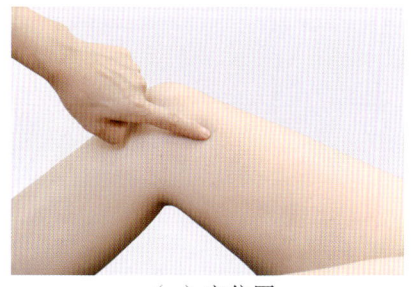

（a）定位图　　　　　　（b）艾灸图

图4-4-15　血海穴

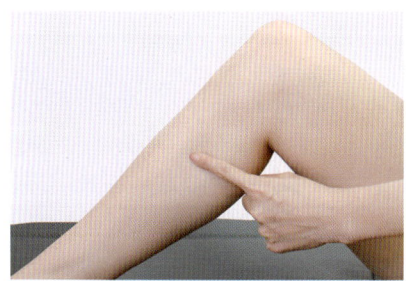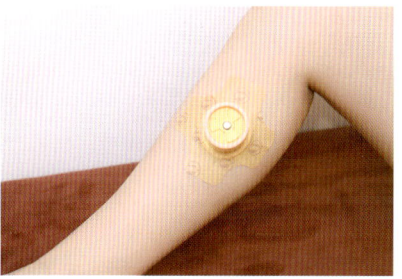

（a）定位图　　　　　　（b）艾灸图

图4-4-16　地机穴

(3)若疼痛明显选以下穴位。

气海穴:在下腹部,前正中线上,脐中下1.5寸(图4-4-17)。

归来穴:在下腹部,距前正中线2寸,脐中下4寸(图4-4-18)。

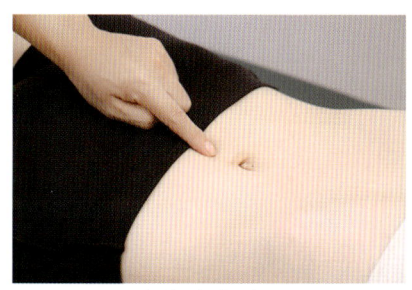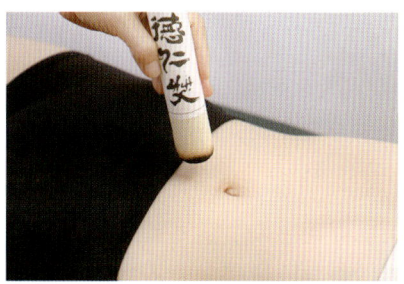

（a）定位图　　　　　　（b）艾灸图

图4-4-17　气海穴

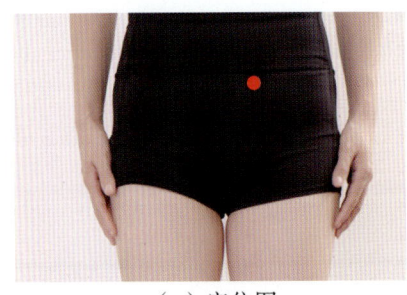 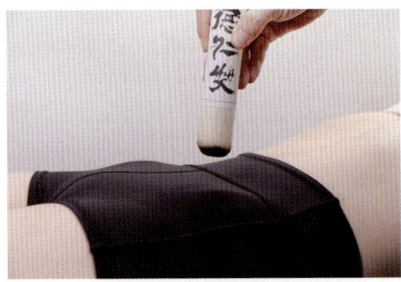

（a）定位图　　　　　　（b）艾灸图

图 4-4-18　归来穴

3.灸法　艾条温和灸,每次每穴位艾灸 10～15 min,每日 1 次;或者艾炷隔姜灸,姜片中穿数孔,姜片上放艾炷施灸,每穴灸 3～5 壮,每日 1 次。

(五)预防

1.多饮水　多饮水可以增加尿量,起到冲洗尿路的作用,减少细菌在尿路中的停留时间。

2.勤排尿　憋尿会使尿液在膀胱内停留时间过长,容易滋生细菌,增加感染的风险。

3.合理饮食　均衡饮食,多吃新鲜蔬菜、水果、全谷物等富含维生素和膳食纤维的食物,适量摄入优质蛋白质,如瘦肉、鱼类、豆类等。

4.适度运动　坚持适度的体育锻炼,如散步、慢跑、游泳、瑜伽等,增强体质,提高身体的免疫力。

第五节　尿道炎

(一)定义

尿道炎主要指各种病原体引起的尿道感染。

(二)病因

1.细菌感染　这些细菌通常来自于肠道、阴道或肛门周围,通过尿道逆行感染引起尿道炎。

2.衣原体、支原体感染　感染后可出现尿道刺痒、灼痛、分泌物增多等症状,但症状相对较轻,容易被忽视。

3. **真菌感染** 较少见,主要由白念珠菌等真菌引起,可表现为尿道瘙痒、分泌物增多等。

4. **病毒感染** 病毒感染引起的尿道炎通常伴有局部皮疹、水疱等症状,疼痛较为明显。

5. **局部刺激** 如尿道内异物(如结石、留置导尿管等)、尿道损伤(如外伤、尿道器械检查等)可刺激尿道黏膜,引起炎症反应。

(三)症状

1. **急性尿道炎** 在发病初期,患者可出现尿道分泌物增多的症状。
2. **淋菌性尿道炎** 分泌物为黄色脓性,量较多,可伴有尿道口红肿、疼痛。
3. **非淋菌性尿道炎** 分泌物较稀薄,可为白色或透明状,量相对较少,可伴有尿道刺痒或灼热感。
4. **慢性尿道炎** 分泌物相对较少,有时仅在清晨或排尿后有少量分泌物。
5. **尿频** 排尿次数明显增多,严重时几分钟就要排尿一次。
6. **尿急** 一有尿意就迫不及待地需要排尿,难以控制。
7. **尿痛** 排尿时尿道有烧灼痛、刺痛或胀痛等不适感。疼痛程度因人而异,部分患者疼痛较为剧烈,可放射至会阴部或下腹部。
8. **血尿** 部分患者可出现血尿,表现为尿液呈粉红色、红色或棕红色。血尿的出现通常提示尿道黏膜损伤较为严重。

(四)灸疗

1. 基础取穴

中极穴:在下腹部,前正中线上,脐中下4寸(图4-5-1)。

膀胱俞穴:在骶部,骶正中嵴旁1.5寸,平第2骶后孔(图4-5-2)。

三阴交穴:在小腿内侧,足内踝尖上3寸,胫骨内侧缘后方(图4-5-3)。

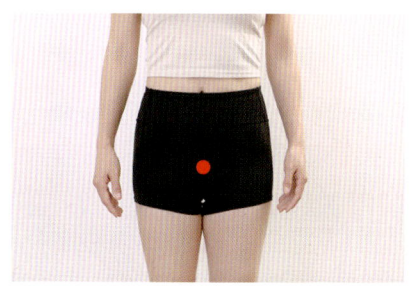 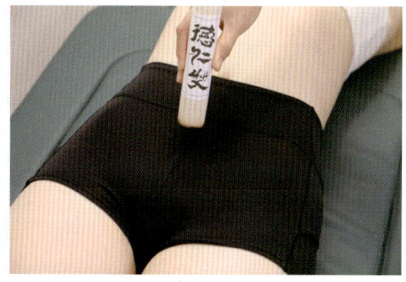

(a)定位图　　　　　　　　(b)艾灸图

图4-5-1　中极穴

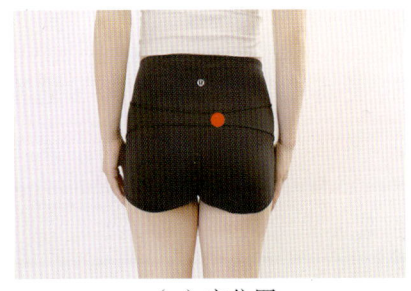
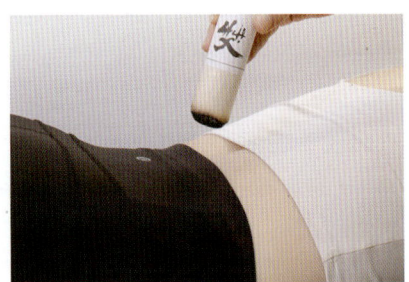

(a)定位图　　　　　　　　（b)艾灸图

图 4-5-2　膀胱俞穴

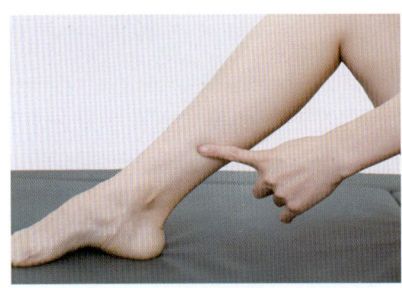
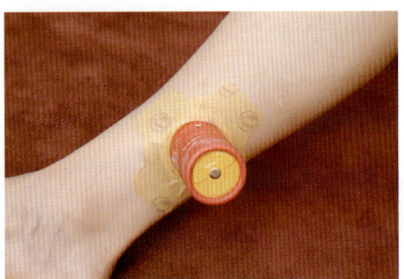

(a)定位图　　　　　　　　（b)艾灸图

图 4-5-3　三阴交穴

2.随症取穴

(1)若尿频、尿急、尿痛明显选以下穴位。

关元穴:在下腹部,前正中线上,脐中下3寸(图4-5-4)。

水道穴:在下腹部,距前正中线2寸,脐中下3寸(图4-5-5)。

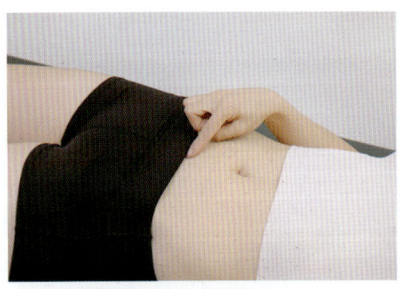
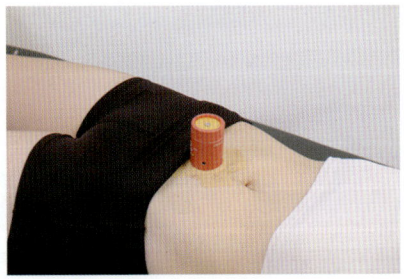

(a)定位图　　　　　　　　（b)艾灸图

图 4-5-4　关元穴

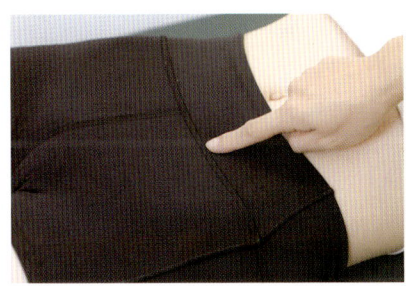
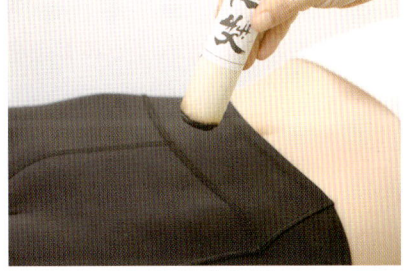

（a）定位图　　　　　　　　（b）艾灸图

图4-5-5　水道穴

（2）若尿道分泌物增多选以下穴位。

阴陵泉穴：在小腿内侧，胫骨内侧髁后下方凹陷处（图4-5-6）。

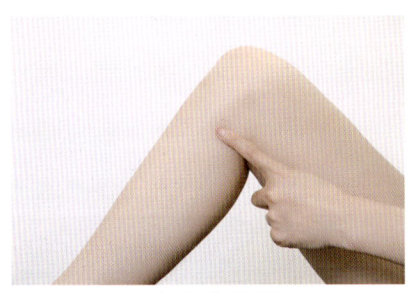
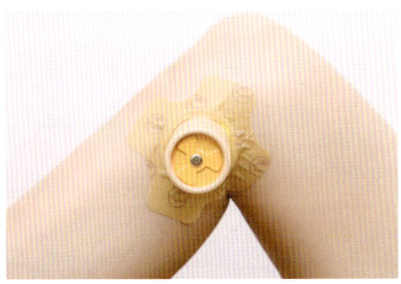

（a）定位图　　　　　　　　（b）艾灸图

图4-5-6　阴陵泉穴

蠡沟穴：在小腿内侧，足内踝尖上5寸，胫骨内侧面的中央（图4-5-7）。

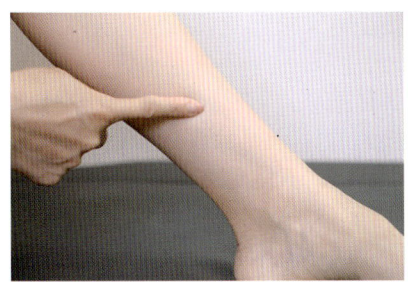
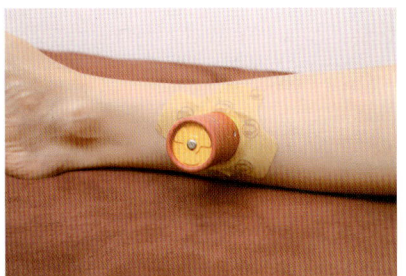

（a）定位图　　　　　　　　（b）艾灸图

图4-5-7　蠡沟穴

（3）若发热选以下穴位。

大椎穴：在后正中线上，第 7 颈椎棘突下凹陷中（图 4-5-8）。

曲池穴：在肘横纹外侧端，屈肘，尺泽与肱骨外上髁连线中点（图 4-5-9）。

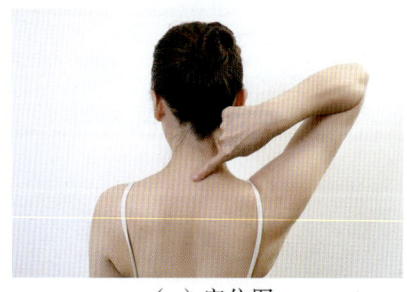 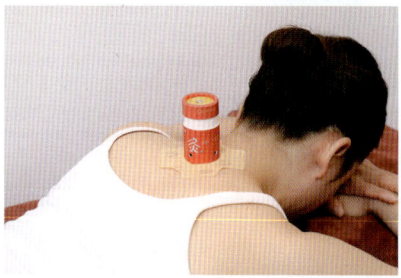

（a）定位图　　　　　　　　　（b）艾灸图

图 4-5-8　大椎穴

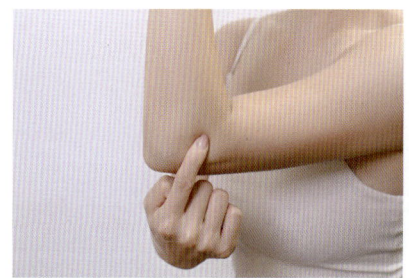 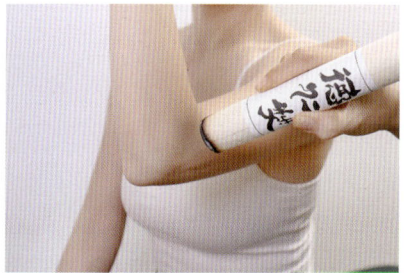

（a）定位图　　　　　　　　　（b）艾灸图

图 4-5-9　曲池穴

3. 灸法　艾条温和灸，每次每穴位艾灸 10~15 min，每日 1 次；或者艾炷隔姜灸，姜片中穿数孔，姜片上放艾炷施灸，每穴灸 3~5 壮，每日 1 次。

（五）预防

1. 多饮水　多饮水可以增加尿量，起到冲洗尿路的作用，减少细菌在尿路中的停留时间。

2. 勤排尿　憋尿会使尿液在膀胱内停留时间过长，容易滋生细菌，增加感染的风险。

3. 合理饮食　均衡饮食，多吃新鲜蔬菜、水果、全谷物等富含维生素和膳食纤维的食物，适量摄入优质蛋白质，如瘦肉、鱼类、豆类等。

4. 适度运动　坚持适度的体育锻炼，如散步、慢跑、游泳、瑜伽等，增强体质，提高身体的免疫力。

第五章
生殖系统疾病

第一节　生殖系统解剖与功能

生殖系统是人类繁衍后代的重要系统,分为男性生殖系统和女性生殖系统(图 5-1-1)。

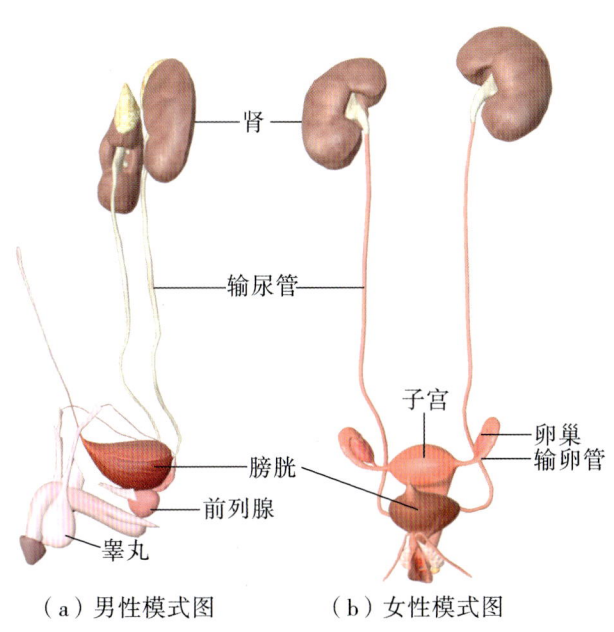

（a）男性模式图　　（b）女性模式图

图 5-1-1　泌尿生殖系统

一、男性生殖系统

（一）解剖结构

1. 睾丸　睾丸位于阴囊内，左右各一。睾丸是男性生殖系统的主要器官，呈卵圆形。睾丸的主要功能是产生精子和分泌雄激素。睾丸表面有一层坚厚的纤维膜，称为白膜。白膜在睾丸后缘增厚并突入睾丸内形成睾丸纵隔。从睾丸纵隔发出许多放射状的小隔，将睾丸实质分成许多睾丸小叶。每个睾丸小叶内含有2～3条盘曲的精曲小管，精曲小管上皮能产生精子。精曲小管之间的结缔组织内有间质细胞，能分泌雄激素（图5-1-2）。

2. 附睾　附睾紧贴睾丸的上端和后缘，分为头、体、尾三部分。附睾的主要功能是储存精子，并促进精子进一步成熟。精子在附睾内停留14～21 d，在此期间，精子获得运动能力和受精能力（图5-1-2）。

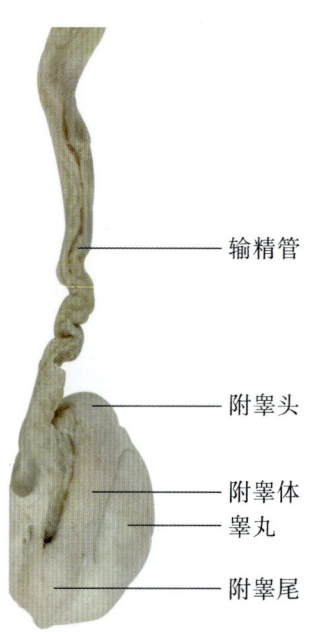

图5-1-2　睾丸、附睾、输精管

3. 输精管　输精管是一条细长的管道，起于附睾尾，向上经腹股沟管进入腹腔，再向后进入盆腔，在膀胱底的后面与精囊腺的排泄管汇合形成射精管。输精管的主要功能是输送精子（图5-1-2）。

4. 射精管　射精管由输精管壶腹与精囊腺排泄管汇合而成，穿过前列腺实质，开口于尿道前列腺部。射精管的主要功能是将精子和精囊腺分泌的液体输送到尿道。

5. 前列腺　前列腺是一个栗子状的腺体，位于膀胱下方，围绕尿道起始部。前列腺分泌的前列腺液是精液的重要组成部分，对精子具有营养和保护作用（图5-1-3）。

6. 精囊腺　精囊腺位于膀胱底后方，输精管壶腹的外侧。精囊腺分泌的液体也是精液的重要组成部分，含有丰富的果糖，为精子提供能量。

7. 尿道球腺　尿道球腺是一对豌豆大小的腺体，位于尿道球部两侧。尿道球腺分泌的液体在性兴奋时排出，具有润滑尿道的作用。

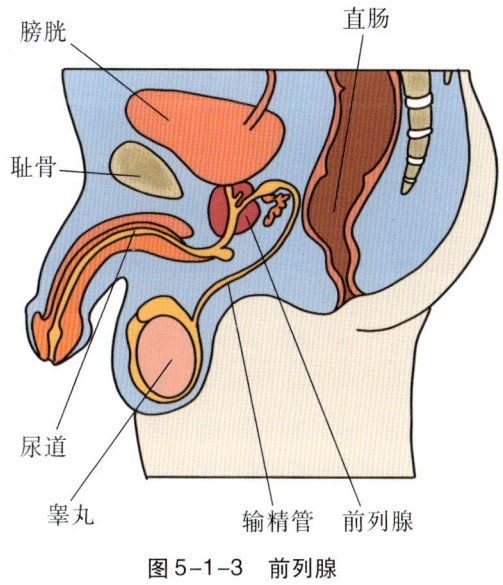

图 5-1-3　前列腺

8. 阴囊　阴囊是一个皮囊,位于阴茎根部下方,内有睾丸、附睾和精索等结构。阴囊的主要功能是保护睾丸和调节睾丸的温度,以利于精子的产生和生存。

(二)功能

1. 产生精子　睾丸中的精曲小管上皮细胞不断产生精子,精子是男性生殖细胞,携带着遗传信息。

2. 分泌雄激素　睾丸中的间质细胞分泌雄激素,主要是睾酮。雄激素对男性的生殖器官发育、第二性征的出现和维持、性功能等方面起着重要作用。

3. 输送精子　输精管、射精管等管道将精子从睾丸输送到体外。在性兴奋时,精子与前列腺液、精囊腺液、尿道球腺液等混合形成精液,通过射精管排入尿道,再经尿道排出体外。

(三)调节机制

男性生殖系统的功能受到多种因素的调节。

1. 神经调节　下丘脑-垂体-睾丸轴是男性生殖系统的主要调节机制。下丘脑分泌促性腺激素释放激素(GnRH),刺激垂体前叶分泌促卵泡激素(FSH)和黄体生成素(LH)。FSH 作用于睾丸的支持细胞,促进精子的发生;

LH 作用于睾丸的间质细胞,刺激睾酮的分泌。睾酮对下丘脑和垂体有负反馈调节作用,维持体内激素水平的平衡。此外,交感神经和副交感神经也参与调节男性生殖器官的血管舒缩和勃起等功能(图 5-1-4)。

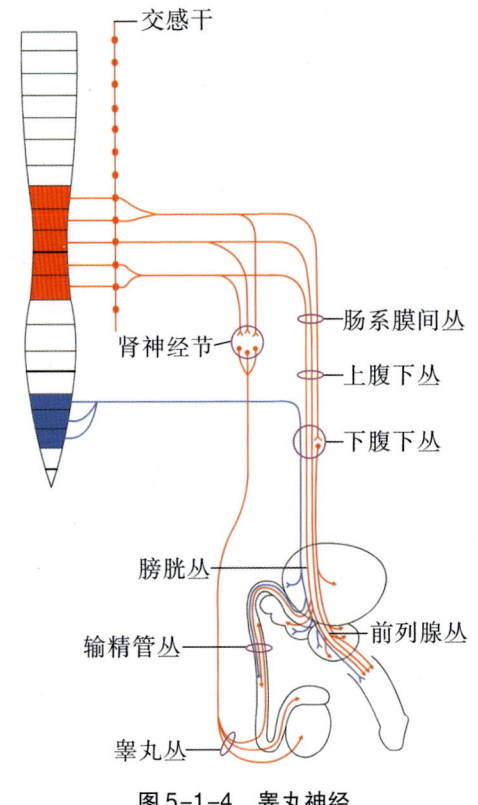

图 5-1-4　睾丸神经

2. 内分泌调节　除了下丘脑-垂体-睾丸轴的调节外,其他内分泌激素也对男性生殖系统有影响。例如,甲状腺激素、肾上腺皮质激素等可以影响精子的发生和性功能。胰岛素、生长激素等也可能参与调节睾丸的过程。

3. 环境因素调节　环境因素如温度、营养、压力等也可以影响男性生殖系统的功能。睾丸需要在相对较低的温度下才能正常产生精子,阴囊的调节作用可以维持睾丸的适宜温度。营养不良、过度肥胖、长期暴露于有害物质等都可能对精子的质量和数量产生不良影响。压力过大也可能导致性功能障碍和精子质量下降。

二、女性生殖系统

(一)解剖结构

1. 卵巢　卵巢位于盆腔内,左右各一。卵巢是女性生殖系统的主要器官,呈扁椭圆形。卵巢的主要功能是产生卵子和分泌雌激素、孕激素等性激素。卵巢表面覆盖着一层立方或扁平上皮细胞,称为生发上皮。生发上皮下面是致密结缔组织构成的白膜。卵巢实质分为皮质和髓质。皮质内含有许多不同发育阶段的卵泡。髓质由疏松结缔组织构成,含有丰富的血管、淋巴管和神经(图5-1-5)。

2. 输卵管　输卵管是一对细长而弯曲的管道,位于子宫两侧。输卵管的主要功能是输送卵子和为精子与卵子的结合提供场所。输卵管分为间质部、峡部、壶腹部和伞部。伞部是输卵管的末端,开口于腹腔,其边缘有许多指状突起,称为输卵管伞,可拾取卵巢排出的卵子(图5-1-5)。

3. 子宫　子宫是一个中空的肌性器官,位于盆腔中央。子宫的主要功能是孕育胎儿和产生月经。子宫分为子宫底、子宫体和子宫颈三部分。子宫壁由三层组织构成,即内膜、肌层和外膜。内膜是一层黏膜,受卵巢分泌的性激素的影响,发生周期性的变化,形成月经。肌层由平滑肌组成,具有很强的收缩能力,在分娩时可将胎儿及其附属物排出体外。外膜为浆膜层(图5-1-5)。

4. 阴道　阴道是连接子宫和外生殖器的管道。阴道是作为性交器官排出月经和娩出胎儿的通道。阴道壁由黏膜、肌层和外膜组成。黏膜层由复层鳞状上皮覆盖,具有较强的伸展性(图5-1-5)。

5. 外生殖器　外生殖器包括阴阜、大阴唇、小阴唇、阴蒂、前庭大腺等结构。阴阜是耻骨联合前方的隆起部分,皮下有丰富的脂肪组织。大阴唇是一对纵行隆起的皮肤皱襞,富含脂肪和弹性纤维。小阴唇是位于大阴唇内侧的一对薄皮肤皱襞。阴蒂位于小阴唇前端会合处,是一个富含神经末梢的器官,对性刺激敏感。前庭大腺位于大阴唇后部,开口于小阴唇与处女膜之间的沟内,其分泌的液体具有润滑阴道的作用(图5-1-5)。

(二)功能

1. 产生卵子　卵巢中的卵泡逐渐发育成熟,其中的卵母细胞在排卵时释放出卵子。卵子是女性生殖细胞,与精子结合后可形成受精卵。

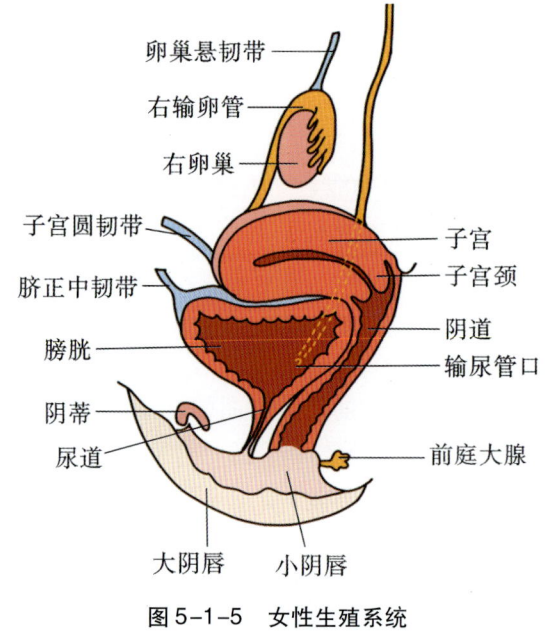

图 5-1-5 女性生殖系统

2. 分泌性激素 卵巢分泌雌激素、孕激素等性激素,对女性的生殖器官发育、第二性征的出现和维持、月经周期等方面起着重要作用。

3. 输送卵子和受精 输卵管将卵巢排出的卵子输送到壶腹部,如果有精子进入,就可能发生受精。

4. 孕育胎儿 子宫是胎儿生长发育的场所。受精卵在子宫内着床后,逐渐发育成胎儿。子宫的内膜为胎儿提供营养和保护,子宫的肌层在分娩时收缩,将胎儿及其附属物排出体外。

5. 性交和分娩通道 阴道是性交器官,也是排出月经和娩出胎儿的通道。外生殖器在性活动中也起着重要作用。

(三) 调节机制

女性生殖系统的功能也受到多种因素的调节。

1. 神经调节 下丘脑-垂体-卵巢轴是女性生殖系统的主要调节机制。下丘脑分泌 GnRH,刺激垂体前叶分泌 FSH 和 LH。FSH 作用于卵巢的卵泡,促进卵泡的发育和雌激素的分泌;LH 在排卵前达到高峰,促进卵泡成熟和排卵,并刺激黄体形成,分泌孕激素。雌激素和孕激素对下丘脑和垂体有负反馈调节作用,维持体内激素水平的平衡。此外,自主神经系统也参与调节女性生殖器官的血管舒缩、子宫收缩和阴道润滑等功能(图5-1-6)。

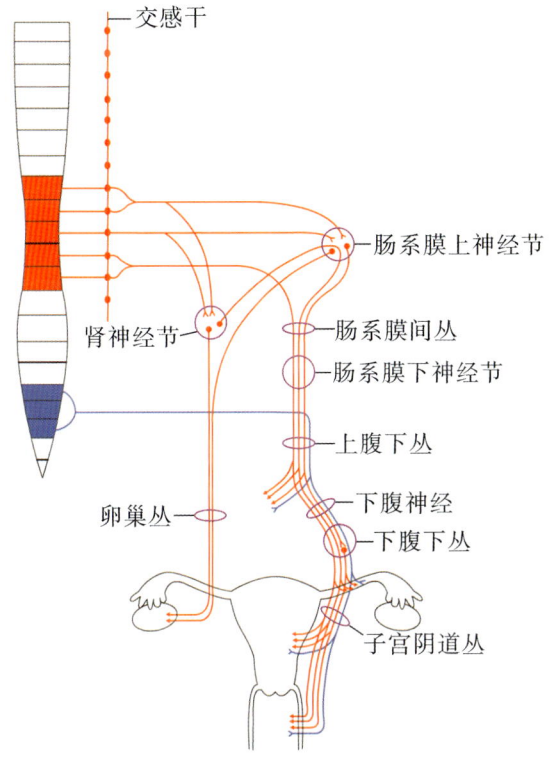

图 5-1-6　神经调节

2. 内分泌调节　除了下丘脑-垂体-卵巢轴的调节外,其他内分泌激素也对女性生殖系统有影响。例如,甲状腺激素、肾上腺皮质激素等可以影响月经周期和生育能力。胰岛素、生长激素等也可能参与调节卵巢的过程。

3. 环境因素调节　环境因素如营养、压力、生活方式等也可以影响女性生殖系统的功能。营养不良、过度减肥、长期暴露于有害物质等都可能对卵子的质量和生育能力产生不良影响。压力过大、睡眠不足、吸烟、酗酒等不良生活方式也可能导致月经紊乱和不孕。

总之,男性和女性生殖系统在解剖结构和功能上有很大的差异,但都是为了实现人类的生殖繁衍。了解生殖系统的解剖和功能,以及其调节机制,对于维护生殖健康、预防生殖系统疾病以及促进人类的繁衍和发展具有重要意义。

第二节　前列腺的相关疾病

一、前列腺炎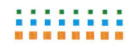

(一)定义

前列腺炎是指前列腺遭受细菌、非细菌性病原体(如支原体、衣原体、病毒等)感染,或因非感染性因素(如盆腔区域长期充血、免疫异常、心理因素等)而引起的前列腺炎症性疾病。

(二)病因

1. 细菌感染　这些细菌通常来自于尿道上行感染,如尿道炎、膀胱炎等没有得到及时有效的治疗,细菌可蔓延至前列腺引起炎症。

2. 血行感染　身体其他部位的感染灶,如皮肤疖肿、扁桃体炎等,细菌可通过血液循环到达前列腺引发感染。

3. 支原体、衣原体、病毒感染　非细菌性病原体也可引起前列腺炎。

4. 尿道狭窄、膀胱颈挛缩　这些病理现象可导致尿液反流至前列腺腺管内,引起化学性炎症。

5. 久坐　长时间坐着不动,会使前列腺局部血液循环不畅,代谢产物堆积,容易诱发前列腺炎。

6. 酗酒　酒精可刺激前列腺组织,使其充血、水肿,增加前列腺炎的发生风险。

7. 辛辣饮食　过多食用辛辣食物,如辣椒、花椒等,可刺激前列腺和尿道,引起局部不适和炎症反应。

8. 不规律性生活　性生活过于频繁或过度节制都可能对前列腺造成不良影响。

(三)症状

1. 尿频　排尿次数明显增多,严重时每小时可排尿数次甚至十余次。

2. 尿急　一有尿意就迫不及待地需要排尿,难以控制。

3. 尿痛　排尿时尿道有烧灼痛、刺痛或胀痛等不适感。部分患者疼痛较为剧烈,可放射至会阴部或下腹部。

4. 尿不尽感　排尿后仍感觉有尿液残留在膀胱内,不能完全排空。

5. 尿等待　排尿时需要等待一段时间才能排出尿液,有时甚至需要数分钟。

6. 尿线变细　由于前列腺炎症导致尿道受压,尿流变得细弱。

7. 尿滴沥　排尿结束后,仍有少量尿液滴出。

8. 早泄　性生活时射精时间明显缩短,不能自主控制射精。

9. 性欲减退　对性生活的兴趣降低,甚至出现厌恶感。

10. 射精疼痛　在射精过程中或射精后出现疼痛,可能与前列腺炎引起的局部炎症刺激有关。

(四)灸疗

1. 基础取穴

关元穴:在下腹部,前正中线上,脐中下 3 寸(图 5-2-1)。

中极穴:在下腹部,前正中线上,脐中下 4 寸(图 5-2-2)。

三阴交穴:在小腿内侧,足内踝尖上 3 寸,胫骨内侧缘后方(图 5-2-3)。

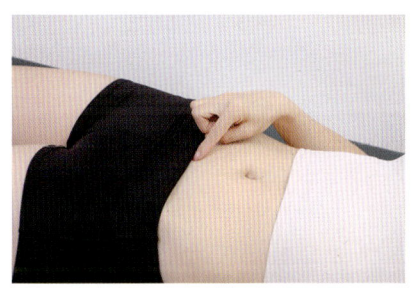 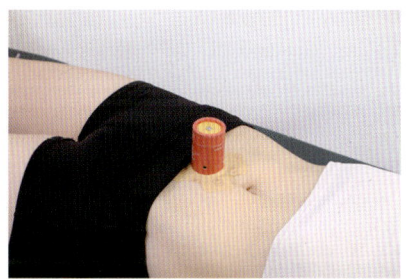

（a）定位图　　　　　　　　　（b）艾灸图

图 5-2-1　关元穴

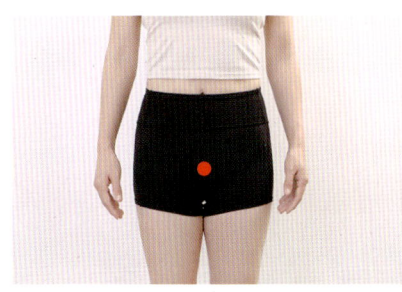 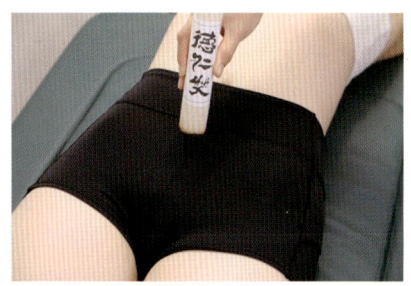

（a）定位图　　　　　　　　　（b）艾灸图

图 5-2-2　中极穴

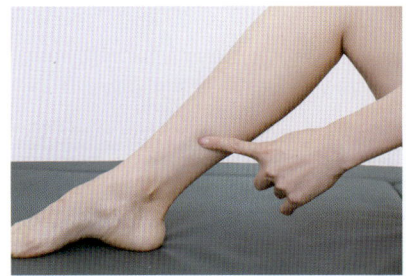
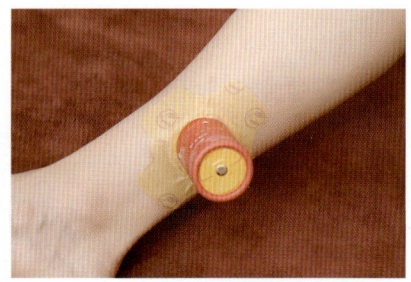

（a）定位图　　　　　　　　（b）艾灸图

图 5-2-3　三阴交穴

2. 随症取穴

(1) 若尿频、尿急、尿痛明显选以下穴位。

水道穴：在下腹部,脐中下 3 寸,距前正中线 2 寸(图 5-2-4)。

膀胱俞穴：在骶部,骶正中嵴旁 1.5 寸,平第 2 骶后孔(图 5-2-5)。

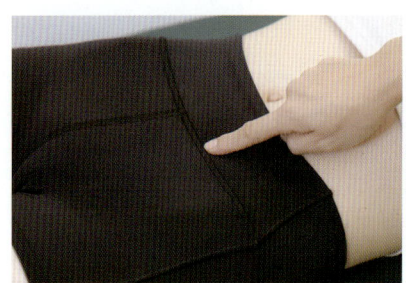
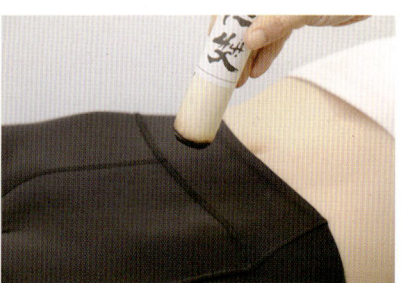

（a）定位图　　　　　　　　（b）艾灸图

图 5-2-4　水道穴

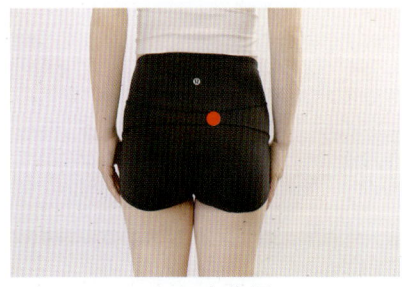
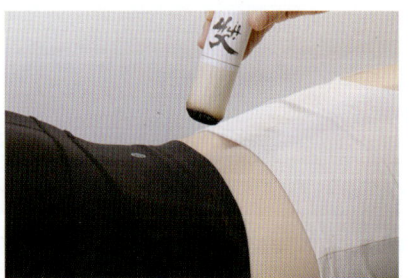

（a）定位图　　　　　　　　（b）艾灸图

图 5-2-5　膀胱俞穴

(2)若疼痛明显选以下穴位。

气海穴:在下腹部,前正中线上,脐中下1.5寸(图5-2-6)。

次髎穴:在骶部,髂后上棘内下方,适对第2骶后孔处(图5-2-7)。

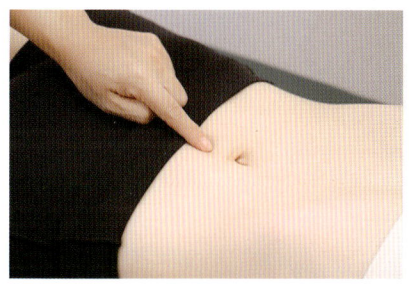
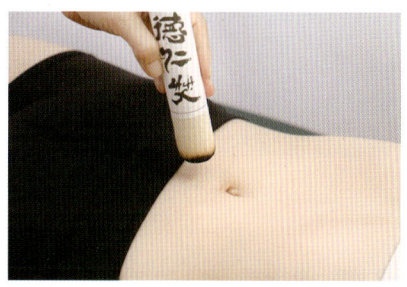

(a)定位图　　　　　　　　(b)艾灸图

图5-2-6　气海穴

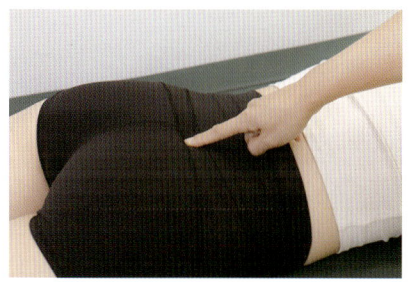
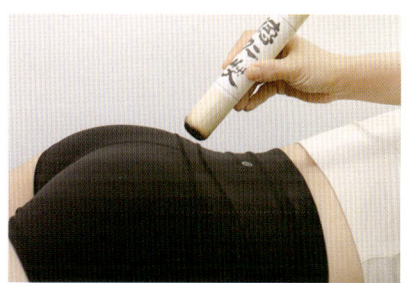

(a)定位图　　　　　　　　(b)艾灸图

图5-2-7　次髎穴

(3)若性功能障碍选以下穴位。

肾俞穴:在腰部,第2腰椎棘突下,旁开1.5寸(图5-2-8)。

命门穴:在腰部,后正中线上,第2腰椎棘突下凹陷中(图5-2-9)。

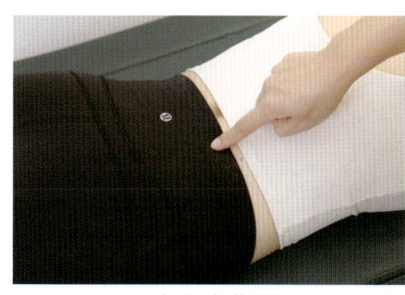
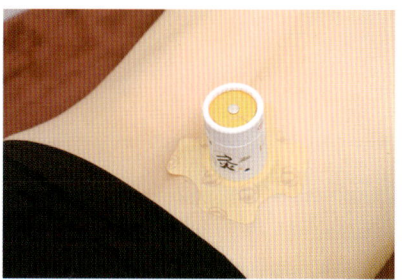

(a)定位图　　　　　　　　(b)艾灸图

图5-2-8　肾俞穴

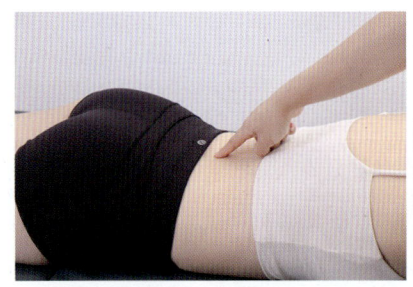 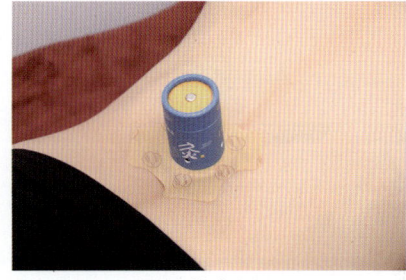

（a）定位图　　　　　　　　（b）艾灸图

图5-2-9　命门穴

3. 灸法　艾条温和灸，每次每穴位艾灸10~15 min，每日1次；或者艾炷隔姜灸，姜片中穿数孔，姜片上放艾炷施灸，每穴灸3~5壮，每日1次。

（五）预防

1. 避免久坐　长时间久坐会使前列腺处于受压状态，影响局部血液循环。

2. 适度运动　适度的体育锻炼有助于增强体质，提高身体的免疫力，同时也可以促进前列腺局部的血液循环。

3. 规律作息　保持规律的作息时间，保证充足的睡眠，有利于身体的恢复和免疫力的提高。

4. 多饮水　多饮水可以增加尿量，起到冲洗尿道的作用，减少细菌在尿道中的停留时间，从而降低前列腺炎的发生风险。

5. 避免辛辣刺激食物　辛辣食物如辣椒、花椒、生姜等可能会刺激前列腺，引起局部充血和不适。

6. 均衡饮食　避免过多摄入高脂肪、高糖和高盐食物，这些食物可能会影响身体的代谢和内分泌功能，增加前列腺炎的发生风险。

二、前列腺增生

（一）定义

前列腺增生又称良性前列腺增生，是引起中老年男性排尿障碍最为常见的一种良性疾病。由于前列腺的逐渐增大对尿道及膀胱出口产生压迫作用，临床上表现为尿频、尿急、夜尿增多、排尿困难等下尿路症状。

(二)病因

1. 生活方式　长期吸烟、饮酒、久坐、缺乏运动等不良生活方式可能增加前列腺增生的发病风险。

2. 饮食习惯　高动物脂肪、高胆固醇饮食可能与前列腺增生的发生有关。

3. 遗传因素　前列腺增生具有一定的遗传倾向,家族中有前列腺增生患者的人群发病风险可能增加。

4. 肥胖　肥胖可能与前列腺增生的发生发展有关,其机制可能与性激素水平、胰岛素抵抗等因素有关。

5. 年龄因素　随着年龄的增长,前列腺增生的发病率逐渐升高。

6. 性激素因素　双氢睾酮与前列腺细胞内的雄激素受体结合,刺激前列腺细胞的生长和增殖,从而导致前列腺增生。

(三)症状

1. 尿频　尿频是前列腺增生最常见的早期症状,尤其夜尿次数增多更有临床意义。

2. 尿急　不能自控排尿,一有尿意就迫不及待地需要排尿。

3. 尿失禁　在严重的情况下,患者可能会出现尿失禁。

4. 排尿困难　排尿困难是前列腺增生最重要的症状。表现为排尿起始延缓、尿线变细、射程缩短、尿流无力、尿后滴沥等。

5. 尿流中断　在患者排尿过程中,由于前列腺增生导致尿道狭窄,突然出现尿流中断,改变体位或稍等片刻后又可继续排尿。

6. 排尿不尽感　患者在排尿后,总感觉膀胱内还有尿液未排尽,这是由于膀胱逼尿肌收缩无力,不能将尿液完全排空。

7. 膀胱结石　由于膀胱残余尿量增多,尿液中的晶体物质容易沉淀形成结石。

8. 其他　长期排尿困难可导致患者出现焦虑、抑郁等精神心理症状。部分患者还可能出现腹股沟疝、内痔、脱肛等并发症。

(四)灸疗

1. 基础取穴

关元穴:在下腹部,前正中线上,脐中下3寸(图5-2-10)。

中极穴:在下腹部,前正中线上,脐中下4寸(图5-2-11)。

三阴交穴:在小腿内侧,足内踝尖上3寸,胫骨内侧缘后方(图5-2-12)。

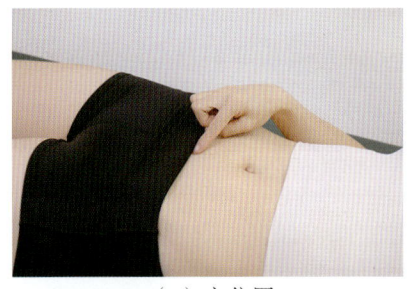 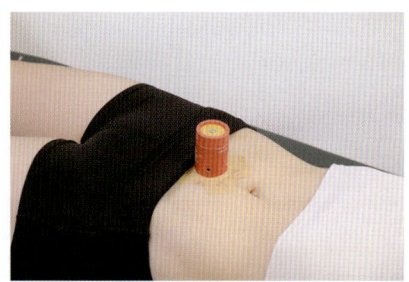

(a)定位图　　　　　　　　(b)艾灸图

图 5-2-10　关元穴

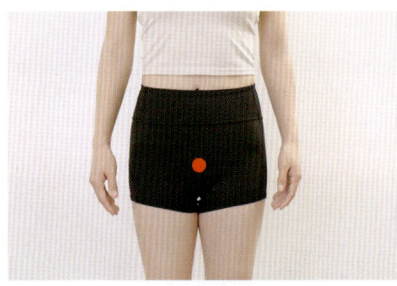 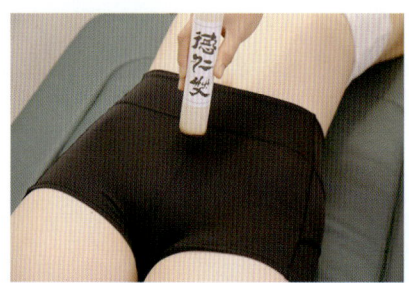

(a)定位图　　　　　　　　(b)艾灸图

图 5-2-11　中极穴

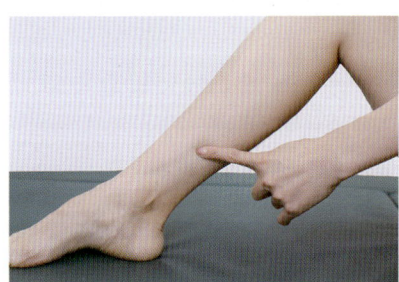 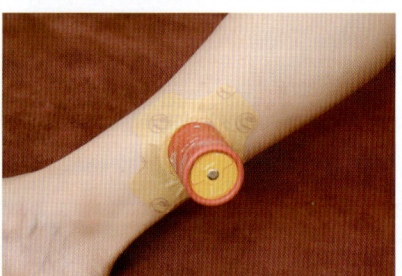

(a)定位图　　　　　　　　(b)艾灸图

图 5-2-12　三阴交穴

2.随症取穴

(1)若尿频、尿急、尿痛明显选以下穴位。

水道穴:在下腹部,脐中下3寸,距前正中线2寸(图5-2-13)。

膀胱俞穴:在骶部,骶正中嵴旁1.5寸,平第2骶后孔(图5-2-14)。

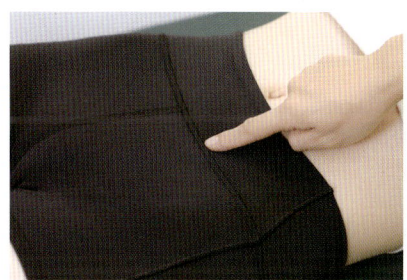
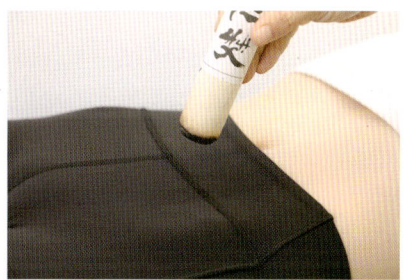

(a)定位图　　　　　　　　(b)艾灸图

图 5-2-13　水道穴

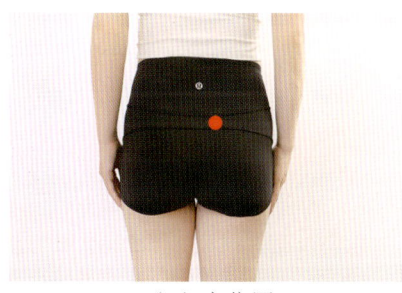
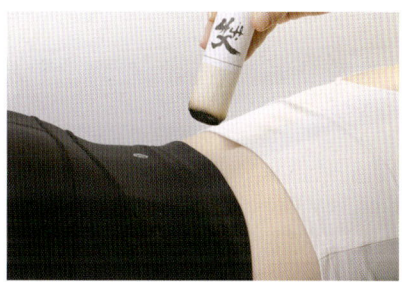

(a)定位图　　　　　　　　(b)艾灸图

图 5-2-14　膀胱俞穴

(2)若排尿困难选以下穴位。

秩边穴:在臀部,平第 4 骶后孔,骶正中嵴旁开 3 寸(图 5-2-15)。

委阳穴:在腘横纹外侧端,股二头肌腱的内侧(图 5-2-16)。

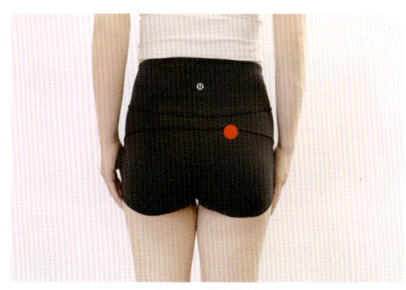
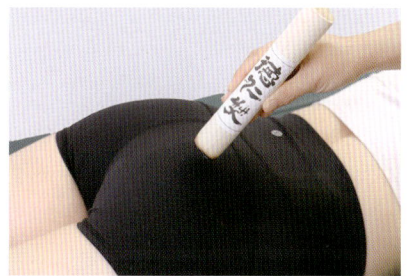

(a)定位图　　　　　　　　(b)艾灸图

图 5-2-15　秩边穴

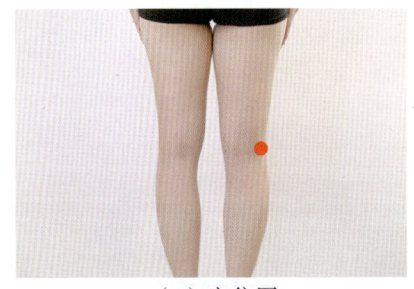 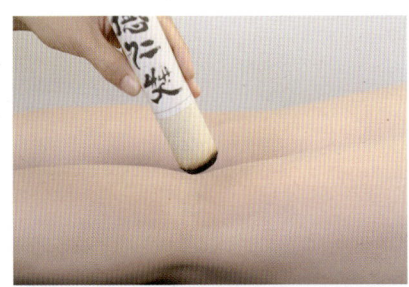

（a）定位图　　　　　　　　（b）艾灸图

图 5-2-16　委阳穴

（3）若小腹胀痛选以下穴位。

气海穴：在下腹部，前正中线上，脐中下 1.5 寸（图 5-2-17）。

次髎穴：在骶部，髂后上棘内下方，适对第 2 骶后孔处（图 5-2-18）。

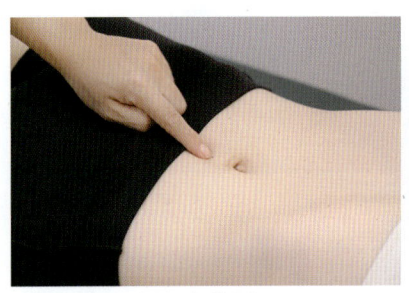 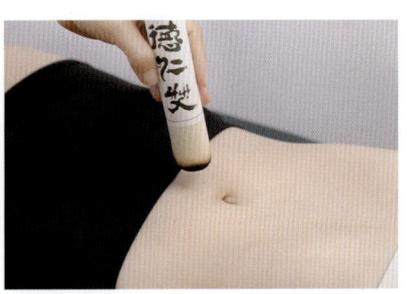

（a）定位图　　　　　　　　（b）艾灸图

图 5-2-17　气海穴

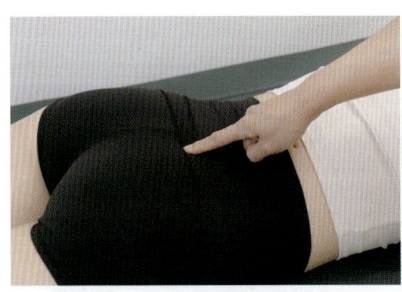 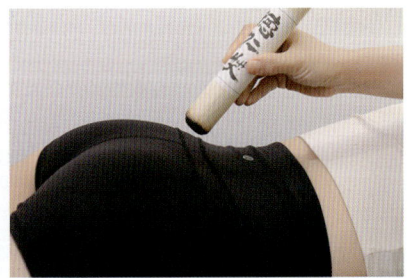

（a）定位图　　　　　　　　（b）艾灸图

图 5-2-18　次髎穴

（4）若腰膝酸软选以下穴位。

肾俞穴：在腰部，第 2 腰椎棘突下，旁开 1.5 寸（图 5-2-19）。

委中穴:在腘横纹中点,股二头肌腱与半腱肌腱的中间(图5-2-20)。

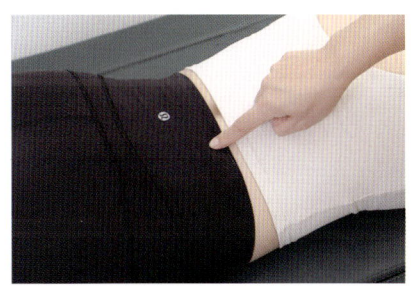
(a)定位图

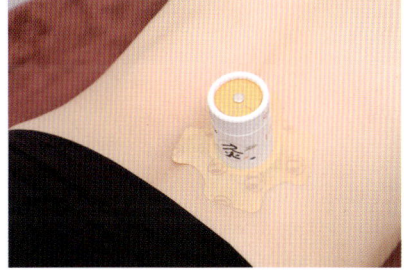
(b)艾灸图

图5-2-19　肾俞穴

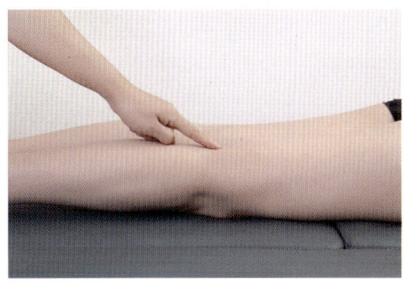
(a)定位图

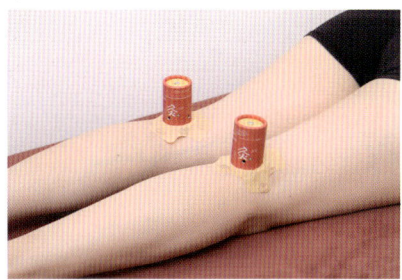
(b)艾灸图

图5-2-20　委中穴

3.灸法　艾条温和灸,每次每穴位艾灸10~15 min,每日1次;或者艾炷隔姜灸,姜片中穿数孔,姜片上放艾炷施灸,每穴灸3~5壮,每日1次。

(五)预防

1.避免久坐　长时间久坐会使前列腺受到压迫,影响局部血液循环。建议定时起身活动,如每小时起来走动几分钟。

2.适度运动　适度的体育锻炼可以促进全身血液循环,也包括前列腺部位的血液流动。

3.规律作息　保持规律的作息时间,保证充足的睡眠,有利于身体的恢复和免疫力的提高。

4.多饮水　多饮水可以增加尿量,起到冲洗尿道的作用,减少细菌在尿道中的停留时间,降低尿路感染的风险。

5.控制饮食　避免过度摄入高脂肪、高胆固醇和辛辣刺激性食物。

6.限制饮酒和咖啡　酒精和咖啡具有利尿和刺激作用,可能会加重前列腺的负担。

7. 适度性生活　适度的性生活可以促进前列腺液的排出,有助于预防前列腺增生。

第三节　性功能的相关疾病

一、阳痿

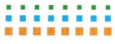

(一)定义

阳痿,医学上称为勃起功能障碍,是指男性在性生活中,阴茎持续不能达到或维持足够的勃起以完成满意的性生活。

(二)病因

1. 焦虑和紧张　工作压力、生活压力、人际关系紧张等因素可能导致焦虑和紧张情绪,在性生活中表现为对自己性能力的过度关注和担忧,从而影响勃起功能。

2. 抑郁和情绪低落　长期的抑郁状态会降低性欲和性唤起能力,导致阳痿。

3. 心理创伤　如性经历中的不良事件、性虐待、失败的性经历等,可能在患者心理上留下阴影,导致对性生活产生恐惧和回避,进而引发阳痿。

4. 夫妻关系问题　夫妻之间缺乏沟通、感情不和等问题会影响性生活的质量和满意度,进而导致阳痿。

5. 性腺功能减退　男性随着年龄的增长,睾丸功能逐渐下降,睾酮水平降低,可导致性欲减退和勃起功能障碍。

6. 吸烟　吸烟会损害血管内皮细胞,导致血管狭窄,影响阴茎的血液供应。

7. 酗酒　过量饮酒会抑制中枢神经系统,影响性唤起和勃起功能。

(三)症状

1. 勃起困难　在任何性刺激下,阴茎都无法勃起,不能进行性生活,或者阴茎虽然能够勃起,但硬度不足以插入阴道进行性生活。

2. 性欲减退　部分阳痿患者可能同时伴有性欲减退的症状。表现为对性的兴趣降低,性幻想和性冲动减少。

3. 焦虑和紧张　由于担心自己的性能力问题,患者在性生活前、中、后可能会出现过度的焦虑和紧张情绪。

4. 自卑和抑郁　长期的阳痿问题可能会导致患者产生自卑心理,觉得自己在性方面无能,对自己失去信心。

(四) 灸疗

1. 基础取穴

关元穴:在下腹部,前正中线上,脐中下3寸(图5-3-1)。

肾俞穴:在腰部,第2腰椎棘突下,旁开1.5寸(图5-3-2)。

三阴交穴:在小腿内侧,足内踝尖上3寸,胫骨内侧缘后方(图5-3-3)。

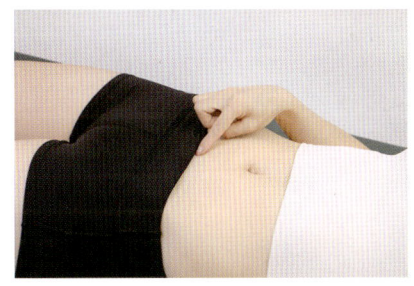 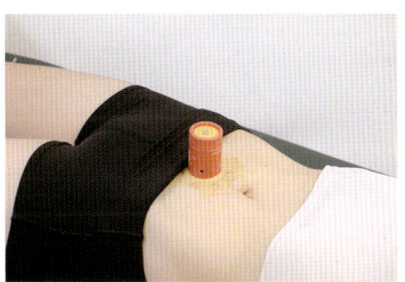

(a)定位图　　　　　　　　(b)艾灸图

图5-3-1　关元穴

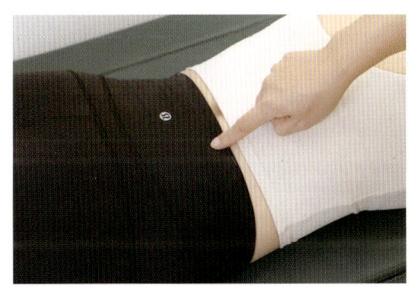 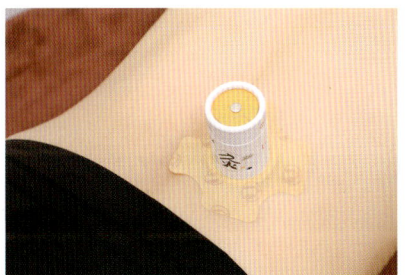

(a)定位图　　　　　　　　(b)艾灸图

图5-3-2　肾俞穴

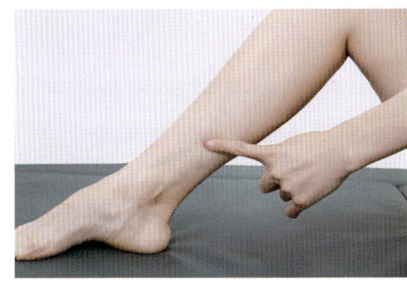 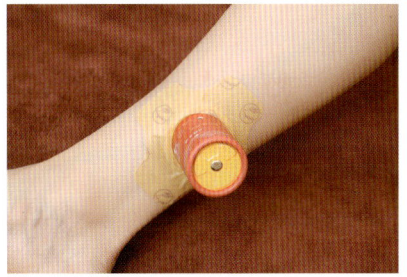

(a)定位图　　　　　　　　(b)艾灸图

图5-3-3　三阴交穴

2.随症取穴

(1)若伴有腰膝酸软选以下穴位。

命门穴:在腰部,后正中线上,第2腰椎棘突下凹陷中(图5-3-4)。

委中穴:在腘横纹中点,股二头肌腱与半腱肌腱的中间(图5-3-5)。

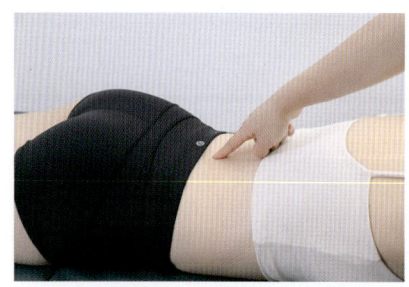 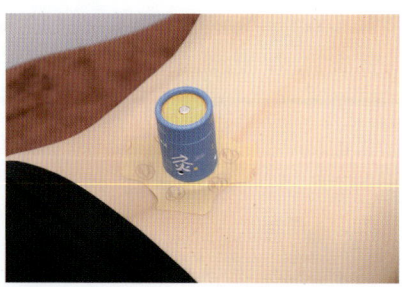

(a)定位图　　　　　　　　(b)艾灸图

图5-3-4　命门穴

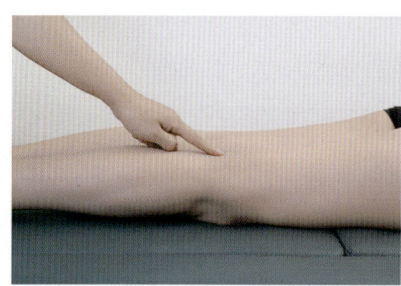 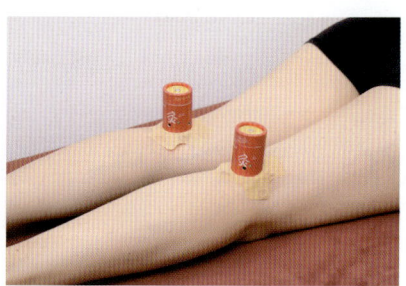

(a)定位图　　　　　　　　(b)艾灸图

图5-3-5　委中穴

(2)若伴有精神紧张、焦虑选以下穴位。

内关穴:在前臂掌侧,曲泽与大陵的连线上,腕横纹上2寸,掌长肌腱与桡侧腕屈肌腱之间(图5-3-6)。

神门穴:在腕部,腕掌侧横纹尺侧端,尺侧腕屈肌腱的桡侧凹陷处(图5-3-7)。

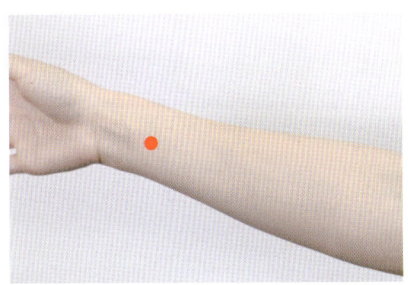

（a）定位图　　　　　　（b）艾灸图

图 5-3-6　内关穴

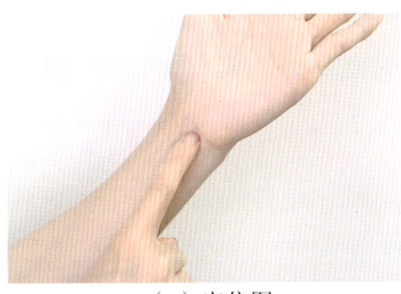 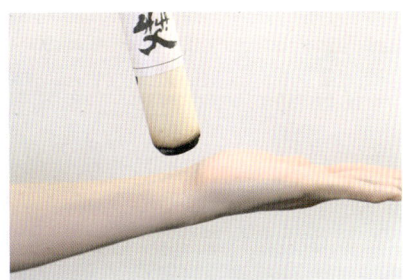

（a）定位图　　　　　　（b）艾灸图

图 5-3-7　神门穴

（3）若伴有失眠多梦选以下穴位。

安眠穴：在项部，翳风穴与风池穴连线的中点（图5-3-8）。

涌泉穴：在足底，屈足卷趾时足心最凹陷中（图5-3-9）。

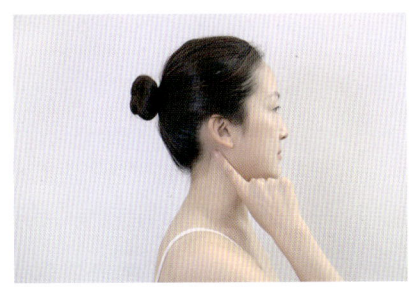 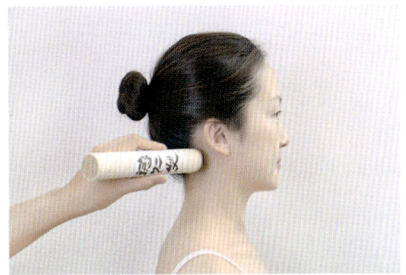

（a）定位图　　　　　　（b）艾灸图

图 5-3-8　安眠穴

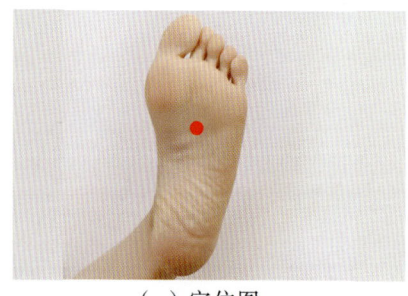 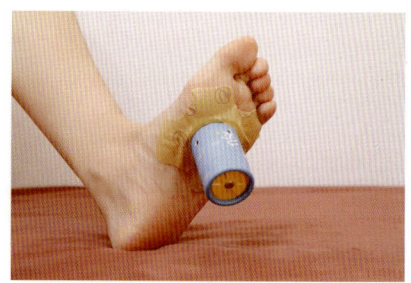

（a）定位图　　　　　　（b）艾灸图

图 5-3-9　涌泉穴

3.灸法　艾条温和灸，每次每穴位艾灸 10～15 min，每日 1 次；或者艾炷隔姜灸，姜片中穿数孔，姜片上放艾炷施灸，每穴灸 3～5 壮，每日 1 次。

（五）预防

1.适度运动　坚持适度的体育锻炼，如散步、慢跑、游泳、瑜伽等，可以增强体质，提高身体的耐力和免疫力，对预防阳痿有积极作用。

2.规律作息　良好的睡眠有助于调节内分泌系统，维持正常的性激素水平，对性功能的正常发挥至关重要。

3.戒烟限酒　吸烟和过度饮酒会对血管造成损害，影响阴茎的血液供应，增加阳痿的发生风险。

4.避免久坐　长时间久坐会导致盆腔血液循环不畅，对前列腺和阴茎的血液供应产生不良影响。

5.减轻压力　现代生活中，工作压力、生活压力等可能导致心理负担过重，影响性功能。

6.均衡饮食　保持饮食的均衡，摄入丰富的营养物质。

二、早泄

（一）定义

早泄是一种常见的男性性功能障碍疾病，指的是在性生活中，阴茎插入阴道之前、正在插入或插入后不久（通常在 1 min 以内），在男性主观意愿之前发生不可控制的射精现象，且这种情况持续或反复发生，导致双方性生活满意度下降。

(二)病因

1. 焦虑和紧张　生活中的压力、工作的困扰、人际关系的紧张等都可能导致焦虑和紧张情绪。

2. 抑郁和情绪低落　长期的抑郁状态会影响性欲和性唤起能力,同时也可能导致早泄。

3. 夫妻关系问题　夫妻之间缺乏沟通、感情不和等问题会影响性生活的质量和满意度,进而导致早泄。

4. 包皮过长或包茎　包皮过长或包茎可能会导致阴茎头过于敏感,从而引起早泄。

5. 吸烟　吸烟会损害血管内皮细胞,导致血管狭窄,影响阴茎的血液供应。

6. 酗酒　过量饮酒会抑制中枢神经系统,影响性唤起和射精功能。

7. 缺乏运动　长期缺乏运动可导致肥胖、心血管疾病,增加早泄的发生风险。

8. 年龄　随着年龄的增长,男性的性功能会逐渐下降,早泄的发生率也可能会增加。

(三)症状

1. 射精时间短　性生活时,阴茎插入阴道后很快(通常在 1 min 以内)就发生射精,甚至在阴茎尚未插入阴道前就出现射精。

2. 无法控制射精　患者在性生活过程中,往往无法自主控制射精的时间。

3. 焦虑和紧张　由于早泄问题,患者在性生活前、中、后可能会出现过度的焦虑和紧张情绪。

4. 自卑和沮丧　长期的早泄问题可能会导致患者产生自卑心理,觉得自己在性方面无能,对自己失去信心。

5. 性生活满意度下降　早泄会导致性生活时间过短,无法满足双方的性需求,从而使性生活的满意度大大降低。

(四)灸疗

1. 基础取穴

关元穴:在下腹部,前正中线上,脐中下 3 寸(图 5-3-10)。

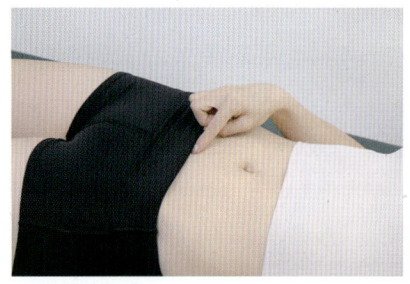
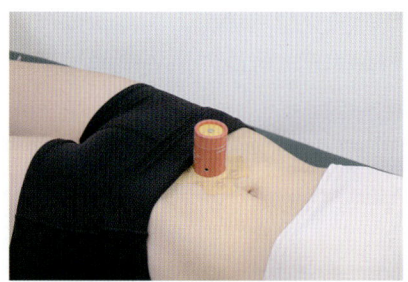

（a）定位图　　　　　　　　（b）艾灸图

图 5-3-10　关元穴

肾俞穴：在腰部，第 2 腰椎棘突下，旁开 1.5 寸（图 5-3-11）。

三阴交穴：在小腿内侧，足内踝尖上 3 寸，胫骨内侧缘后方（图 5-3-12）。

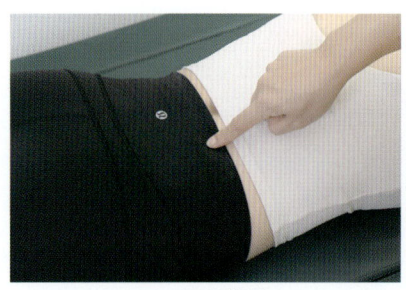
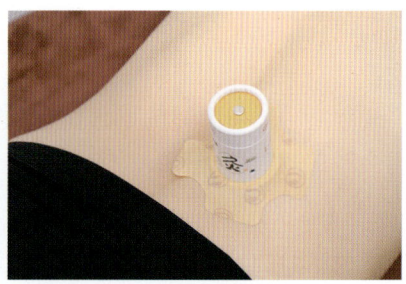

（a）定位图　　　　　　　　（b）艾灸图

图 5-3-11　肾俞穴

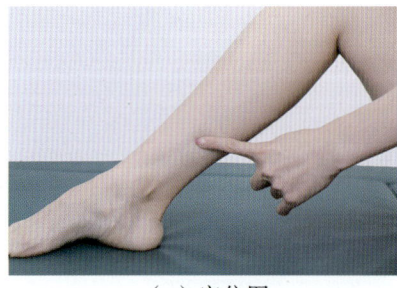
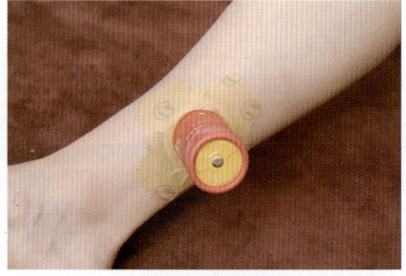

（a）定位图　　　　　　　　（b）艾灸图

图 5-3-12　三阴交穴

2. 随症取穴

（1）若伴有腰膝酸软选以下穴位。

命门穴:在腰部,后正中线上,第2腰椎棘突下凹陷中(图5-3-13)。

委中穴:在腘横纹中点,股二头肌腱与半腱肌腱的中间(图5-3-14)。

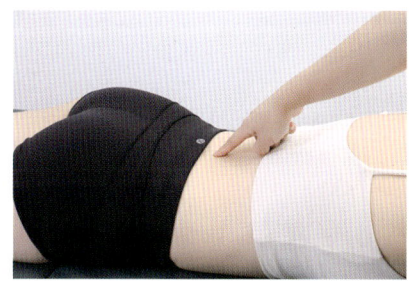

(a)定位图　　　　　　(b)艾灸图

图5-3-13　命门穴

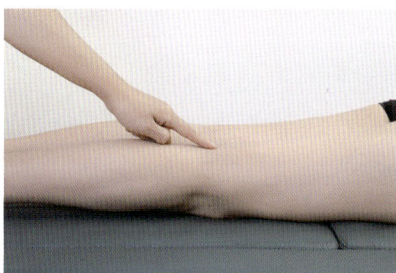 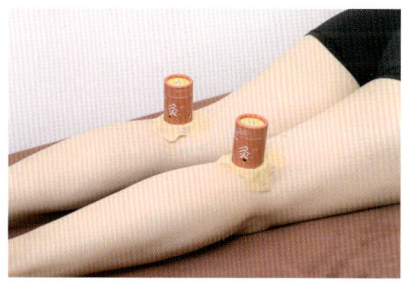

(a)定位图　　　　　　(b)艾灸图

图5-3-14　委中穴

(2)若伴有精神紧张、焦虑选以下穴位。

内关穴:在前臂掌侧,曲泽与大陵的连线上,腕横纹上2寸,掌长肌腱与桡侧腕屈肌腱之间(图5-3-15)。

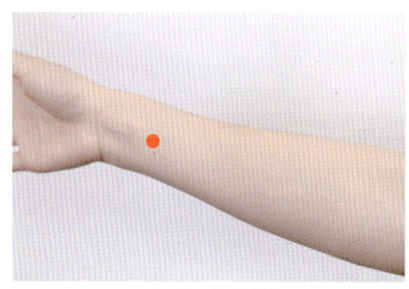 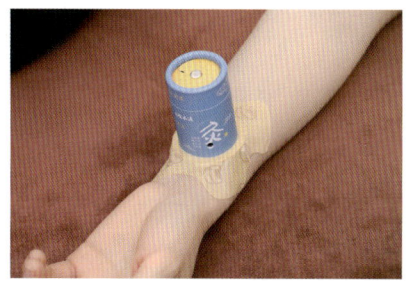

(a)定位图　　　　　　(b)艾灸图

图5-3-15　内关穴

神门穴:在腕部,腕掌侧横纹尺侧端,尺侧腕屈肌腱的桡侧凹陷处(图5-3-16)。

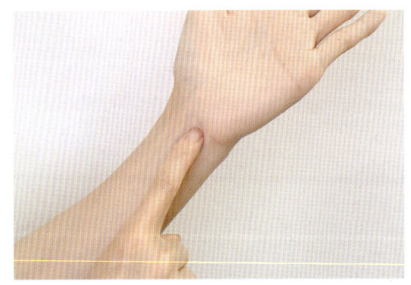

(a)定位图　　　　　　(b)艾灸图

图5-3-16　神门穴

(3)若伴有失眠多梦选以下穴位。

安眠穴:在项部,翳风穴与风池穴连线的中点(图5-3-17)。

涌泉穴:在足底,屈足卷趾时足心最凹陷中(图5-3-18)。

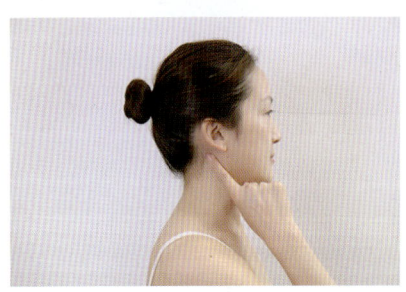 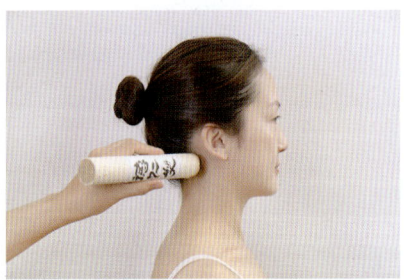

(a)定位图　　　　　　(b)艾灸图

图5-3-17　安眠穴

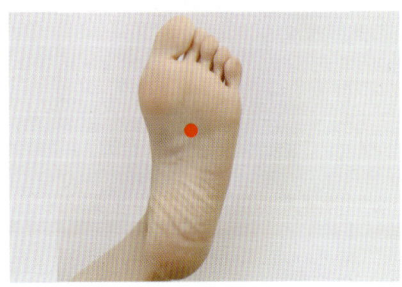 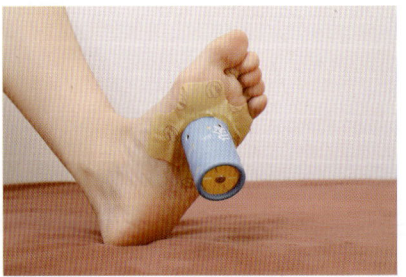

(a)定位图　　　　　　(b)艾灸图

图5-3-18　涌泉穴

3. 灸法　艾条温和灸,每次每穴位艾灸 10～15 min,每日 1 次;或者艾炷隔姜灸,姜片中穿数孔,姜片上放艾炷施灸,每穴灸 3～5 壮,每日 1 次。

(五)预防

1. 保持放松心态　避免过度紧张、焦虑和压力,可以通过冥想、深呼吸、瑜伽等方式放松身心,减轻心理负担。

2. 增强自信　对自己的性能力要有信心,不要过分担心偶尔表现不佳。

3. 处理好夫妻关系　良好的夫妻关系对性生活质量至关重要。要加强沟通,相互理解和支持,避免矛盾和争吵。

4. 适度运动　坚持适量的体育锻炼,如跑步、游泳、骑自行车等,可以增强体质,提高耐力和免疫力,对预防早泄有积极作用。

5. 规律作息　良好的睡眠有助于调节内分泌系统,维持正常的性激素水平,对性功能的正常发挥至关重要。

6. 戒烟限酒　吸烟和过度饮酒会对血管造成损害,影响阴茎的血液供应,增加早泄的发生风险。

7. 避免久坐　长时间久坐会导致盆腔血液循环不畅,对前列腺和阴茎的血液供应产生不良影响。

8. 均衡饮食　保持饮食的均衡,摄入丰富的营养物质。

第四节　子宫的相关疾病

一、子宫内膜炎

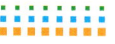

(一)定义

子宫内膜炎是指子宫内膜感染病原体而发生的炎症性疾病。

(二)病因

1. 细菌感染　常见的致病菌有大肠杆菌、金黄色葡萄球菌、链球菌等

2. 衣原体、支原体感染　它们主要通过性接触传播,也可通过间接接触,如使用不洁的卫生用品等感染。

3. 宫腔手术操作　人工流产、刮宫术、宫腔镜检查等宫腔手术操作,如果器械消毒不严格、操作不规范或术后护理不当,容易导致子宫内膜损伤和感染。

4. 分娩或流产后　分娩时,胎盘、胎膜残留,或产程过长、难产等因素可导致子宫复旧不良,容易发生感染。

5. 经期卫生不良　在月经期间,如果不注意个人卫生,容易导致细菌侵入,引起子宫内膜炎。

6. 子宫内膜异常增生　子宫内膜长期受到雌激素的刺激,而缺乏孕激素的拮抗,可导致子宫内膜异常增生。

(三)症状

1. 发热　体温可升高至 38 ℃甚至更高,多为持续性发热。

2. 下腹痛　多为持续性钝痛,严重时可呈痉挛性疼痛。

3. 白带增多　白带量明显增多,质地稀薄,有时可呈淡黄色。也可为脓性,有臭味。

4. 月经异常　月经量增多,经期延长。

5. 下腹部坠胀、隐痛　疼痛程度一般较急性子宫内膜炎轻,多为间歇性发作。

6. 腰骶部酸痛　由于炎症刺激,可引起盆腔充血和组织粘连,牵扯到腰骶部神经,导致腰骶部酸痛。

(四)灸疗

1. 基础取穴

关元穴:在下腹部,前正中线上,脐中下 3 寸(图 5-4-1)。

气海穴:在下腹部,前正中线上,脐中下 1.5 寸(图 5-4-2)。

三阴交穴:在小腿内侧,足内踝尖上 3 寸,胫骨内侧缘后方(图 5-4-3)。

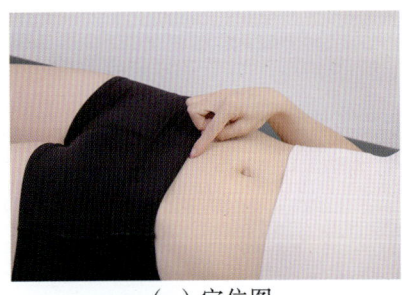
(a)定位图

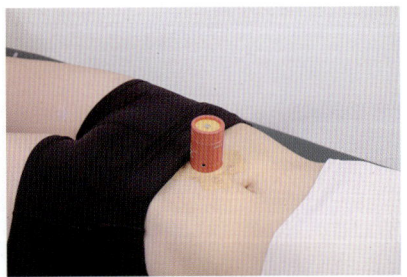
(b)艾灸图

图 5-4-1　关元穴

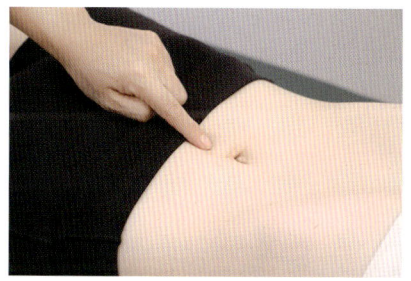 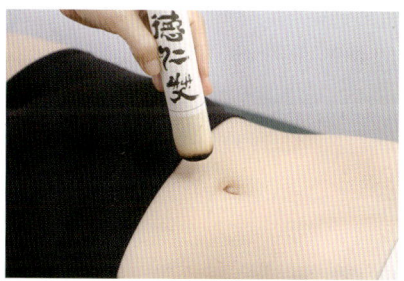

（a）定位图　　　　　　　（b）艾灸图

图5-4-2　气海穴

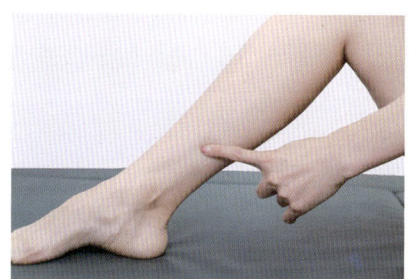 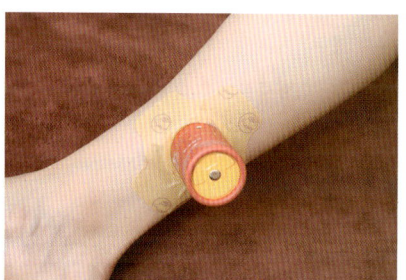

（a）定位图　　　　　　　（b）艾灸图

图5-4-3　三阴交穴

2.随症取穴

（1）若下腹痛明显选以下穴位。

中极穴：在下腹部，前正中线上，脐中下4寸（图5-4-4）。

子宫穴：在下腹部，脐中下4寸，中极旁开3寸（图5-4-5）。

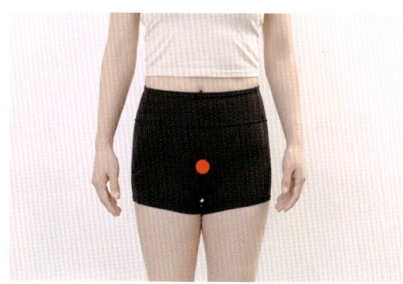 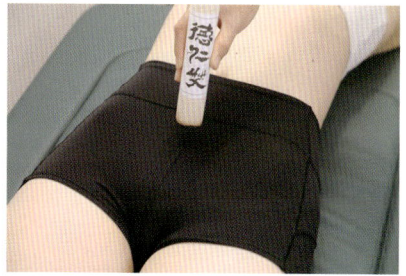

（a）定位图　　　　　　　（b）艾灸图

图5-4-4　中极穴

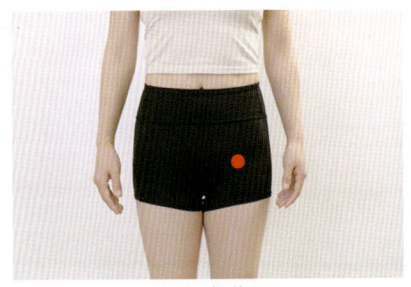
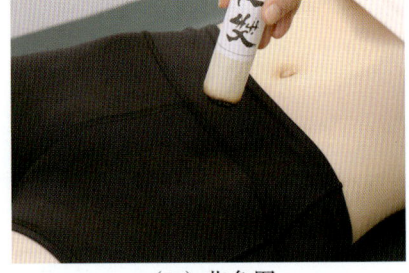

（a）定位图　　　　　　　　（b）艾灸图

图 5-4-5　子宫穴

（2）若白带增多选以下穴位。

带脉穴：在侧腹部，章门下 1.8 寸，第 11 肋骨游离端下方垂线与脐水平线的交点上（图 5-4-6）。

白环俞穴：在骶部，骶正中嵴旁 1.5 寸，平第 4 骶后孔（图 5-4-7）。

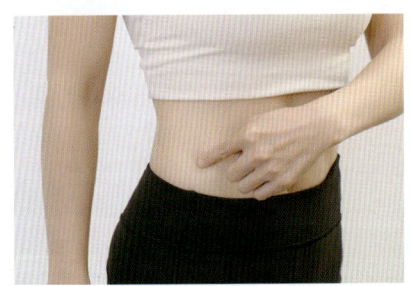
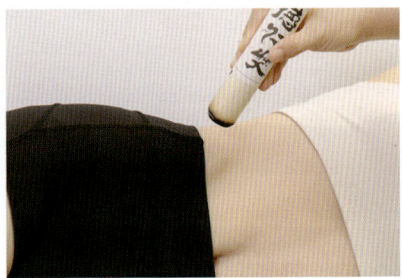

（a）定位图　　　　　　　　（b）艾灸图

图 5-4-6　带脉穴

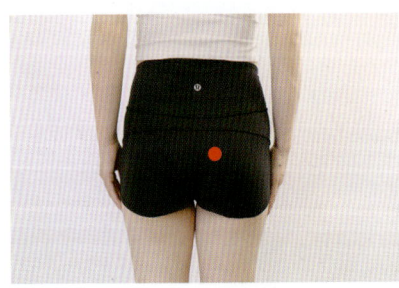
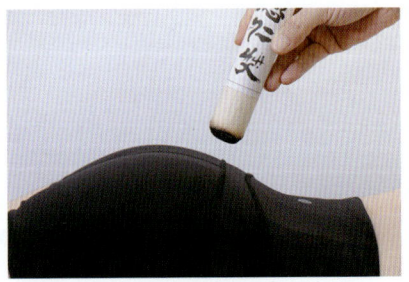

（a）定位图　　　　　　　　（b）艾灸图

图 5-4-7　白环俞穴

(3)若月经异常选以下穴位。

血海穴:屈膝,在大腿内侧,髌底内侧端上2寸,股四头肌内侧头的隆起处(图5-4-8)。

地机穴:在小腿内侧,内踝尖与阴陵泉的连线上,阴陵泉下3寸(图5-4-9)。

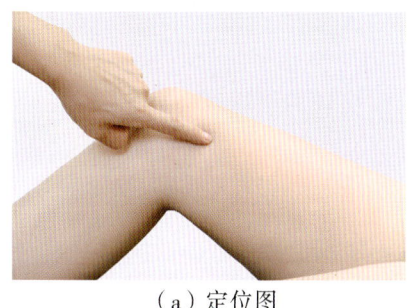

(a)定位图　　　　　　(b)艾灸图

图5-4-8　血海穴

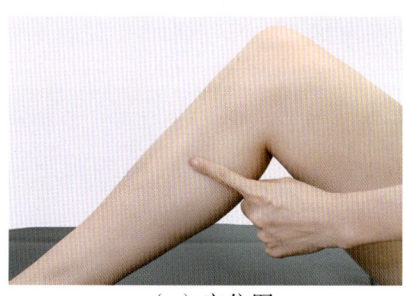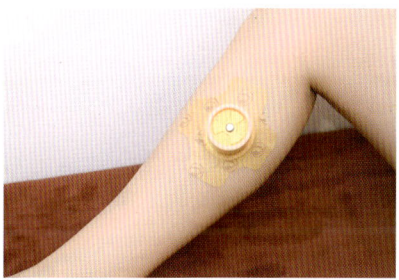

(a)定位图　　　　　　(b)艾灸图

图5-4-9　地机穴

3.灸法　艾条温和灸,每次每穴位艾灸10~15 min,每日1次;或者艾炷隔姜灸,姜片中穿数孔,姜片上放艾炷施灸,每穴灸3~5壮,每日1次。

(五)预防

1.保持外阴清洁　每天用温水清洗外阴,避免使用刺激性的清洁剂或香皂。

2.勤换内裤　选择棉质、透气的内裤,每天更换。

3.经期卫生　在月经期间,要特别注意个人卫生,防止细菌侵入。

4.使用安全套　正确使用安全套可以有效预防性传播疾病,减少感染子宫内膜炎的风险。

5. 均衡饮食　保持饮食的均衡,摄入丰富的营养物质。

6. 适量运动　坚持适量的体育锻炼,如散步、跑步、游泳、瑜伽等,可以增强体质,提高免疫力。

7. 充足睡眠　保证充足的睡眠,有利于身体的恢复和免疫力的提高。

二、痛经

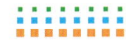

(一)定义

痛经是指女性在月经期间或月经前后出现的下腹部疼痛,常伴有腰酸、坠胀、恶心、呕吐、乏力等其他不适症状。

(二)病因

1. 子宫收缩异常　子宫收缩过强或不协调也会导致原发性痛经。

2. 子宫内膜异位症　这些异位的子宫内膜在月经期间也会出血,但由于无法像正常子宫内膜那样经阴道排出,会刺激周围组织,引起炎症反应和疼痛。

3. 子宫腺肌病　子宫腺肌病会导致子宫增大、变硬,影响子宫的正常收缩和经血排出,加重痛经症状。

4. 盆腔炎症　炎症会导致盆腔组织充血、水肿,在月经期间,盆腔血液循环加快,炎症反应加重,引起下腹部疼痛。盆腔炎主要由细菌感染引起,如沙眼衣原体、淋病奈瑟球菌、厌氧菌等。

(三)症状

1. 下腹部疼痛　疼痛通常发生在月经期间,多为痉挛性疼痛,也可能是胀痛、坠痛、刺痛等。

2. 恶心、呕吐　痛经时,由于疼痛刺激了胃肠道,很多女性会出现恶心、呕吐的症状。

3. 头晕、乏力　疼痛和身体的不适会消耗大量的体力,导致女性出现头晕、乏力的症状。

4. 腹泻　这可能是因为子宫收缩刺激了肠道,或者是由于前列腺素等物质的作用,导致肠道蠕动加快。

5. 畏寒、发热　这可能是由于身体对疼痛的应激反应,或者是由于感染等因素引起的。

6. 焦虑、烦躁　痛经会给女性带来很大的痛苦,因此很多女性在月经期间会出现焦虑、烦躁的情绪。

7. 抑郁　长期严重的痛经可能会导致女性出现抑郁症状。

(四) 灸疗

1. 基础取穴

关元穴:在下腹部,前正中线上,脐中下3寸(图5-4-10)。

气海穴:在下腹部,前正中线上,脐中下1.5寸(图5-4-11)。

三阴交穴:在小腿内侧,足内踝尖上3寸,胫骨内侧缘后方(图5-4-12)。

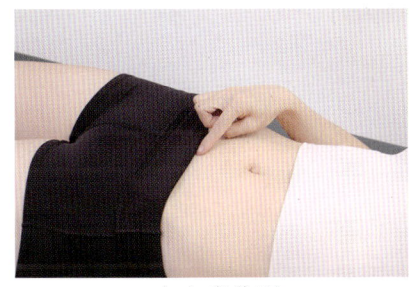

（a）定位图　　　　　（b）艾灸图

图 5-4-10　关元穴

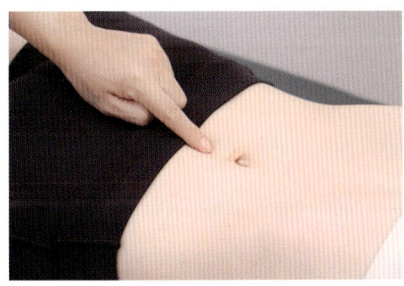 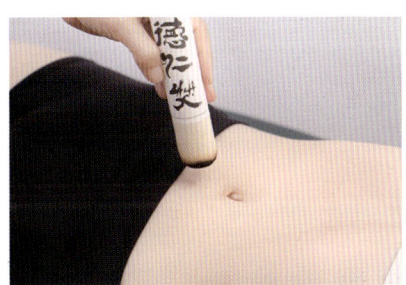

（a）定位图　　　　　（b）艾灸图

图 5-4-11　气海穴

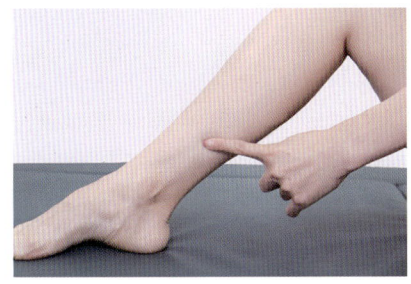 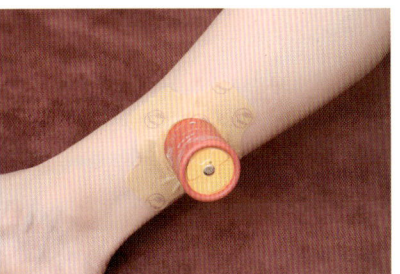

（a）定位图　　　　　（b）艾灸图

图 5-4-12　三阴交穴

2. 随症取穴

（1）若为气滞血瘀型选以下穴位。

太冲穴：在足背侧，第 1 跖骨间隙的后方凹陷处（图 5-4-13）。

血海穴：屈膝，在大腿内侧，髌底内侧端上 2 寸，股四头肌内侧头的隆起处（图 5-4-14）。

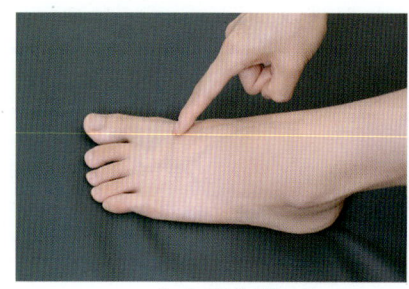 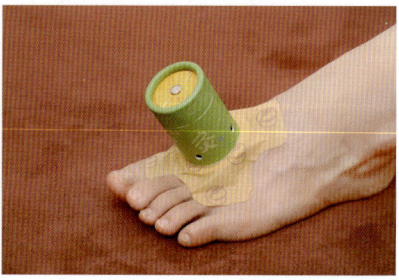

（a）定位图　　　　　　　　　（b）艾灸图

图 5-4-13　太冲穴

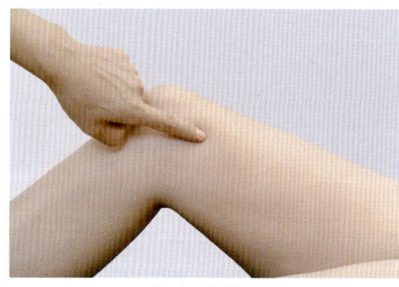 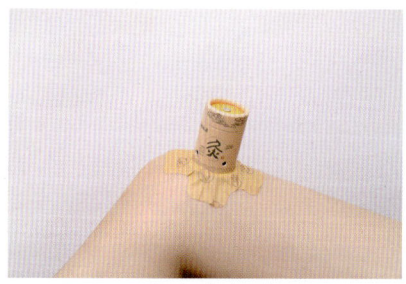

（a）定位图　　　　　　　　　（b）艾灸图

图 5-4-14　血海穴

（2）若为寒凝血瘀型选以下穴位。

命门穴：在腰部，后正中线上，第 2 腰椎棘突下凹陷中（图 5-4-15）。

神阙穴：在腹中部，脐中央（图 5-4-16）。

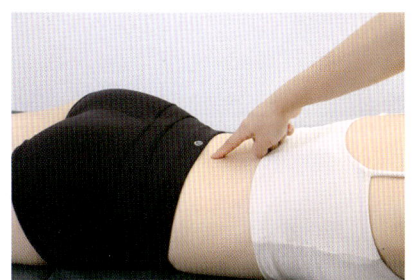

（a）定位图　　　　　　　（b）艾灸图

图 5-4-15　命门穴

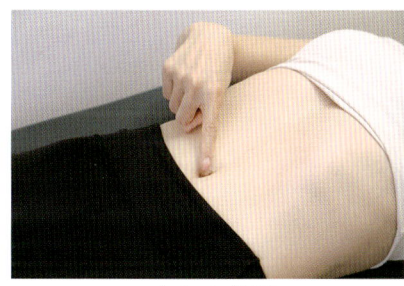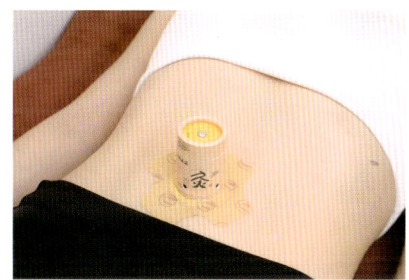

（a）定位图　　　　　　　（b）艾灸图

图 5-4-16　神阙穴

（3）若为气血虚弱型选以下穴位。

足三里穴：在小腿前外侧，犊鼻下 3 寸，距胫骨前缘一横指（图 5-4-17）。

脾俞穴：在背部，第 11 胸椎棘突下，旁开 1.5 寸（图 5-4-18）。

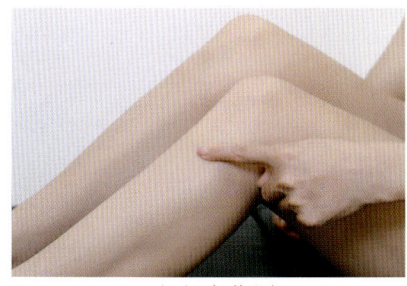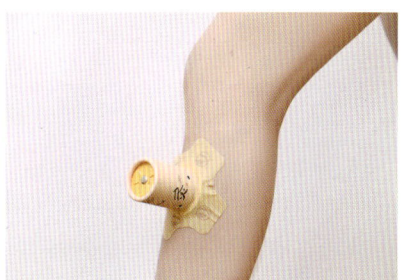

（a）定位图　　　　　　　（b）艾灸图

图 5-4-17　足三里穴

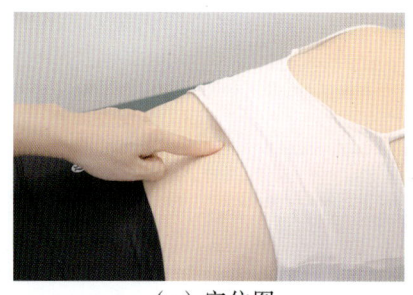 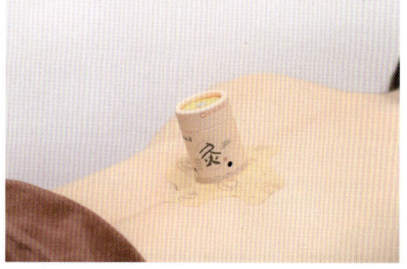

（a）定位图　　　　　　　　（b）艾灸图

图 5-4-18　脾俞穴

(4) 若为肝肾亏虚型选以下穴位。

肝俞穴：在背部，第 9 胸椎棘突下，旁开 1.5 寸（图 5-4-19）。

肾俞穴：在腰部，第 2 腰椎棘突下，旁开 1.5 寸（图 5-4-20）。

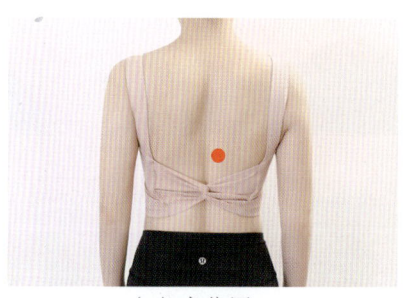 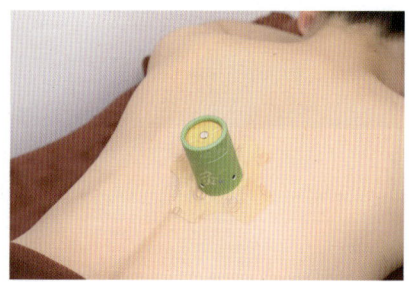

（a）定位图　　　　　　　　（b）艾灸图

图 5-4-19　肝俞穴

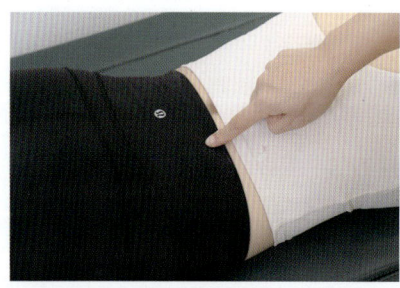 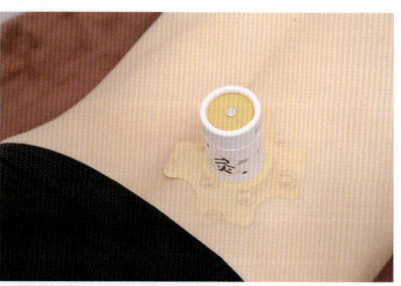

（a）定位图　　　　　　　　（b）艾灸图

图 5-4-20　肾俞穴

3. 灸法　艾条温和灸,每次每穴位艾灸 10~15 min,每日 1 次;或者艾炷隔姜灸,姜片中穿数孔,姜片上放艾炷施灸,每穴灸 3~5 壮,每日 1 次。

(五)预防

1. 规律作息　良好的睡眠有助于调节身体的内分泌系统,维持身体的正常生理功能。

2. 适度运动　适当的运动可以促进身体的血液循环,增强体质,缓解痛经。

3. 注意保暖　尤其是在经期,要注意腹部、腰部和脚部的保暖。

4. 均衡饮食　保持饮食的均衡,摄入丰富的营养物质

5. 避免冷饮　在经期前后,要避免食用冷饮、冰淇淋等寒冷食物,以免引起子宫收缩,加重痛经。

6. 放松心情　避免过度紧张、焦虑和压力,保持心情舒畅。

三、月经失调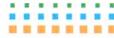

(一)定义

月经失调是指女性月经周期、经期、经量等出现异常的情况。

(二)病因

1. 长期精神紧张、焦虑、抑郁　长期处于精神紧张、焦虑、抑郁的状态,这些不良情绪会影响下丘脑-垂体-卵巢轴的功能,导致内分泌失调,从而引起月经失调。

2. 过度减肥　过度节食会导致身体营养不良,影响内分泌系统的正常功能。

3. 挑食、偏食　长期挑食、偏食会导致身体缺乏某些重要的营养物质,如蛋白质、维生素、矿物质等,这些营养物质对身体的正常生理功能至关重要。

4. 宫内节育器　宫内节育器是一种常见的避孕方法,但有些女性在放置宫内节育器后可能会出现月经失调的症状。

(三)症状

1. 周期不规律　月经周期时长时短,毫无规律可循。

2. 周期过长　月经周期超过 35 d。例如有的女性两三个月甚至更长时间才来一次月经,这可能是由于内分泌失调、多囊卵巢综合征、甲状腺功能

减退等原因引起。

3. 周期过短　月经周期短于 21 d。比如有些女性月经频繁来潮,每隔十几天就来一次。

4. 经期延长　月经持续时间超过 7 d。

5. 经期缩短　月经持续时间少于 2 d。

6. 经量过多　月经量明显多于以往正常情况,一般超过 80 mL。

(四)灸疗

1. 基础取穴

关元穴:在下腹部,前正中线上,脐中下 3 寸(图 5-4-21)。

气海穴:在下腹部,前正中线上,脐中下 1.5 寸(图 5-4-22)。

三阴交穴:在小腿内侧,足内踝尖上 3 寸,胫骨内侧缘后方(图 5-4-23)。

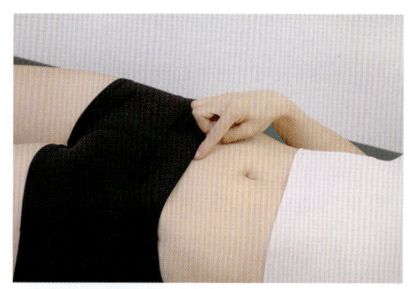
(a)定位图

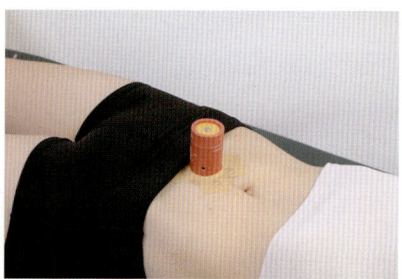
(b)艾灸图

图 5-4-21　关元穴

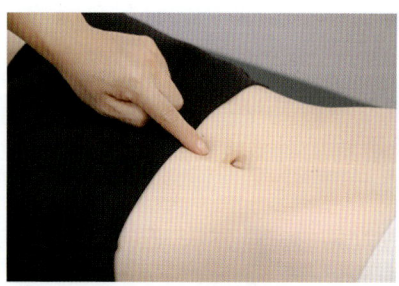
(a)定位图

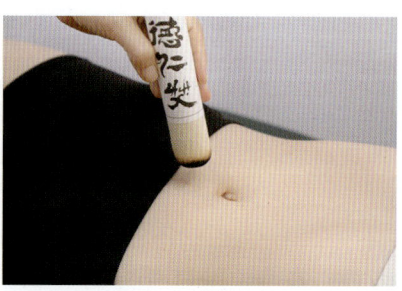
(b)艾灸图

图 5-4-22　气海穴

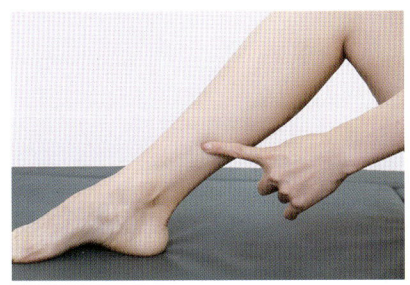 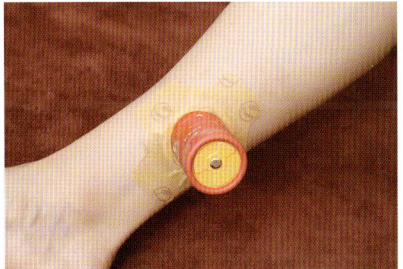

（a）定位图　　　　　　　　（b）艾灸图

图 5-4-23　三阴交穴

2.随症取穴

（1）若月经周期不规律选以下穴位。

血海穴：屈膝，在大腿内侧，髌底内侧端上 2 寸，股四头肌内侧头的隆起处（图 5-4-24）。

地机穴：在小腿内侧，内踝尖与阴陵泉的连线上，阴陵泉下 3 寸（图 5-4-25）。

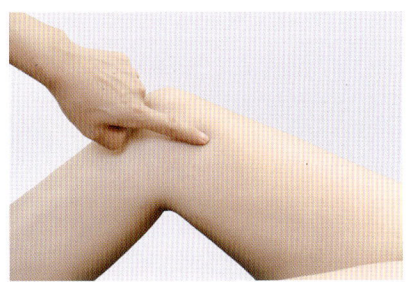 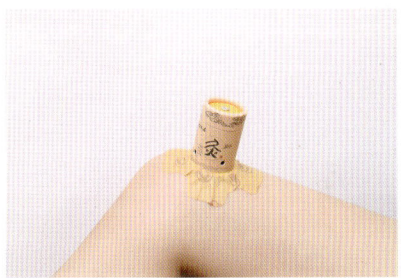

（a）定位图　　　　　　　　（b）艾灸图

图 5-4-24　血海穴

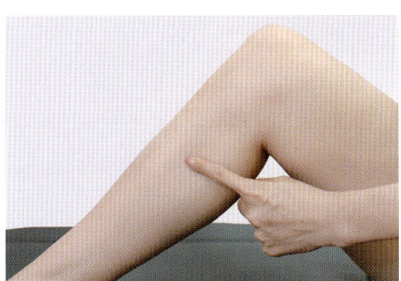 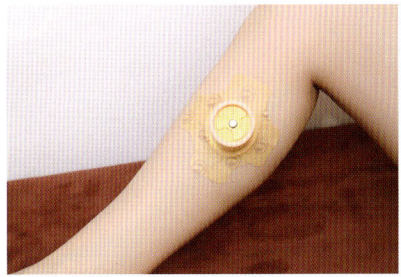

（a）定位图　　　　　　　　（b）艾灸图

图 5-4-25　地机穴

(2)若月经量过多选以下穴位。

隐白穴:在足大趾末节内侧,距趾甲角0.1寸(图5-4-26)。

大敦穴:在足大趾末节外侧,距趾甲角0.1寸(图5-4-27)。

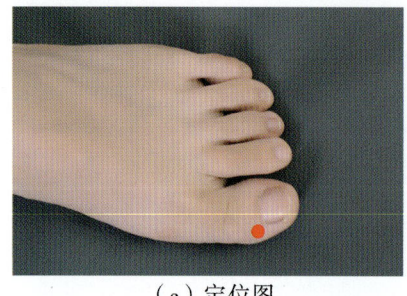 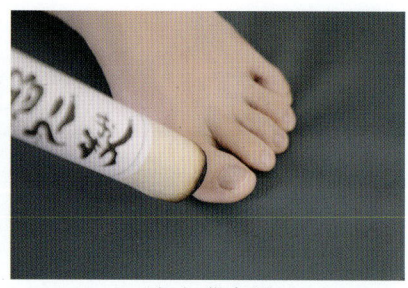

(a)定位图　　　　　　　　(b)艾灸图

图5-4-26　隐白穴

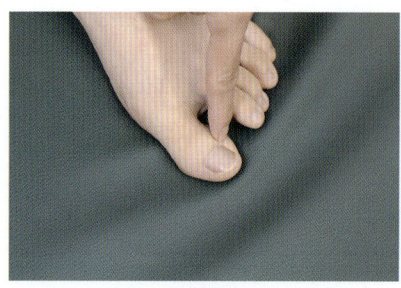 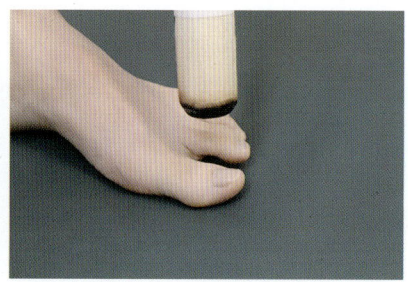

(a)定位图　　　　　　　　(b)艾灸图

图5-4-27　大敦穴

(3)若月经量过少选以下穴位。

足三里穴:在小腿前外侧,犊鼻下3寸,距胫骨前缘一横指(图5-4-28)。

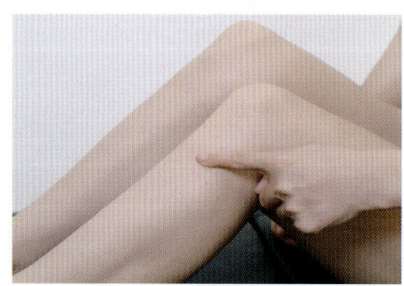 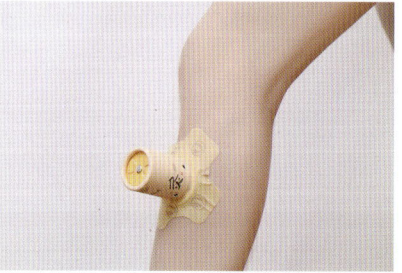

(a)定位图　　　　　　　　(b)艾灸图

图5-4-28　足三里穴

脾俞穴:在背部,第 11 胸椎棘突下,旁开 1.5 寸(图 5-4-29)。

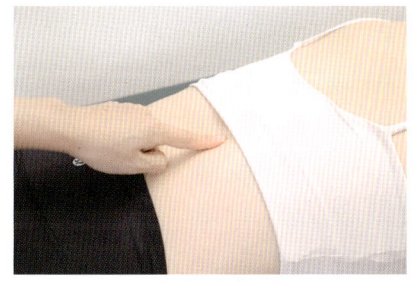 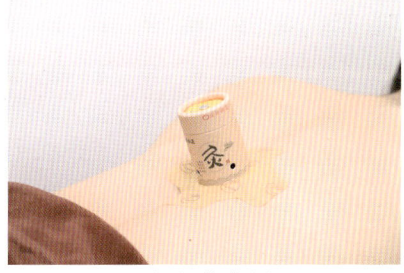

（a）定位图　　　　　　　（b）艾灸图

图 5-4-29　脾俞穴

(4)若痛经伴月经失调选以下穴位。

中极穴:在下腹部,前正中线上,脐中下 4 寸(图 5-4-30)。

次髎穴:在骶部,髂后上棘内下方,适对第 2 骶后孔处(图 5-4-31)。

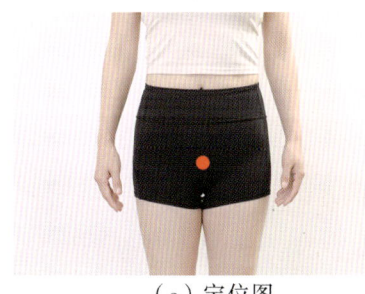 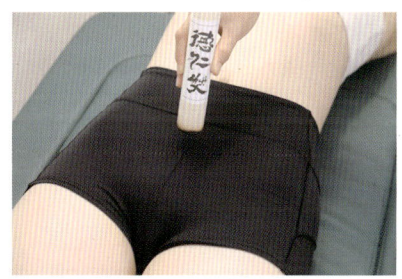

（a）定位图　　　　　　　（b）艾灸图

图 5-4-30　中极穴

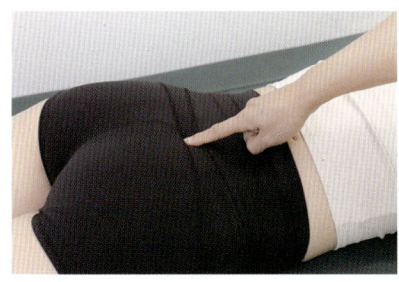 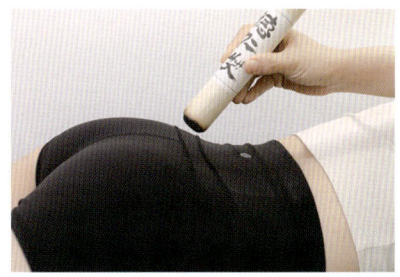

（a）定位图　　　　　　　（b）艾灸图

图 5-4-31　次髎穴

3.灸法　艾条温和灸,每次每穴位艾灸 10~15 min,每日 1 次;或者艾炷隔姜灸,姜片中穿数孔,姜片上放艾炷施灸,每穴灸 3~5 壮,每日 1 次。

(五)预防

1. 规律作息　良好的睡眠有助于调节身体的内分泌系统,维持正常的月经周期。

2. 适度运动　适当的运动可以促进血液循环,增强身体的免疫力,对月经失调有一定的预防作用。

3. 戒烟限酒　吸烟和过量饮酒会对身体的内分泌系统产生不良影响,增加月经失调的风险。

4. 均衡饮食　保持饮食的均衡,摄入丰富的营养物质。

5. 控制体重　过度肥胖或过度消瘦都可能导致月经失调。

6. 避免过度节食　过度节食会导致身体营养不良,影响内分泌系统的正常功能,从而引起月经失调。

7. 缓解压力　长期的精神压力会影响身体的内分泌系统,导致月经失调。

第五节　卵巢的相关疾病

一、卵巢囊肿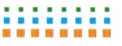

(一)定义

卵巢囊肿是指卵巢内形成的充满液体或半固体物质的囊状结构。这些囊肿可以为单侧或双侧,大小不一,小的可能只有几毫米,大的可以达到几十厘米。

(二)病因

1. 排卵异常　如果排卵过程出现异常,如未破卵泡黄素化综合征等,可能导致卵泡液积聚在卵巢内,形成囊肿。

2. 饮食因素　不良的饮食习惯可能增加卵巢囊肿的发生风险。

3. 缺乏运动　缺乏运动可能导致身体代谢减慢,激素水平失衡,从而增加卵巢囊肿的发生风险。

4. 吸烟与饮酒　吸烟和过量饮酒可能对卵巢产生不良影响,增加卵巢囊肿的发生风险。

5. 妇科炎症　盆腔炎、输卵管炎等妇科炎症可能蔓延至卵巢,引起卵巢组织的炎症反应,进而形成囊肿。

6. 子宫内膜异位症　子宫内膜异位症是指子宫内膜组织出现在子宫体

以外的部位。

(三)症状

1. 下腹部不适或疼痛　较小的卵巢囊肿可能仅引起轻微的下腹部隐痛或坠胀感,通常在活动后或长时间站立后加重。

2. 月经周期改变　卵巢囊肿可能会影响卵巢的正常功能,导致月经周期不规律。

3. 月经量改变　月经量的变化可能与囊肿影响了子宫内膜的生长和脱落有关。

4. 不孕　某些卵巢囊肿可能会影响卵巢的排卵功能,或者导致输卵管堵塞,从而引起不孕。

(四)灸疗

1. 基础取穴

关元穴:在下腹部,前正中线上,脐中下3寸(图5-5-1)。

气海穴:在下腹部,前正中线上,脐中下1.5寸(图5-5-2)。

三阴交穴:在小腿内侧,足内踝尖上3寸,胫骨内侧缘后方(图5-5-3)。

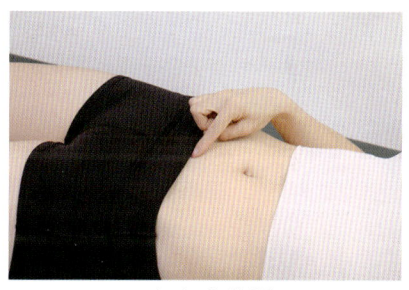
(a)定位图

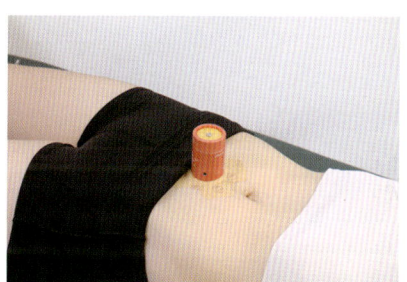
(b)艾灸图

图5-5-1　关元穴

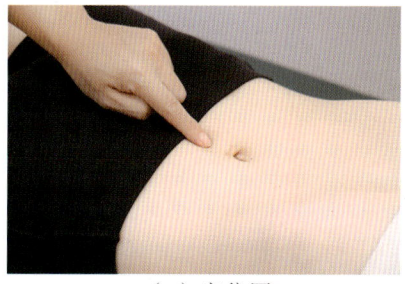
(a)定位图

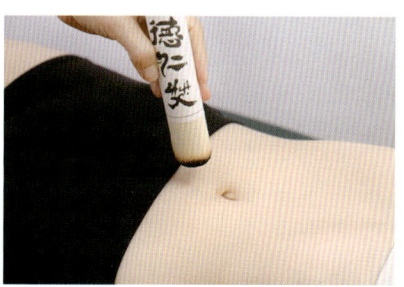
(b)艾灸图

图5-5-2　气海穴

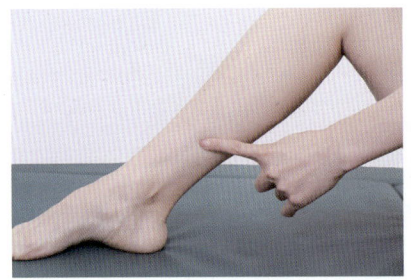
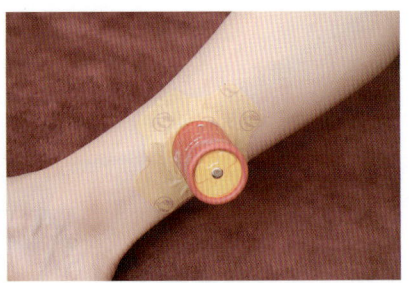

（a）定位图　　　　　　　（b）艾灸图

图 5-5-3　三阴交穴

2. 随症取穴

（1）若下腹部疼痛选以下穴位。

中极穴：在下腹部，前正中线上，脐中下 4 寸（图 5-5-4）。

子宫穴：在下腹部，脐中下 4 寸，中极旁开 3 寸（图 5-5-5）。

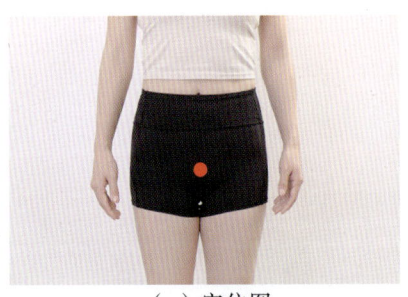
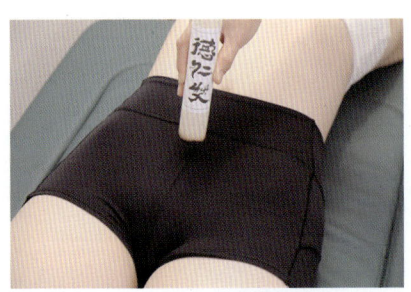

（a）定位图　　　　　　　（b）艾灸图

图 5-5-4　中极穴

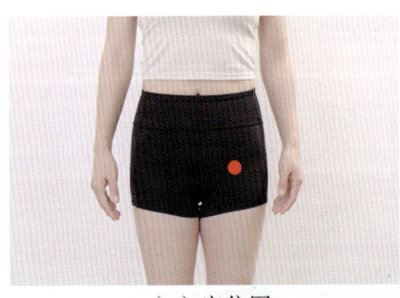
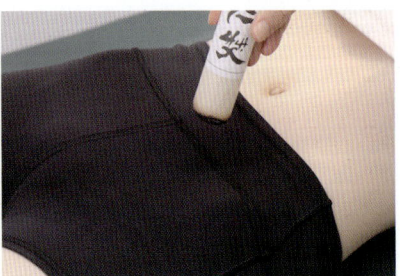

（a）定位图　　　　　　　（b）艾灸图

图 5-5-5　子宫穴

（2）若月经异常选以下穴位。

血海穴：屈膝，在大腿内侧，髌底内侧端上 2 寸，股四头肌内侧头的隆起处(图5-5-6)。

地机穴:在小腿内侧,内踝尖与阴陵泉的连线上,阴陵泉下3寸(图5-5-7)。

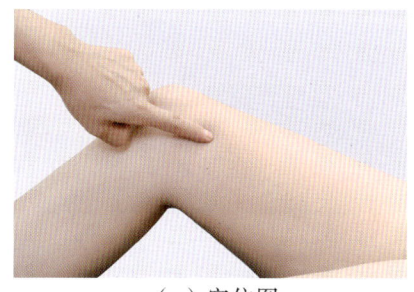

(a)定位图　　　　　　　　(b)艾灸图

图5-5-6　血海穴

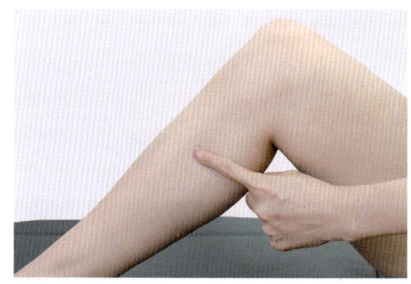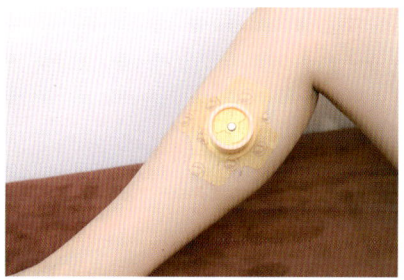

(a)定位图　　　　　　　　(b)艾灸图

图5-5-7　地机穴

(3)若白带异常选以下穴位。

带脉穴:在侧腹部,章门下1.8寸,第11肋骨游离端下方垂线与脐水平线的交点上(图5-5-8)。

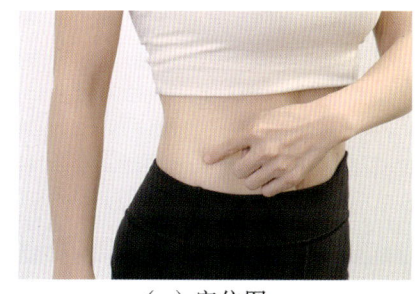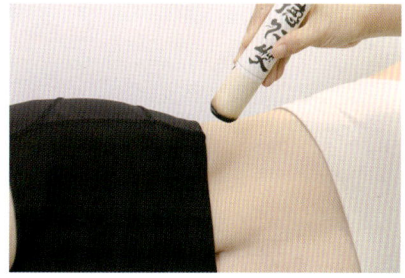

(a)定位图　　　　　　　　(b)艾灸图

图5-5-8　带脉穴

白环俞穴:在骶部,骶正中嵴旁 1.5 寸,平第 4 骶后孔(图 5-5-9)。

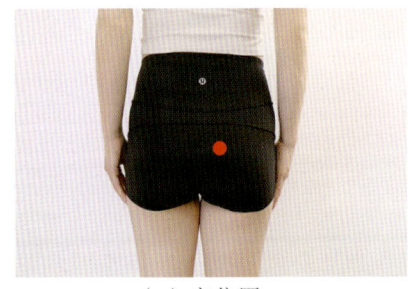
(a)定位图

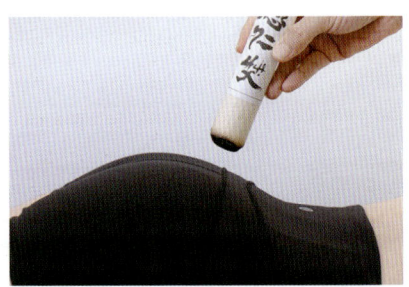
(b)艾灸图

图 5-5-9　白环俞穴

(4)若不孕选以下穴位。

足三里穴:在小腿前外侧,犊鼻下 3 寸,距胫骨前缘一横指(图 5-5-10)。

肾俞穴:在腰部,第 2 腰椎棘突下,旁开 1.5 寸(图 5-5-11)。

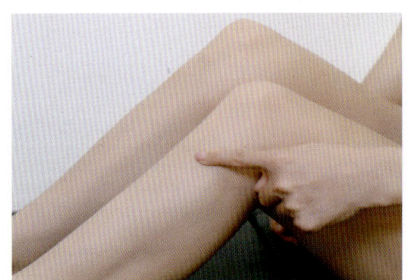
(a)定位图

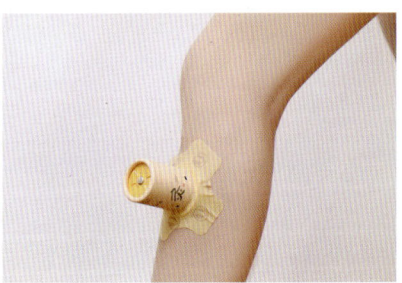
(b)艾灸图

图 5-5-10　足三里穴

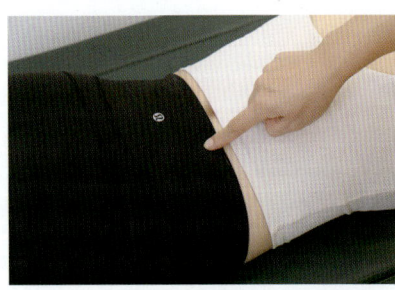
(a)定位图

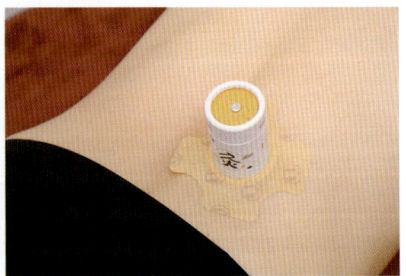
(b)艾灸图

图 5-5-11　肾俞穴

3. 灸法　艾条温和灸,每次每穴位艾灸 10～15 min,每日 1 次;或者艾炷隔姜灸,姜片中穿数孔,姜片上放艾炷施灸,每穴灸 3～5 壮,每日 1 次。

(五) 预防

1. 规律作息　良好的睡眠有助于调节身体的内分泌系统,维持卵巢的正常功能。

2. 适度运动　适当的运动可以促进身体的血液循环,增强身体的免疫力,对预防卵巢囊肿有一定的帮助。

3. 戒烟限酒　吸烟和过量饮酒会对身体的内分泌系统产生不良影响,增加卵巢囊肿的发病风险。

4. 均衡饮食　保持饮食的均衡,摄入丰富的营养物质。

5. 控制体重　过度肥胖会增加卵巢囊肿的发病风险。

6. 缓解压力　长期的精神压力会影响身体的内分泌系统,增加卵巢囊肿的发病风险。

7. 妇科检查　定期进行妇科检查,及时发现和治疗妇科疾病,对预防卵巢囊肿非常重要。

二、多囊卵巢综合征

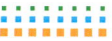

(一) 定义

多囊卵巢综合征,是育龄期妇女中最常见的内分泌代谢疾病,其原因可能与遗传和环境因素有关。多囊卵巢综合征以雄激素异常增高、持续无排卵以及卵巢上存在多个囊肿为主要病症。

(二) 病因

1. 家族遗传倾向　如果家族中有女性患有多囊卵巢综合征,其他女性亲属患病的风险可能会增加。

2. 雄激素过多　雄激素水平升高是多囊卵巢综合征的重要特征之一。

3. 胰岛素抵抗　许多多囊卵巢综合征患者存在胰岛素抵抗现象,即身体细胞对胰岛素的敏感性降低。胰岛素抵抗可导致胰岛素水平升高。

4. 饮食因素　长期摄入过多的甜食和油炸食品,可能增加患多囊卵巢综合征的风险。

5. 缺乏运动　缺乏体力活动也是多囊卵巢综合征的危险因素之一。

6. 心理压力　长期的精神压力、焦虑、抑郁等不良情绪可能影响神经内分泌系统,导致激素水平失衡,增加多囊卵巢综合征的发病风险。

(三)症状

1. 月经紊乱　表现为月经周期不规律,可能出现月经稀发、闭经,也有的会出现月经量少或者月经量过多。

2. 排卵异常　大部分患者存在排卵障碍,可能出现长期不排卵或者稀发排卵。

3. 多毛　主要分布在面部、下颌、胸部、腹部等部位,表现为毛发浓密、增粗。

4. 痤疮　由于雄激素刺激皮脂腺分泌旺盛,容易出现痤疮,主要分布在面部、胸部和背部。

5. 脱发　部分患者可能出现头顶头发稀疏的情况,这主要是因为雄激素过高影响了毛囊的生长周期。

6. 肥胖　很多患者会出现体重增加,尤其是腹部肥胖较为明显。

7. 焦虑和抑郁　由于疾病对身体和生育的影响,患者容易出现焦虑、抑郁等心理问题。

8. 黑棘皮症　在皮肤褶皱处,如颈部、腋窝、腹股沟等部位,出现皮肤增厚、颜色加深,呈灰褐色或黑色。

(四)灸疗

1. 基础取穴

关元穴:在下腹部,前正中线上,脐中下 3 寸(图 5-5-12)。

气海穴:在下腹部,前正中线上,脐中下 1.5 寸(图 5-5-13)。

三阴交穴:在小腿内侧,足内踝尖上 3 寸,胫骨内侧缘后方(图 5-5-14)。

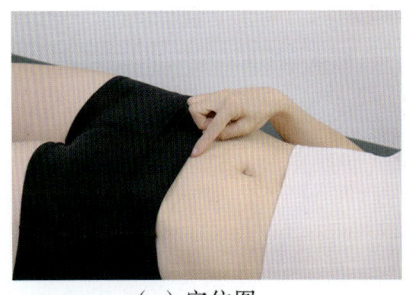 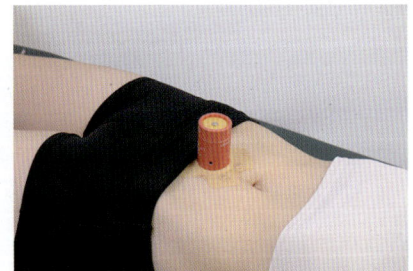

(a)定位图　　　　　　(b)艾灸图

图 5-5-12　关元穴

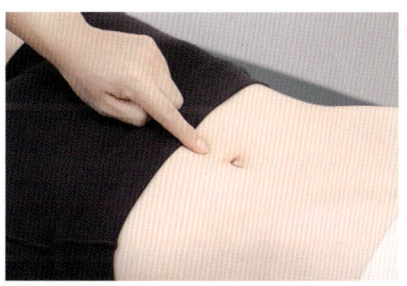 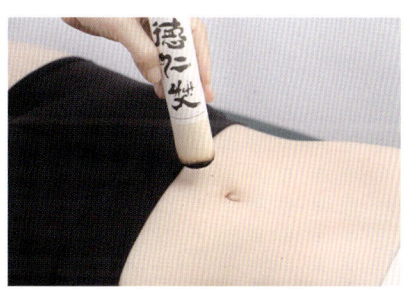

（a）定位图　　　　　　　　（b）艾灸图

图 5-5-13　气海穴

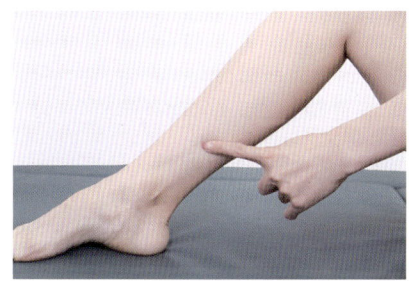 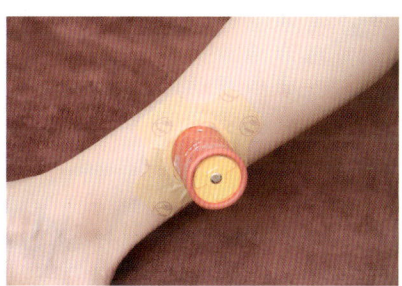

（a）定位图　　　　　　　　（b）艾灸图

图 5-5-14　三阴交穴

2.随症取穴

（1）若月经不调选以下穴位。

血海穴：屈膝，在大腿内侧，髌底内侧端上2寸，股四头肌内侧头的隆起处（图5-5-15）。

地机穴：在小腿内侧，内踝尖与阴陵泉的连线上，阴陵泉下3寸（图5-5-16）。

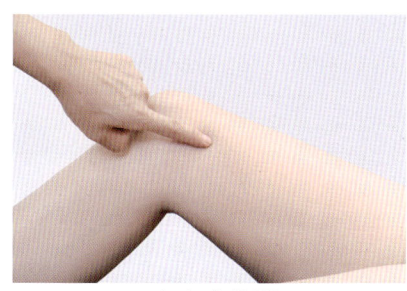 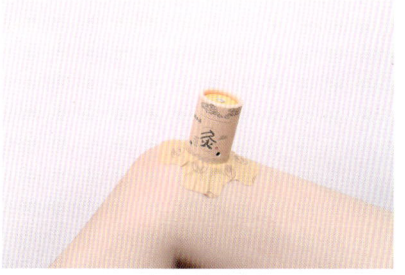

（a）定位图　　　　　　　　（b）艾灸图

图 5-5-15　血海穴

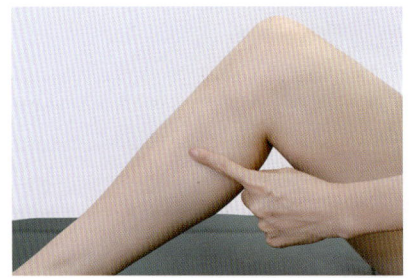 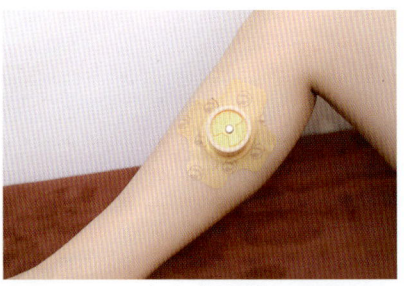

(a) 定位图　　　　　　　　(b) 艾灸图

图 5-5-16　地机穴

(2) 若多毛、痤疮选以下穴位。

曲池穴：在肘横纹外侧端，屈肘，尺泽与肱骨外上髁连线中点(图 5-5-17)。

合谷穴：在手背，第 1、2 掌骨间，第 2 掌骨桡侧的中点处(图 5-5-18)。

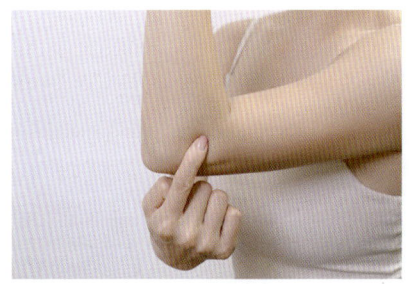 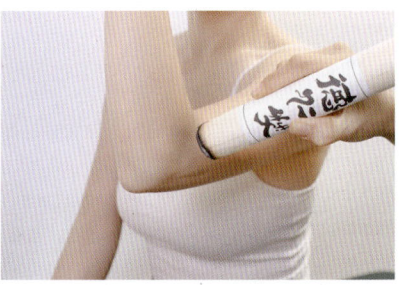

(a) 定位图　　　　　　　　(b) 艾灸图

图 5-5-17　曲池穴

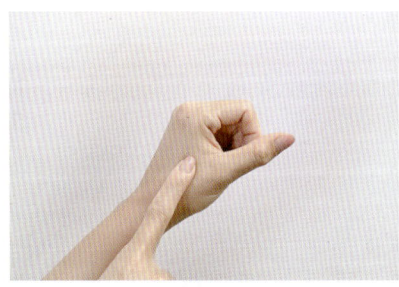 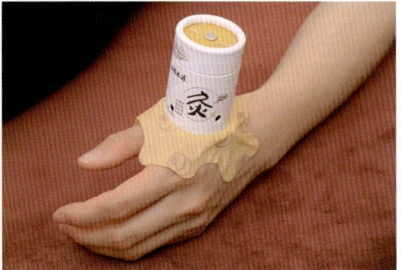

(a) 定位图　　　　　　　　(b) 艾灸图

图 5-5-18　合谷穴

(3) 若肥胖选以下穴位。

天枢穴：在腹中部，距脐中 2 寸(图 5-5-19)。

丰隆穴：在小腿前外侧，外踝尖上 8 寸，条口外，距胫骨前缘二横指（图 5-5-20）。

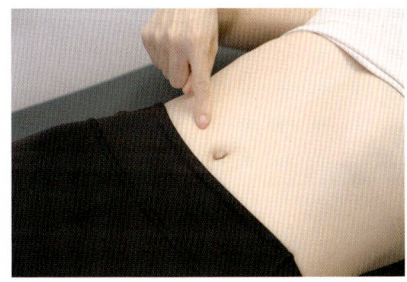

（a）定位图　　　　　　　　（b）艾灸图

图 5-5-19　天枢穴

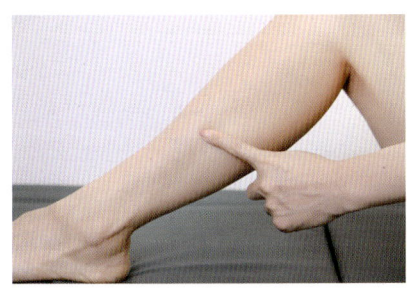　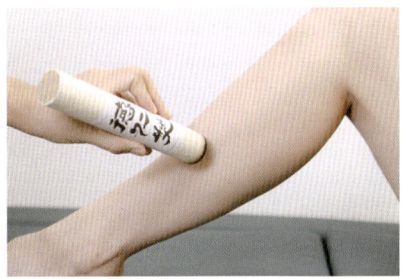

（a）定位图　　　　　　　　（b）艾灸图

图 5-5-20　丰隆穴

(4) 若不孕选以下穴位。

足三里穴：在小腿前外侧，犊鼻下 3 寸，距胫骨前缘一横指（图 5-5-21）。
肾俞穴：在腰部，第 2 腰椎棘突下，旁开 1.5 寸（图 5-5-22）。

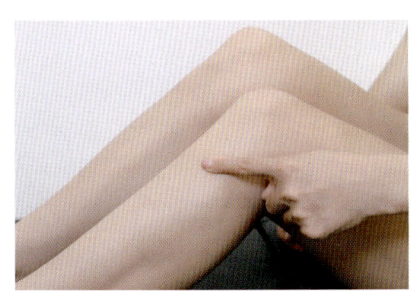　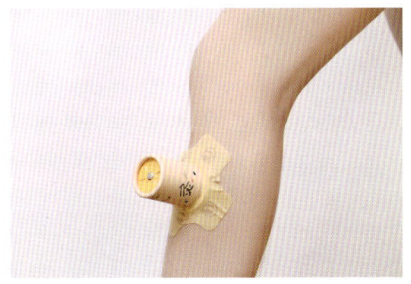

（a）定位图　　　　　　　　（b）艾灸图

图 5-5-21　足三里穴

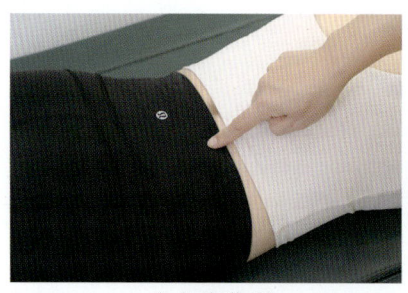 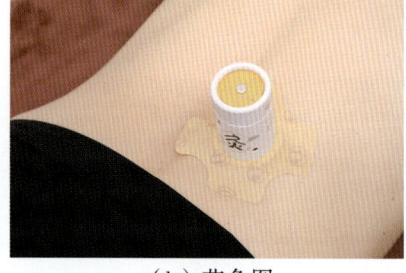

（a）定位图　　　　　　　　（b）艾灸图

图 5-5-22　肾俞穴

3. 灸法　艾条温和灸，每次每穴位艾灸 10～15 min，每日 1 次；或者艾炷隔姜灸，姜片中穿数孔，姜片上放艾炷施灸，每穴灸 3～5 壮，每日 1 次。

（五）预防

1. 规律作息　良好的睡眠有助于调节身体的内分泌系统，维持卵巢的正常功能。

2. 适度运动　适当的运动可以促进身体的血液循环，增强身体的免疫力，对预防多囊卵巢综合征有一定的帮助。

3. 戒烟限酒　吸烟和过量饮酒会对身体的内分泌系统产生不良影响，增加多囊卵巢综合征的发病风险。

4. 均衡饮食　保持饮食的均衡，摄入丰富的营养物质。

5. 控制体重　过度肥胖会增加多囊卵巢综合征的发病风险。

6. 缓解压力　长期的精神压力会影响身体的内分泌系统，增加多囊卵巢综合征的发病风险。

三、卵巢早衰

（一）定义

卵巢早衰是指女性在 40 岁之前出现卵巢功能减退的现象。

（二）病因

1. 染色体异常　部分卵巢早衰患者存在染色体异常，如 X 染色体结构异常（如 X 染色体缺失、易位等）。

2. 基因突变　某些特定基因的突变可能与卵巢早衰相关。

3. 自身免疫性疾病　一些自身免疫性疾病可累及卵巢，导致卵巢功能受损。

4. 自身抗体　部分卵巢早衰患者体内存在抗卵巢抗体、抗透明带抗体等自身抗体,这些抗体可破坏卵巢组织中的细胞,影响卵巢功能。

5. 不良生活习惯　吸烟、饮酒、熬夜等不良生活习惯也可能影响卵巢功能。

6. 不良情绪　长期的精神压力、焦虑、抑郁等不良情绪可能影响神经内分泌系统,导致激素水平失衡,从而影响卵巢功能。

(三)症状

1. 月经周期紊乱　月经周期可能缩短或延长。比如原本规律的 28 d 周期,可能变为 20 d 左右 1 次或者 40 d 左右 1 次。

2. 月经量减少　月经量明显比以前减少,可能从原来的正常量逐渐变得点滴即净。

3. 闭经　部分患者会出现闭经的情况,即月经停止时间超过 6 个月。

4. 不孕或难孕　卵巢功能减退会影响排卵,使得受孕的机会大大降低。

5. 性欲减退　由于体内雌激素水平下降,可能会出现性欲减退的情况。

6. 潮热多汗　患者会突然感到身体发热,从胸部开始向面部和颈部扩散,同时伴有出汗。

7. 失眠　睡眠质量下降,难以入睡或者容易醒来。

8. 骨质疏松　由于雌激素对骨骼有保护作用,卵巢早衰后雌激素水平降低,会增加骨质疏松的风险。

(四)灸疗

1. 基础取穴

关元穴:在下腹部,前正中线上,脐中下 3 寸(图 5-5-23)。

气海穴:在下腹部,前正中线上,脐中下 1.5 寸(图 5-5-24)。

三阴交穴:在小腿内侧,足内踝尖上 3 寸,胫骨内侧缘后方(图 5-5-25)。

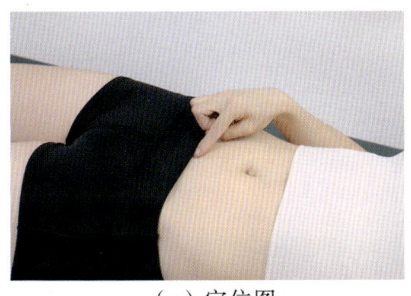
(a) 定位图

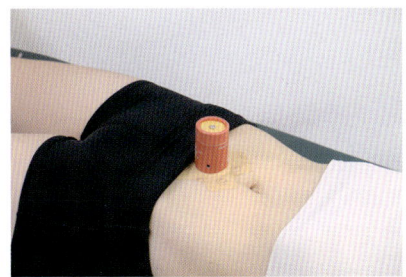
(b) 艾灸图

图 5-5-23　关元穴

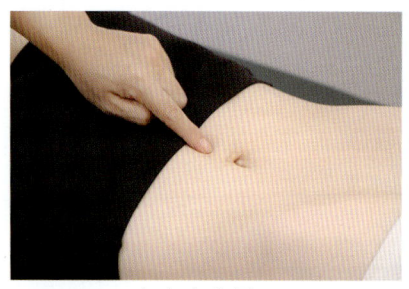 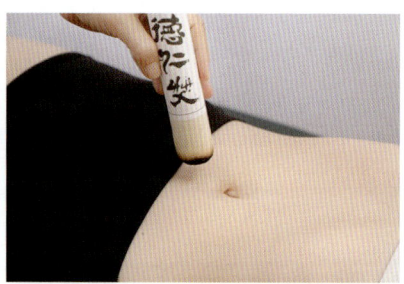

(a)定位图　　　　　　　　(b)艾灸图

图 5-5-24　气海穴

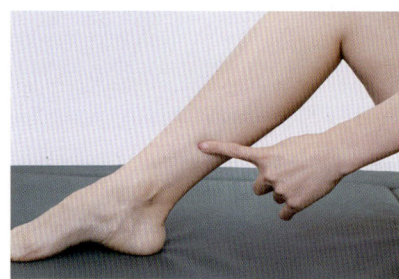 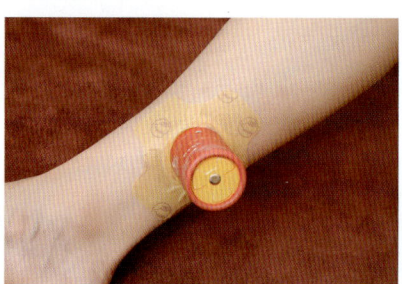

(a)定位图　　　　　　　　(b)艾灸图

图 5-5-25　三阴交穴

2.随症取穴

(1)若月经不调选以下穴位。

血海穴:屈膝,在大腿内侧,髌底内侧端上 2 寸,股四头肌内侧头的隆起处(图 5-5-26)。

地机穴:在小腿内侧,内踝尖与阴陵泉的连线上,阴陵泉下 3 寸(图 5-5-27)。

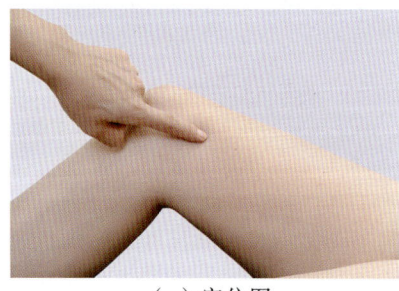 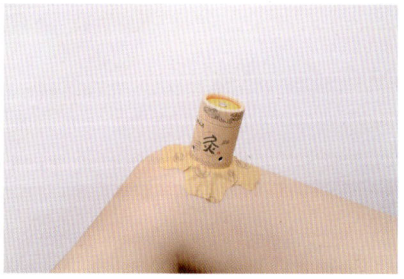

(a)定位图　　　　　　　　(b)艾灸图

图 5-5-26　血海穴

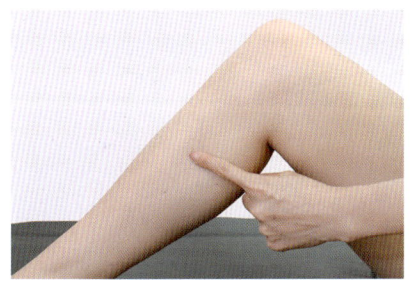
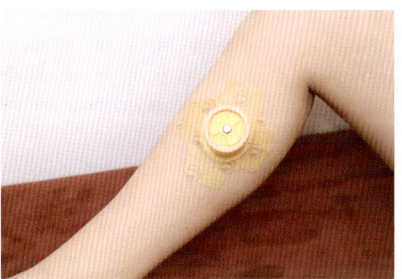

(a)定位图　　　　　　　　　(b)艾灸图

图 5-5-27　地机穴

(2)若潮热多汗选以下穴位。

复溜穴:在小腿内侧,太溪直上 2 寸,跟腱的前方(图 5-5-28)。

合谷穴:在手背,第 1、2 掌骨间,第二掌骨桡侧的中点处(图 5-5-29)。

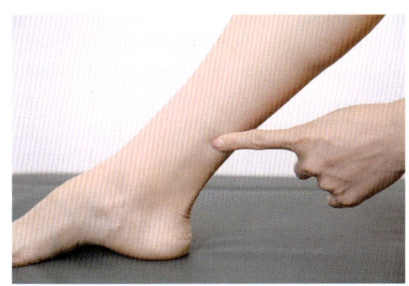
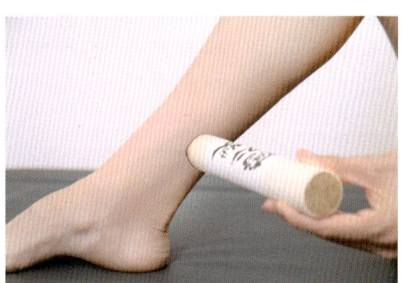

(a)定位图　　　　　　　　　(b)艾灸图

图 5-5-28　复溜穴

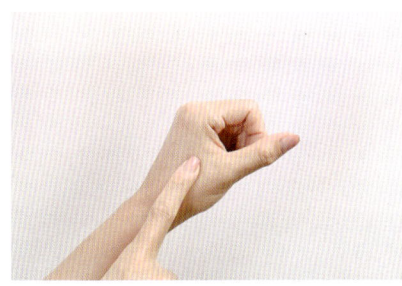
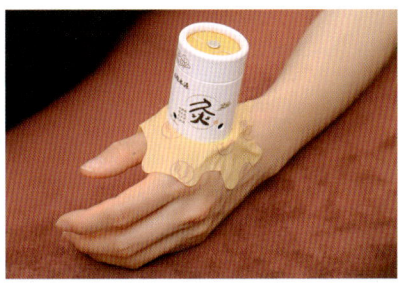

(a)定位图　　　　　　　　　(b)艾灸图

图 5-5-29　合谷穴

(3) 若失眠选以下穴位。

神门穴:在腕部,腕掌侧横纹尺侧端,尺侧腕屈肌腱的桡侧凹陷处(图 5-5-30)。

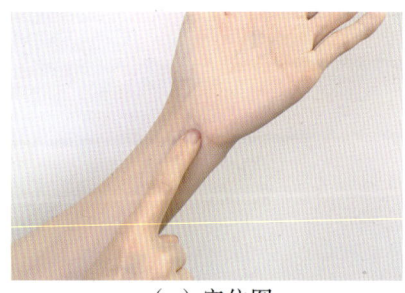

(a) 定位图　　　　　　(b) 艾灸图

图 5-5-30　神门穴

内关穴:在前臂掌侧,曲泽与大陵的连线上,腕横纹上 2 寸,掌长肌腱与桡侧腕屈肌腱之间(图 5-5-31)。

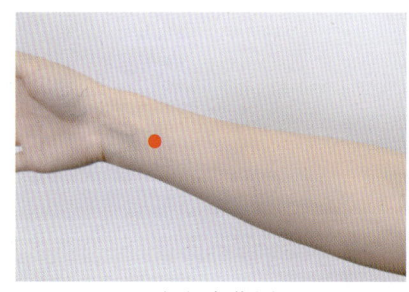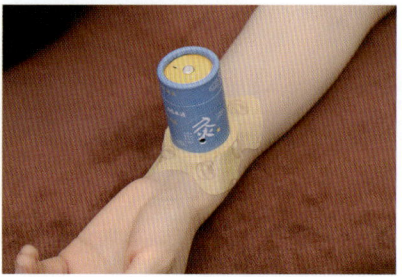

(a) 定位图　　　　　　(b) 艾灸图

图 5-5-31　内关穴

(4) 若情绪波动选以下穴位。

太冲穴:在足背侧,第 1 跖骨间隙的后方凹陷处(图 5-5-32)。

行间穴:在足背侧,第 1、2 趾间,趾蹼缘的后方赤白肉际处(图 5-5-33)。

3. 灸法　艾条温和灸,每次每穴位艾灸 10~15 min,每日 1 次;或者艾炷隔姜灸,姜片中穿数孔,姜片上放艾炷施灸,每穴灸 3~5 壮,每日 1 次。

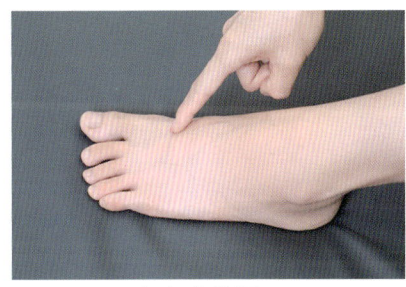
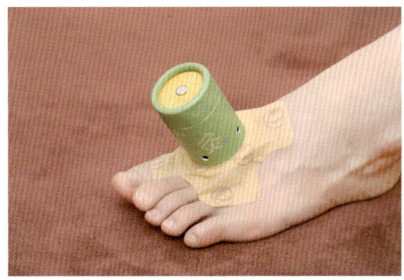

（a）定位图　　　　　　　　（b）艾灸图

图 5-5-32　太冲穴

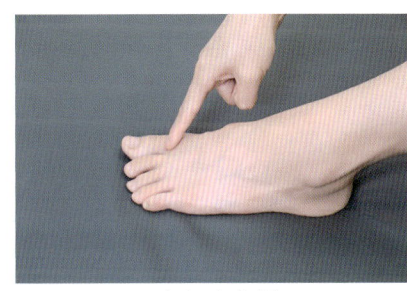
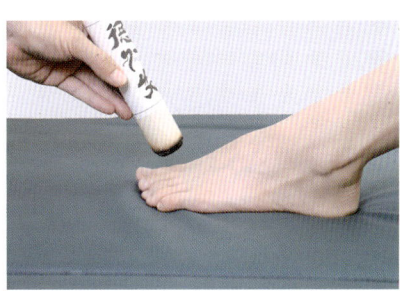

（a）定位图　　　　　　　　（b）艾灸图

图 5-5-33　行间穴

（五）预防

1. 规律作息　良好的睡眠有助于调节身体的内分泌系统，维持卵巢的正常功能。

2. 适度运动　适当的运动可以促进身体的血液循环，增强身体的免疫力，对预防卵巢早衰有一定的帮助。

3. 戒烟限酒　吸烟和过量饮酒会对身体的内分泌系统产生不良影响，增加卵巢早衰的发病风险。

4. 均衡饮食　保持饮食的均衡，摄入丰富的营养物质。

5. 控制体重　过度肥胖会增加卵巢早衰的发病风险。

6. 缓解压力　长期的精神压力会影响身体的内分泌系统，增加卵巢早衰的发病风险。

7. 妇科检查　定期进行妇科检查，及时发现和治疗妇科疾病，对预防卵巢早衰非常重要。

参考文献

[1] 丁文龙,刘学政. 系统解剖学[M]. 9版. 北京:人民卫生出版社,2018.

[2] 张杰,徐国成. 中医学[M]. 北京:高等教育出版社,2018.

[3] 郭长青,陶晓雁,杨淑娟. 图解艾灸疗法[M]. 北京:中国医药科技出版社,2012.

[4] 赵燕平,陆健. 中医经络理论研究进展[M]. 北京:中国中医药出版社,2021.

[5] 徐高磊. 内脏-躯体功能评估与解剖学分析[M]. 郑州:郑州大学出版社,2021.

[6] 吴中朝. 人体经络穴位标准大图册[M]. 北京:中国轻工业出版社,2014.

[7] 梁繁荣,王华. 针灸学[M]. 北京:高等教育出版社,2021.

[8] 张奇文. 中国灸法[M]. 北京:中国中医药出版社,2016.

[9] 林红,杨殿兴. 中国民间灸法绝技[M]. 成都:四川科学技术出版社,2007.

[10] 刘乃刚. 经络穴位标准图册[M]. 南京:江苏凤凰科学技术出版社,2021.

[11] 吴中朝. 经络穴位传统疗法全书[M]. 南京:江苏凤凰科学技术出版社,2017.